非遗点穴实践录

——国家级非遗代表性传承人陈荣钟杏林五十载

陈荣钟　主审

陈耀龙　陈淑慧　著

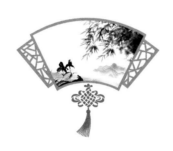

全国百佳图书出版单位

中国中医药出版社

·北 京·

图书在版编目（CIP）数据

非遗点穴实践录：国家级非遗代表性传承人陈荣钟
杏林五十载 / 陈耀龙，陈淑慧著 . —北京：中国中医
药出版社，2023.11
ISBN 978-7-5132-7674-0

Ⅰ . ①非… Ⅱ . ①陈… ②陈… Ⅲ . ①穴位按压疗法
Ⅳ . ① R245.9

中国版本图书馆 CIP 数据核字（2022）第 110524 号

中国中医药出版社出版

北京经济技术开发区科创十三街 31 号院二区 8 号楼
邮政编码　100176
传真　010-64405721
河北品睿印刷有限公司印刷
各地新华书店经销

开本 787×1092　1/16　印张 21.75　彩插 1.25　字数 424 千字
2023 年 11 月第 1 版　2023 年 11 月第 1 次印刷
书号　ISBN 978 - 7 - 5132 - 7674 - 0

定价　98.00 元
网址　www.cptcm.com

服 务 热 线　010-64405510
购 书 热 线　010-89535836
维 权 打 假　010-64405753

微信服务号　zgzyycbs
微商城网址　https://kdt.im/LIdUGr
官 方 微 博　http://e.weibo.com/cptcm
天猫旗舰店网址　https://zgzyycbs.tmall.com

如有印装质量问题请与本社出版部联系（010-64405510）
版权专有　侵权必究

陈荣钟教授简介

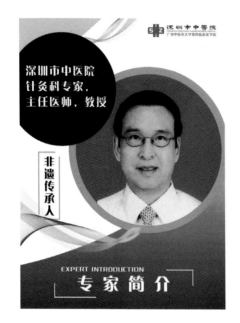

深圳市中医院针灸科专家，主任医师，教授

非遗传承人

EXPERT INTRODUCTION
专家简介

陈荣钟（1948—），广东省潮州市人。广州中医药大学第四临床医学院、深圳市中医院主任中医师、教授、名中医、国家级非物质文化遗产贾氏点穴疗法代表性传承人。现为深圳市华武非物质文化遗产点穴疗法保护中心主任，深圳华武堂国医堂主，并在广州中医药大学国医堂、南方医科大学盐田医院名中医馆出诊。

【临床擅长】从医50年，集点穴、针灸、推拿、正骨、方药于一身。创"牙签理论"及技艺安全速效治疗颈椎病，"地基理论""弓箭复位法"治疗腰突症，"点穴治瘫十法"治疗中风偏瘫，"唇睑刺激法""网络透穴针法"治疗顽固性面瘫，"开窍醒脑点穴法""以惊治惊训练法"治疗小儿脑瘫，点穴防治青少年近视眼等疑难杂症。运用"脏腑点穴调气法"治疗反流性胃炎、顽固性呃逆、顽固性咳嗽、月经不调、小儿消化不良等内妇儿科疾病。

【学术师承】在校得到内科名家邓铁涛、妇科名家罗元恺、温病学名家刘仕昌、外科名家黄耀燊等教导，获"广州中医学院学习积极分子"奖励。后师承点穴大师贾立惠、世界非遗中国针灸代表性传承人张缙、中国眼针疗法创始人彭静山、推拿名家国医大师韦贵康、中国十大武术名教练门惠丰等名师指导。医武同源，集世界级非遗针灸、世界级非遗太极拳、国家级非遗点穴疗法三者之大成，是数十年忠诚实践者。

获中国科学院院士、国医大师陈可冀，工程院院士、针灸大师吴咸中，国医大师路志正、朱良春、刘志明、李玉奇、李今庸等指导题词鼓励。

【学术成就】中标或获国家、省、市科技进步奖多项。从20世纪80年代起多篇论文在国家级刊物发表，出版专著2部。举办各种类型点穴疗法学习班，将自己的龙凤胎子女陈耀龙、陈淑慧培养成医学博士，高层次传承研究点穴疗法。

先后公派或应邀赴美国、加拿大、澳大利亚、意大利、德国等十多个国家出席国际医学会议，讲学，治病。曾为泰国总理、联合国副秘书长等外国友人治病，被誉为"中外友好的白衣使者"，受党和国家领导人接见和鼓励，受世界卫生组织总干事陈·冯富珍亲切勉励。

新华社、《人民日报》、《中国日报》、《光明日报》、《亚洲日报》、《世界日报》、中央电视台科教频道《国医奇术》、广东卫视《悬壶岭南》、南方卫视、中国网、中华网、今日头条、德国、泰国电视台等媒体及节目均有相关报道。

【学术头衔】国务院公布的第四批国家级非物质文化遗产贾氏点穴疗法项目代表性传承人、名中医、中华中医药学会基层中医药协同创新发展共同体副主席、中华中医药学会外治分会副会长、中国非遗协会中医药委员会常委、中国针灸学理事、国家卫生健康委基层西学中能力建设工程中医专家、第二届中国丹寨非遗周十大名医义诊专家之一、日本中和治疗院名誉教授、美国中医药研究院顾问，泰国中医总会副理事长。

获首届世界传统医药大会暨优秀论文颁奖大会金杯奖、共和国成立60周年共和国建设者、全国中医外治学术发展突出贡献奖，入选中国影响力人物数字库和广东首届十佳最美非遗人物，获深圳市"城市之星"、"国家、省、市非物质文化遗产优秀代表性传承人"称号。

作者简介

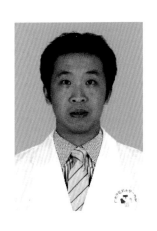

陈耀龙：医学博士（全日制），广州中医药大学第一附属医院康复中心副主任医师，湖南中医药大学客座教授，曾挂职任广东省兴宁市中医医院副院长，国家级非物质文化遗产保护项目贾氏点穴疗法代表性传承人陈荣钟教授学术继承人，广东省名中医学术继承人，中华中医药学会外治分会常委，世界中医药学会联合会骨关节疾病专业委员会常务理事，广东省非物质文化遗产专家库专家。

第 16 届亚运会运动与康复医疗保障专家团队专家，新西兰 Mulligan 动态关节松动术手法治疗师，美国 Vasily 足踝生物力学疗法认证，德国施罗斯（Schorth Method）脊柱侧弯三维治疗国际认证，美国 Deep Muscle Stimulator 应用认证，台湾伤科泰斗林两传老师亲传弟子。在世界非物质文化遗产中国针灸代表性传承人张缙教授学术思想和理论的指导下，针技日精，获导师张缙题词鼓励。

集针灸、点穴、推拿、正骨、方药于一身，擅长治疗面瘫、眩晕、颈椎病、腰突症、四肢关节痛、青少年近视眼等常见病和疑难病。曾为世界乒乓球冠军孔令辉进行脊椎运动损伤的诊疗。注重临床与科研相结合，主持及主要参与国家自然科学基金等各级科研课题 6 项，在核心期刊发表学术论文近十篇，多次出国讲学，出席国际学术会议。

作者简介

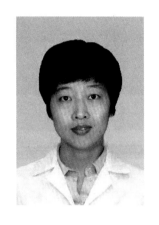

陈淑慧： 医学博士（全日制），中共党员，副主任医师，副研究员，湖南中医药大学客座教授。国家级非物质文化遗产保护项目贾氏点穴疗法代表性传承人陈荣钟教授学术继承人，世界中医药学会非物质文化遗产联盟理事、中国非遗协会中医药委员会委员、中华中医学会外治分会青年委员会委员。

毕业于广州中医药大学与第一军医大学联办的中西医结合专业，毕业后一直留广州中医药大学第二临床医学院、广东省中医院工作。因家父年事已高，现为家父助手。出身中医世家，有扎实中医基础，自幼耳闻目睹，随父亲临床。精于方药内妇儿科，运用点穴疗法治疗面瘫、小儿脑瘫、颈椎病、青少年近视眼，脏腑点穴调气治疗反流性胃炎、顽固性呃逆、顽固性咳嗽、月经不调、小儿消化不良等内妇儿科疾病，积累了丰富经验。是世界非物质文化遗产中国针灸代表性传承人张缙教授门生，杨氏针灸疗法非遗代表性传承人。创"网络透穴针刺法""旋转无痛进针法"等新手法，定位和命名了专病专治的特效新穴位疗效显著，获导师张缙题词鼓励，被患者誉为"面瘫克星"。

多篇论文在国家级刊物发表，主持省部级、厅局级课题各1项；参与国家级课题2项（排名前3）。以第一作者身份发表论文12篇，EI收录论文2篇。多次出国讲学，出席国际学术会议。

十指克顽疾

胡熙明

中华人民共和国原卫生部副部长胡熙明题词

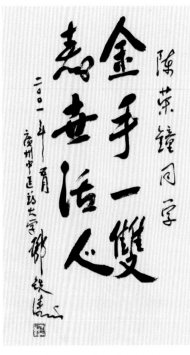

金手一雙
惠垂活人

陈荣钟同学

二0一二年二月
广州中医药大学 邓铁涛

恩师、国医大师邓铁涛题词

发掘中药宝库
解除病人疾苦

潮州医院点穴治疗先忠
陈荣钟医生治癒不
少病人 书此以赠

一九九一年三月 许士杰

海南省委原书记许士杰题词

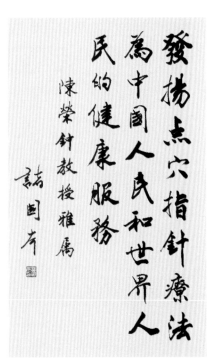

点穴疗法
宝贵传统
发扬光大

陈荣钟医师存

黄火青 一九九0年
九月十五日

最高人民检察院原检察长黄火青题词

發揚点穴指針療法
為中國人民和世界人
民的健康服務

陈荣針教授雅屬

诸国本

国家中医药管理局原副局长诸国本题词

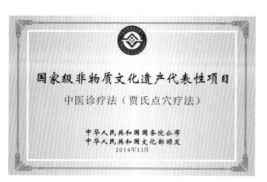

国务院公布的国家级非遗项目牌匾

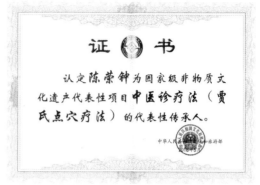

陈荣钟获代表性传承人证书

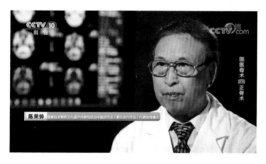

中央电视台科教频道《国医奇术》

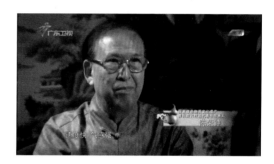

广东卫视《悬壶岭南》

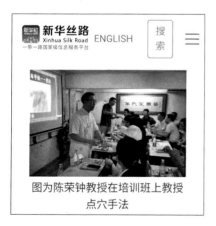

新华社报道

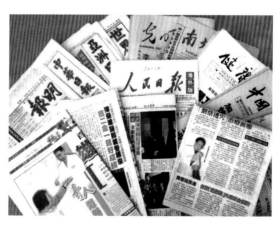

《人民日报》等媒体报道

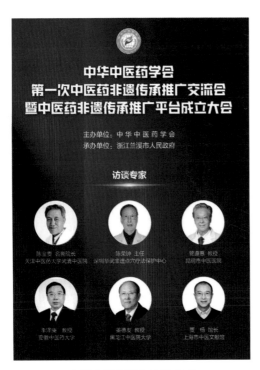

中华中医药学会访谈专家

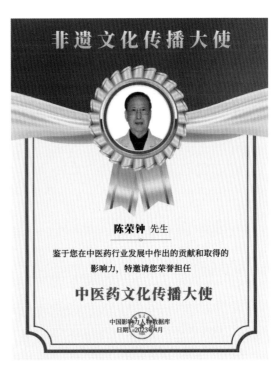

荣任中国非遗文化大使

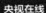

央视在线报道

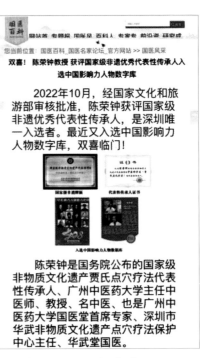

国医百科网报道

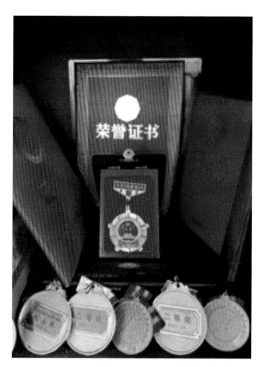

荣获共和国奖章

民族医药丹寨行
中医药非遗项目体验
暨十大名医义诊

名医介绍

陈荣钟

点穴推拿

国家级非物质文化遗产项目
贾氏点穴疗法代表性传承人

主任医师、教授。国家级非物质文化遗产项目·贾氏
点穴疗法代表性传承人。现任中华中医药基层中医药协同
创新发展副主席，中国非物质文化遗产保护协会中医药委
员会常务委员，中华中医药学会外治分会副会长，深圳市
华武非物质文化遗产点穴疗法保护中心主任。长期从事中
医外治法研究，创"牙签理论"安全速效治疗颈椎病，"地
基理论"治疗腰突症等理论，相关研究成果获多项省市级
科技奖励，并发表多篇学术论文，出版专著 2 部，举办多
期点穴疗法学习班。曾获全国中医外治学术发展突出贡献
奖，深圳市社总"城市之星"、"广东省非物质文化遗产代
表项目优秀传承人"称号。多次赴国外讲学、保健，相关
事迹被新华社、人民日报、央视科教频道《国医奇术》、
广东卫视《悬壶岭南》等栏目报道。

中国非遗日十大名医义诊

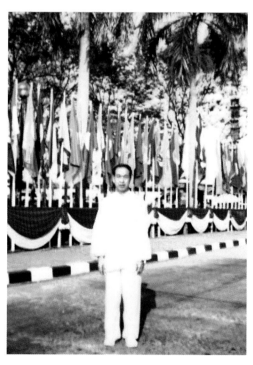

陈荣钟参加亚运会太极拳表演

国家体委出国任务书

第八届中国成都国际非遗节

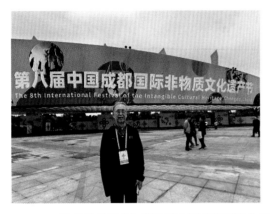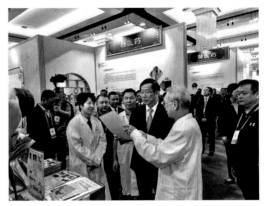

陈荣钟教授参加第八届中国成都国际非遗节并向大会主席文化部领导介绍点穴疗法

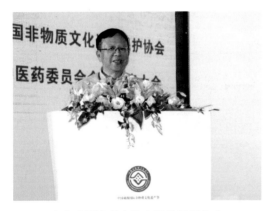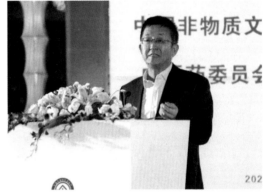

宋春生副会长主持中医药委员大会　　　　　曹洪欣会长在大会做总结报告

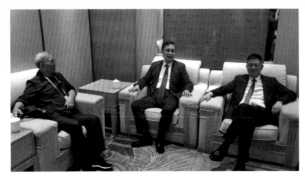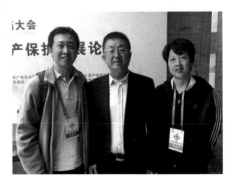

陈荣钟与中国非遗协会会长国家中医药管理局领导交谈　　曹洪欣会长与陈耀龙博士、陈淑慧博士合影

聘　书

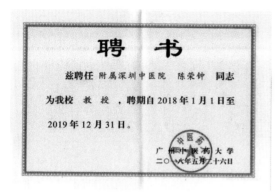

获聘广州中医药大学教授

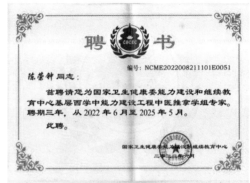

获聘国家卫生健康委员会基层西学中
能力建设工程中医专家

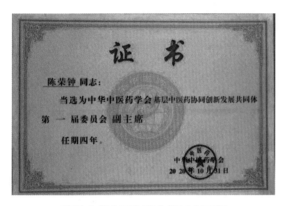

获选中华中医药学会基层中医药
协同创新发展共同体副主席

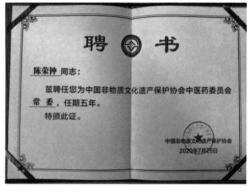

获聘中国非遗协会中医药委员会常委

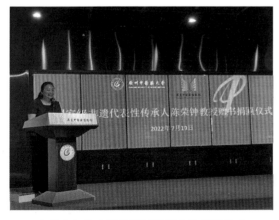

广州中医药大学林彬副校长主持捐牌仪式

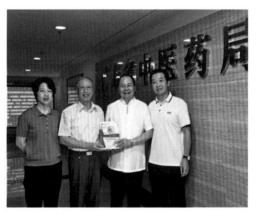

向广东省中医药管理局徐庆锋局长赠书

点穴项目荣登博鳌亚洲论坛

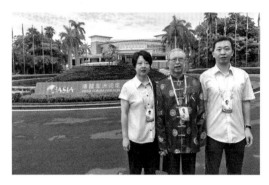

陈荣钟、陈耀龙、陈淑慧"一门三杰"

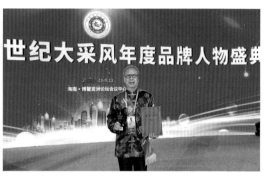

陈荣钟教授荣获年度非遗品牌人物奖

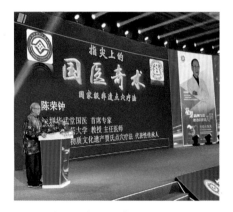

陈荣钟在大会发表《国医奇术》演讲

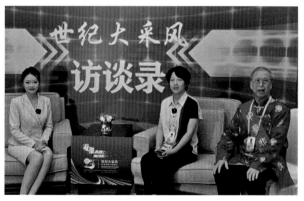

陈淑慧博士接受中央新影《中学生》频道采访

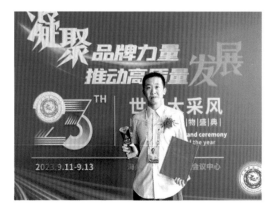

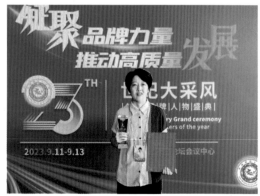

陈耀龙博士、陈淑慧博士分别获年度非遗品牌人物奖

名师指导

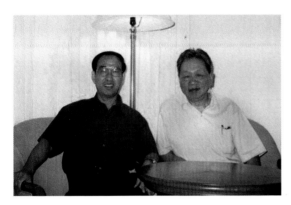

科学院院士、国医大师陈可冀题词及合影

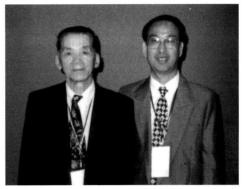

国医大师路志正教授题词及合影

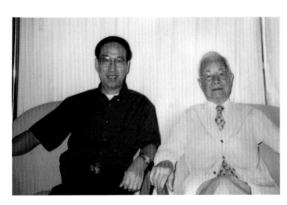

国医大师邓铁涛指导、题词及合影

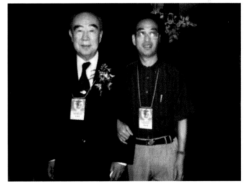

工程院院士吴咸中题词及合影

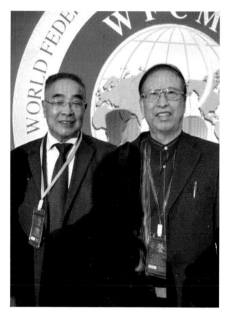

与工程院院士、国医大师张伯礼合影

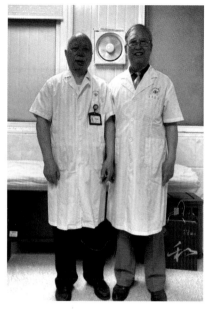

与国医大师韦贵康合影

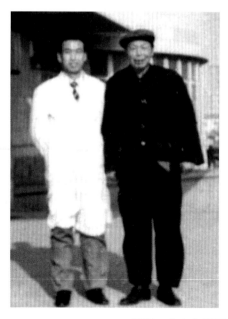

恩师、点穴大师贾立惠题词及合影

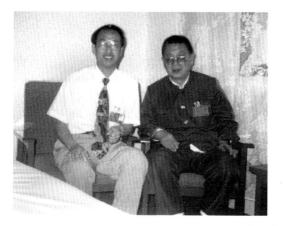

养废中国站犬糜治，
为世界人民造福。
题赠
陈荣锺大夫！
湖北李今庸 1995.5.20.

国医大师李今庸题词及合影

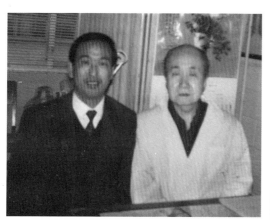

与中国眼针创始人彭静山合影

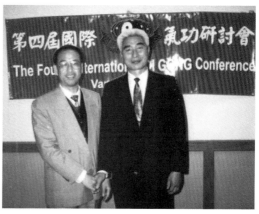

与中国十大武术名教练门惠丰合影

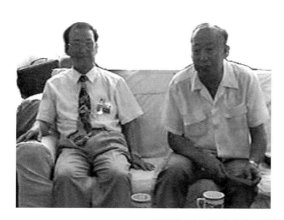

题陈荣锺针灸临师作
以招术纤好，
抬针瘤疾极。
深由评知己，
国手竞多贤。
张缙
一九九四年八月十日

世界非遗中国针灸代表性传承人张缙与传人陈荣钟

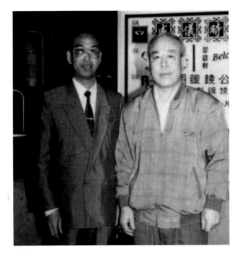

原卫生部副部长胡熙明题词及合影

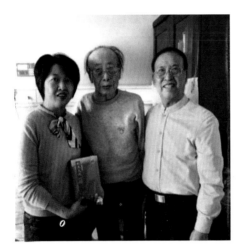
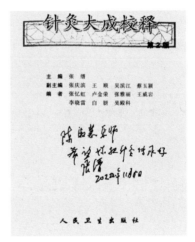

世界非遗针灸代表性传承人张缙向陈淑慧赠书并题词鼓励

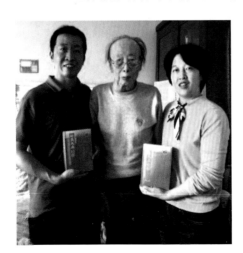
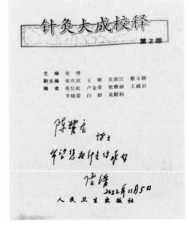

世界非遗针灸代表性传承人张缙向陈耀龙赠书并题词鼓励

非遗传承

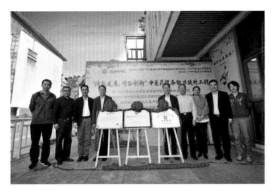

国家级点穴传承基地落户广州中医药大学

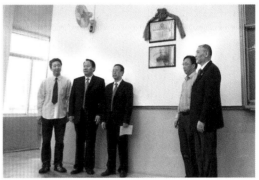

国家级点穴传承基地落户湖南中医药大学

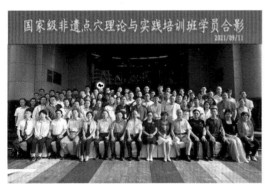

2021年国家级非遗点穴培训班

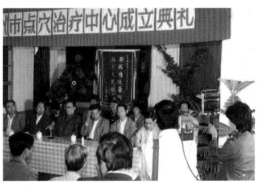

1989年广东第一个点穴治疗中心成立

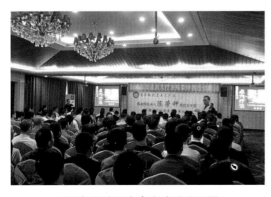

2019年潮汕三市点穴疗法公开课

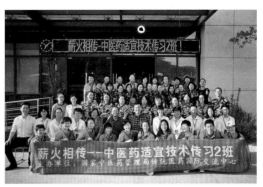

中医适宜技术传习班

走出国门

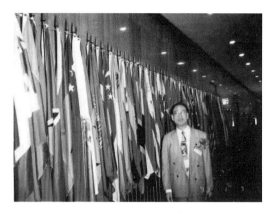

随国家领导人赴美国出席世界传统医学大会

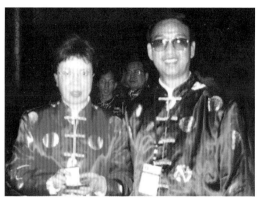

与原世界卫生组织总干事陈·冯富珍合影

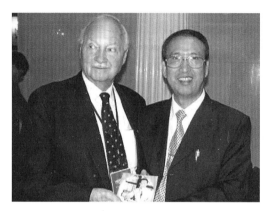

为原联合国副秘书长治病后合影

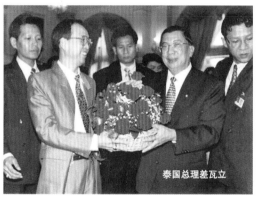

为原泰国总理治疗后获赠花篮

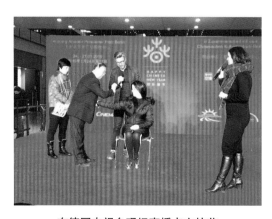

在德国电视台现场直播点穴技艺

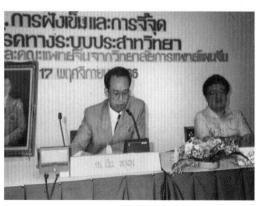

应泰国卫生部邀请做学术报告

（陈浩彬　黄杰文）

胡 序

在中华民族的传统医苑里，繁花似锦，点穴、针灸、推拿、正骨、方药……珍宝无数，点穴是医苑中的一朵奇葩。广州中医药大学深圳附属医院点穴专家陈荣钟，集点穴、针灸、推拿、正骨、方药于一身，是后起之秀，医林中的佼佼者。

陈荣钟医师虚心好学，广拜名师，取百家之长学以致用；刻苦钻研，功夫扎实，医术精湛；勤求古训，不拘前泥古，贵在继承基础上创新；他慈悲为怀，医德双馨；注重临床与科研相结合，开展点穴治难疾系列科研，硕果累累；他勤于耕耘，著书立说，启迪后学；为使点穴这一绝技不致失传，他多次为全国点穴疗法学习班授课，深获好评，学员遍布全国各地；他先后公派或应邀出访十多个国家和地区讲学治病，弘扬国粹，被誉为中外友好的白衣使者，蜚声海内外；更难能可贵的是他放弃在国外的高薪待遇，毅然回国，将自己多年积累的临床经验传给下一代，以图薪火相传。陈荣钟医师在传统医苑里辛勤耕耘了整整四十个春秋，堪称后学楷模。

我与陈荣钟医师相识于1990年9月在北京召开的首届中国中医药文化博览会上，当时陈医师的点穴科研项目作为广东省送展的唯一点穴科研项目，也是全国参展的唯一点穴科研项目，在博览会亮相，成为一大亮点。博览会主任、时任中央顾问委员会常委的黄火青同志特地来到广东展团，参观了点穴科研项目图片展览，欣然提笔题下"点穴疗法　宝贵传统　发扬光大"赠予陈荣钟医师。1994年首届世界传统医学暨优秀论文颁奖大会在美国旧金山召开，我与全国人大副委员长吴阶平教授率团参加，陈荣钟是代表团成员，我们又在一起参加这次盛会。陈荣钟在大会上宣读论文，他的专著《中国传统点穴疗法》获大会金杯奖。1995年第四次国际气功会议在加拿大温哥华召开，大会邀请国家体委主任伍绍祖率团参加，陈荣钟被挑选作为中国代表团成员出席大会，出国前到北京集训，我们又再一次相聚。

我与陈荣钟医师相识近二十个年头，他为点穴事业而奋斗的精神使我看到了点穴这一濒于失传的特色疗法又后继有人，甚为欣慰，故乐以作序支持。

中华人民共和国原卫生部副部长　胡熙明

2014 年 2 月 20 日

曹 序

2004 年我国加入联合国教科文组织《保护非物质文化遗产公约》以来，致力推动、引导非物质文化遗产的挖掘、保护、传承、发展，2011 年颁布《中华人民共和国非物质文化遗产法》，以法律形式促进非物质文化遗产传承保护发展。

陈荣钟教授是国务院公布的国家级非物质文化遗产项目"贾氏点穴疗法"的国家级代表性传承人、广州中医药大学主任医师、教授、名中医，中国非遗协会中医药委员会常委，他致力于点穴疗法的传承与弘扬，古稀之年仍不遗余力地为之奔波忙碌。

非遗传承需要秉持匠心。陈荣钟教授五十年如一日坚持临床实践，潜心探索，七十多岁高龄仍坚持每日出诊，坚持临床实践、总结提升。"如切如磋，如琢如磨"，精益求精。

非遗传承需要创新发展。在陈荣钟教授五十多年的临床生涯中，不断提出新理念、新技术与新方法。"牙签理论"安全速效治疗颈椎病，"地基理论"治疗腰突症，"点穴治瘫十法"治疗瘫痪类疾病，"网络透穴针刺法"治疗顽固性面瘫，"脏腑点穴调气法"治疗内、妇、儿科疾病等。显著疗效吸引了众多海内外患者。

非遗传承不囿门户之见。为了使点穴疗法这项濒临失传的技术后继有人，陈荣钟教授不仅将一对龙凤胎子女培养成医学博士，从更高层次研究点穴疗法，更可贵的是他积极举办各种形式的点穴疗法学习班、公益班，对前来求学的学生倾囊相授，学员遍布全国各地，并有学生携艺在澳大利亚、加拿大等国推广。他将点穴疗法传承基地落户湖南中医药大学、广州中医药大学等高校，希望能早出人才，快出人才，多出优秀人才。

非遗项目已成为中国走向世界的名片。陈荣钟教授积极配合国家"一带一路"倡议，多次赴美国、意大利、德国等十几个国家讲学与诊疗，并为外国政要诊病疗疾，被《亚洲日报》誉为"中外友好的白衣使者"。

非遗传承是技艺的传承，更是精神、文化传承的有效载体。陈教授将毕生所学所用与临床经验系统总结，编纂成《非遗点穴实践录》一书，对颈肩腰腿痛、中风偏瘫、面瘫等优势病种的诊治更是详尽阐述，对指导临床有所裨益。书中呈现的一丝不苟的治学精神与自觉传承的责任担当，更足令人敬佩，为后学表率，故乐为之序。

中国非物质文化遗产保护协会副会长兼中医药委员会会长 曹洪欣

2023 年 10 月 16 日

前　言

　　源远流长的祖国医学是一个伟大的宝库。在这座宝库里蕴藏着丰富的医学理论和许多独特的治疗方法，根据武功点穴原理演化而来的传统点穴疗法就是其中一种既古老又新兴的治疗方法。它以指代针，既无药石的毒副作用又可免去针刺的痛苦，适应证广，疗效可靠，施治安全，简便易行。特别对某些疑难病症有较好的疗效，因而越来越受到人们的重视。可喜的是，国家非常重视非物质文化遗产的发掘、保护和传承，并通过法律的形式予以保护。2014 年，贾氏点穴疗法被列入国务院公布的第四批国家级非物质文化遗产名录，家父被认定为这个项目的代表性传承人。

　　为使这一传统疗法后继有人，家父将我们双胞胎兄妹培养成中医医学博士；为了更好、更多地培育非遗点穴人才，他把国家级非遗贾氏点穴疗法传承基地落户湖南中医药大学、广州中医药大学等高校，还举办各种点穴疗法学习班以图薪火相传。2021 年，非遗点穴疗法被列为国家级继续教育项目。家父为使恩师贾氏立惠传授的点穴疗法绝技能代代相传，造福人类，在已故恩师生前编著的《点穴疗法》一书基础上，博览群书，吸其精华，并多方收集濒于湮灭的民间各种点穴治疗方法，于临床广泛验证，积累了大量宝贵经验，充实了非遗点穴疗法的内涵。

　　在继承的基础上家父大胆创新，首创"唇睑刺激法""网络透穴针刺"治疗顽固性面瘫，"牙签理论"及技艺安全速效治疗颈椎病，"地基理论""弓箭复位法"治疗腰突症，"开窍醒脑点穴法""以惊治惊训练法"治疗小儿脑瘫，"点穴治瘫十法"治疗中风偏瘫等学术理论和方法，大大丰富了点穴疗法的内容，人民日报、新华社、中国日报、亚洲日报、世界日报、中央电视台科教频道《国医奇术》、广东卫视《悬壶岭南》、泰国电视台、德国电视台等国内外媒体及节目均有报道。为了给古老的点穴疗法提供科学的依据，家父注重临床与科研相结合，开展"点穴治难疾"系列科研，先后主持开展多项科研课题，成果获国家、省、市科技进步奖和首届世界传统医学大会金杯奖。

家父对事业的执着追求，对技术精益求精和高尚的医德是我们学习的楷模。家父集点穴、针灸、推拿、正骨、方药于一身，是国家级非遗点穴疗法、世界级非遗针灸疗法、世界级非遗太极拳数十年忠诚实践者，总结整理家父从医五十年的临床经验，出版《非遗点穴实践录》一书是我们义不容辞的责任。

该书注重临床，突出实用，在理论上有自己独特的见解。如对于点穴常用的穴位，对每个穴位除对其解剖位置，主治功效进行详述外，每穴最后还附上"小结"的形式，总结治疗经验，并举病案加以说明。该书还注意收集民间一些有效的点穴治疗方式，如"脏腑点穴调气法"可治疗反流性胃炎、顽固性咳嗽、月经不调、小儿消化不良等内妇儿科疾病，"经络终始穴治疗法""醒脑开窍治疗法""开天门治疗法""点抓腹部咳嗽法"等方法可使点穴疗法更臻完善。

本书在收集编写至出版过程中，承蒙医学界老前辈中国科学院院士、国医大师、中国中西医结合学会名誉会长陈可冀，中国工程院院士吴咸中，国医大师邓铁涛、路志正、李今庸、韦贵康，以及世界非遗针灸代表性传承人张缙，中国眼针疗法创始人彭静山，中国小针刀创始人朱汉章，中国十大武术名教授门惠丰等大力支持，中华人民共和国原卫生部副部长胡熙明为该书作序，在此一并致谢。

由于我们水平有限和经验不足，书中错漏之处敬请读者批评斧正。

陈耀龙　陈淑慧

2021 年 12 月

目 录

导言——杏林五十载 ·· 001

第一章 概 况 ·· 011

第一节 什么是点穴疗法 ······································ 013

第二节 点穴疗法的历史渊源 ·································· 013

第三节 点穴疗法治病机理及其作用 ···························· 014

第四节 点穴疗法对人体的效应 ································ 016

第五节 点穴疗法的特点 ······································ 017

第六节 适应证与禁忌证 ······································ 018

第七节 临床注意事项 ·· 018

第八节 点穴治病的指导思想 ·································· 019

第九节 怎样学习点穴疗法 ···································· 024

第十节 点穴练功方法 ·· 027

第二章 武功点穴的知识 ···································· 041

第一节 武功点穴之来源 ······································ 043

第二节 武德之论述 ·· 043

第三节 点穴与气血 ·· 044

第四节 点穴穴位 ·· 044

第五节 点穴歌诀 ·· 045

第三章 点穴手法 ·· 047

第一节 基本手法 ·· 049

第二节 辅助手法 ·· 054

第三节 点穴手法运用 ······ 064

第四节 几种常用点穴治疗方法 ······ 066

第五节 点穴治疗常用体位 ······ 086

第四章 常用穴位及刺激线 ······ 087

第一节 取穴方法 ······ 089

第二节 取穴原则 ······ 092

第三节 腧穴使用原则 ······ 092

第四节 常用穴位 ······ 093

第五节 常用刺激线——16条 ······ 155

第五章 点穴疗法的临床检查与诊断 ······ 161

第六章 点穴疗法的临床应用 ······ 175

第一节 瘫痪类疾病 ······ 177

第二节 脊柱部位疾病 ······ 204

第三节 骨关节疾病 ······ 217

第四节 先天性疾病 ······ 227

第五节 内科疾病 ······ 229

第六节 难疾治验 ······ 263

附录1：论文选编 ······ 276

附录2：典型病例 ······ 332

参考文献 ······ 337

导言——杏林五十载

我行医一生，济人无数，广育英才，以杏林传家，一对儿女已然成才，治病救人，著书立说，使点穴疗法后继有人，吾心甚慰，特于本书开篇著此导言，惟愿杏林薪火绵绵不绝。

1. 学医历程

我自幼体弱多病，父亲经常抱我找邻居沈卓然老中医看病。我从小就经常跑到沈家串门，就像自己家，放学回家，放下书包就往沈老医生家里跑，帮扫地，摆好椅子，给患者端水，看沈医生把脉治病。沈医生看我聪明懂事，开始教我背《药性赋》《汤头歌诀》，说等我长大后教我看病。（我的子女从刚刚会说话，我也叫他们背诵《药性赋》《汤头歌诀》，他们6岁便会帮我抄写病案）我看见很多人找沈医生治病，患者回诊时喜悦的表情，说明疗效很好。耳闻目睹之下，我自小就立志学习中医，沈医生是我学医的启蒙老师。

1966年我读高中时，碰到"文革"，同学们当红卫兵去串联，由于我喜欢中医，便利用学校停课，在家学习《中医基本理论》《伤寒论》《温病条辨》《针灸甲乙经》等经典著作。待业期间，我已能为左邻右舍扎针开药，且小有名气。1968年，街道办推荐我参加"赤脚医生学习班"，学习回来便在街道当赤脚医生。隔年，上级从一百多名赤脚医生中，挑选10名学员到潮州市人民医院实习。在实习期间，我刻苦耐劳，虚心向学，医院又从中挑选4名招为正式员工（以前叫补员）。我先后多次被医院评为优秀员工。1973年，国家出台工农兵学员上学校，我被选送参加考试，后被汕头地区医校中医专业录取，毕业后，回原单位潮州市人民医院，开始执业行医。由于我原有中医基础，工作不久就有很多患者找我，我们医院又是市级医院，患者也多，给了我一个磨炼的机会。我每天都要看几十号患者，效果也不错，患者反映很好。

学无止境，我又参加了广州中医学院（现广州中医药大学）中医函授班，其间，1982年又脱产一年参加学院中医理论提高班。当时学院辅导员和学员根据我单位的推荐材料，要推荐我当班长，我推辞只当学习委员。因为学习委员有机会把学员在学习中碰到的问题向教学老师反映，这样我就有机会多接触教学老师，多听到老师的教导。当时教我们内科的是邓铁涛（首届国医大师），教妇科的是罗元恺（新中国首位中医教授），教温病学的是刘仕昌，教外科的是黄耀燊。邓铁涛、罗元恺、黄耀燊被誉为广州中医学院"三驾马车"。可惜的是这些元老都先后离我们而去了（邓老最长寿，于2020年1月10日早晨6:06逝世，享年104岁，我连夜写了一篇祭文，追悼恩师邓老）。回顾邓老对我的厚爱，不胜感慨。邓老不仅带我出国参加学术交流，而且当我在点穴疗法方面取得一点成绩的时候就题词鼓励我："陈荣钟同学金手一双，寿世活人。"这是希望我的双手像金子铸就一样耐用又不生锈，希望我能长寿，更好为黎民百姓服务。毕业时，由于我各科成绩优秀，被学院评为"学习积极份子"，受到学校的奖励，总算不辜负邓老对我的期望。

"人之所病病疾多，医之所病病道少"，患者担心的是疾病多，医生担心的是治疗的方法少。的确，在临床中碰到一些疾病，光靠药物是不能解决的。我正苦于无良策，1985年初，从电视台获悉山东崂山贾立惠点穴治难疾报道，一位中风偏瘫患者经贾老点穴后当即恢复步行，太神奇了。我便向医院提出到崂山进修，得到院领导的同意。

学习期间，我碰到许多问题：第一，我是南方人，对当地饮食不适应，啃不了山东大馒头，一个多月就瘦了几斤。第二，学习点穴要有强壮的体魄和持久的耐力，特别是指力。为了达到点穴所需要的指力和功力，我每天天蒙蒙亮就起床打太极拳，习武练功，练推山功，从用五个指头做俯卧撑，到用两指头都能做俯卧撑。为了提高指力，就在沙袋上练，十指练肿了，就泡泡药酒再练。为了准确点击穴道，感受点穴效应，还要在自己身上练，反复练，终于闯过了指功关，经测试指力可达40千克。一有时间我便上崂山太清宫，向匡常修道长学拳术、剑法，经习武练功，身体也壮了，太极拳更胜一筹。

我虚心刻苦求学，得到贾老的厚爱和无私的传授。有一次，贾老从《新中医》杂志中，看到我发表的论文，知道我中医功底扎实，有了扎实的中医基础，来学习点穴疗法一定学得快，学得好，所以他希望我能为点穴疗法争光。贾老是民间医生，未经历医学院校系统学习，常被其他医生看不起，女儿只是小学毕业，侄儿虽然是中专毕业，但念的是师专，不是医专，所以接班人很成问题。也正因为如此，贾老辛辛苦苦创立的我国第一个点穴康复医院，在贾老逝世后就倒闭了，这是一个多么沉重的教训啊！

由于没有扎实的医学基础，后继乏术，后继乏人，才会造成这种结果。所以我吸取这个教训，把一对龙凤胎子女陈耀龙、陈淑慧均培养成医学博士，从高层次传承点穴疗法。我时刻牢记恩师给我的题词鼓励："我们研医，为光中华，嘉惠人类，别无他求。"

我今生所求无他，只为把点穴疗法传承好，造福人民。

我从崂山学习后回到医院，就创办点穴专科，短短两年时间就吸引了来自全国各省市、自治区的患者，其中也包括来自港、澳、台的患者，甚至东南亚的患者也慕名前来求医，声名日增。1989年底，医院报广东省卫生厅批准，成立广东省唯一点穴治疗中心——潮州市点穴治疗中心。时任省卫生厅厅长张勤、潮州市副市长詹友生、恩师贾立惠亲自出席成立大会和揭牌仪式，《广东卫生报》头版头条予以报道。

2. 广拜名师

我一生最幸运的是得到多位名医的指导和鼓励。在校学习时，得到内科专家邓铁涛、妇科专家罗元恺的指导，后又得到针灸大师张缙，中国眼针疗法创始人彭静山，中国科学院院士陈可冀，中国工程院院士吴咸中，国医大师路志正、李今庸、韦贵康、李玉奇、朱良春，小针刀创始人朱汉章，全国名中医关幼波，北京体育学院教授门惠丰等的指导。其中我三赴沈阳，到辽宁中医学院，拜眼针疗法创始人彭静山为师被传为佳话。20世纪90年代，我拜针灸大师张缙为师（张缙现是世界级非物质文化遗产针灸代表性传承人），得题词鼓励。一日为师终身为父，2020年11月，得知恩师张缙病重住院后，我率子女陈耀龙、陈淑慧专程赴衢州看望，看到原是东北大汉的恩师，如今骨瘦如柴，我心如刀割。临别时，张老硬撑身起床，赠送自己的译著《针灸大成校释》给陈耀龙、陈淑慧，并分别题词鼓励："希望你要把针灸传承好。"2021年4月9日凌晨，张老与世长辞，享年91岁，医学界失去一位针灸大家，我痛失一位导师。

我一生喜爱运动，读小学时获市少年组乒乓球双打冠军，从小跟邻居傅师傅学习太极拳，几十年如一日，后又得到中国十大武术名教练、北京体育学院门惠丰教授指导。我随国家体委代表团成员出访日本、加拿大，也参加过亚运会开幕式太极拳团体表演，还参加过"黄海杯"全国杨氏太极拳比赛，获得金奖。

我集国家级非遗点穴（2014年入选），世界级非遗针灸（2010年入选），世界级非遗太极拳（2020年入选）三者之大成，是三者数十年忠诚实践者。

3. 走出国门

1989年，我第一次应邀赴韩国参加国际医学会议，当时中韩尚未建交，出国手续很麻烦，从县、市、省、外事部门，逐级审批上报，最后经外交部特批，才得以赴韩国参加学术交流。

1991年，91′上海国际医学大会在上海科学馆举行，上海歌剧院退休老院长张拓患中风偏瘫两年，坐着轮椅被推到会场，接受我点穴治疗。经我点穴疏通经络，采用"治瘫重治节"，松筋利关节手法治疗后，张院长当即恢复行走，引起全场轰动。国内外学者无不拍手称奇，电视台拍下了这一珍贵的镜头。从此，我开始走出国门。

1993年11月17日，我应泰国卫生部邀请，在曼谷脑神经医院为来自泰国各地的医务人员作点穴疗法临床应用学术报告，并现场做点穴演示。该院住院部一位60多岁因脑梗死致右侧偏瘫两个多月的大娘，被抬过来做点穴治疗。治毕，居然自己走出会场，很多人不由自主赞叹"真神"，《亚洲日报》以"杏林奇葩，佛邦挺秀"为题，作了详细介绍。泰国新闻媒体纷纷报道陈荣钟点穴治瘫奇迹，我的名字被众多泰国人所知晓。出版记录陈荣钟在国内外讲学治疗的现场实况录像专辑已被翻译成泰、英文版本，原卫生部副部长胡熙明为之题写片名：《十指克顽疾》。这是卫生部领导对我医术的肯定，也给了我极大的鼓励。有人叹为观止，也有人喻为神奇。然而，真功夫来之不易，我为此付出了几十年的努力。

泰国大慈善家谢慧如老先生从新闻媒体得知我是家乡人，便向潮州市委林锡荣书记打报告，邀请我赴暹罗为泰国华人治病。因谢慧如先生慷慨捐巨资，给我市修桥造路，建体育馆及慧如公园、泰佛殿等，造福乡梓，所以市领导同意我赴泰国为老百姓治病。1996年10月，谢老赴泰国合艾府参加他捐赠的学校落成典礼，不幸摔倒。此前每次谢老外出我都随行，这次谢老要去合艾府，我刚好接到中国驻泰国大使馆的通知，让我回广州为叶剑英元帅的儿子叶选宁的夫人治疗中风偏瘫，没能随行，后得知谢老不幸逝世，我深感痛惜。谢老热爱家乡之善举，名标青史。

在泰国期间，我邀请泰国医学界同仁来中国参加各种医学学术会议，又牵线搭桥邀请中国高级医学代表团到泰国访问，弘扬国粹；还利用为泰国总理、部长、国会议长、王室成员治病建立起的友谊，邀请他们出席中泰医学交流等活动，提高中医在泰国的知名度。在泰中两国中医工作者的共同努力下，于千禧年，泰国政府正式宣布中医在泰国合法化，我也众望所归当选为泰国中医总会第三十九届理事会副理事长。此外，趁自己的医术被泰国人民所认可，我带头捐款18万泰铢，并动员泰国侨领、热心人士捐款给泰国华佗仙师慈善赠医所，因为该机构免费赠医赠药。

1994年4月28日，由全国人大常务委员会副委员长吴阶平、原卫生部副部长胡熙明教授率领的中国医学代表团，赴美国旧金山参加首届世界传统医学大会暨优秀论文颁奖大会。我作为代表团成员之一，在会上做了"点穴治疗中风偏瘫临床疗效观察"的学术报告。

1995年5月，第四届国际气功会议在加拿大温哥华召开，大会邀请中国国家体委主任伍绍祖率团赴会。我和北京体育学院教授门惠丰作为代表团成员出席并在大会表演太极拳。

2016年11月，我和儿子陈耀龙赴纽西兰、澳大利亚出席第十三届世界传统医学大会。

2018年11月，我和儿子陈耀龙赴意大利、瑞士（现人民英雄奖章获得者、工程院院士张伯礼率团）出席第十四届世界传统医学大会。

2020年1月，我和女儿陈淑慧随中国非遗代表团赴德国纽伦堡、柏林参加"春节欢乐行"活动和义诊，获德国民众的好评。德国电视台现场直播点穴疗法技艺，我和女儿还被作为特邀嘉宾出席柏林市政迎春大会，受到中国驻德国大使吴明德的接见。

……

我先后被公派或应邀赴韩国、加拿大、美国、意大利、新西兰、日本、新加坡、柬埔寨、菲律宾、马来西亚、澳大利亚等10多个国家和地区讲学治病，并不失时机地传播中医中药，被誉为"中外友好的白衣使者"，曾获党和国家领导人的接见，并获泰国原总理差瓦立、联合国原副秘书长莫瑞斯·斯特朗、世界卫生组织原总干事陈冯富珍赞誉。

4. 人才引进

深圳是国际大都市，位于粤港澳大湾区，面向东南亚，是中国对外开放的前沿，深圳市中医院是国医之窗。2003年，我被广州中医药大学附属深圳市中医院作为人才引进，一直在临床一线工作到70岁才退休。2004年，我邀请曾经在美国经我治疗过的联合国原副秘书长莫瑞斯·斯特朗先生访问我院，受到杨卓欣院长和员工的热烈欢迎，本人为联合国官员进行现场治疗，获好评。

5. 非遗传承

从2006年至2018年，10多年的申遗路程，从区、市、省、国家逐级申报点穴疗法项目。2014年11月，贾氏点穴疗法入选国务院公布的第四批国家级非物质文化遗产代表性项目。2018年8月，我被文旅部（中华人民共和国文化和旅游部）认定为国家级非物质文化遗产贾氏点穴疗法代表性传承人。

我和儿子陈耀龙、女儿陈淑慧都曾就读于广州中医药大学，儿女俩一直在校读到博士毕业，为了感谢母校培育之恩，我们将国务院颁发的国家级非遗项目牌匾、文旅部颁发的国家级非遗代表性传承人证书捐赠给母校下属机构——广东中医药博物馆，由副校长林彬主持捐赠仪式。

非遗进高校入社区：为了使点穴疗法早出人才，快出人才，最好是在有中医针推基础的大学生中培养点穴人才。2017年，点穴疗法传承基地落户湖南中医药大学，2020年，落户广州中医药大学。我被国家卫健委（国家卫生健康委员会）基层西学中能力和建设工程聘为中医专家。由我儿子陈耀龙、女儿陈淑慧撰写的"中医药非遗进高校"一文，被《中国中医药报》选登。每年我们还分别在深圳福田区、龙岗区、盐田区、罗湖区、宝安区、光明新区、坪山等社区开展讲座和义诊活动。2021年，我作为第二届中国丹寨非遗周十大名医参加义诊，宣传非遗点穴疗法。

传承培训：带教一批批传承人、研究生，举办各种类型的点穴学习班、公益课。2021年，点穴疗法已被国家中医药管理局列为继续教育项目，同年9月，我们举办首届国家级点穴疗法培训班，来自全国各地近百名学员参加学习，我们还邀请了国医大师韦贵康亲临现场授课。中华中医药学会、广东省中医药学会、深圳市卫健委、深圳市中医药学会等领导莅临并讲话，广东省中医药管理局也发来贺信。

6. 守正创新

为医者，理当好古敏求，但亦不可拘前泥古，停足于古人之法不求辟新。我在勤求古训的同时，潜心研究，敢于不囿成说，抒发己见，并付诸临床。从医50多年，集点穴、针灸、推拿、正骨、方药于一身，在治疗中风偏瘫、脑瘫、面瘫等难治病症方面均有创新。

（1）创"点穴治瘫十法"治中风偏瘫

在治疗中，针对中风偏瘫不同阶段的病理特点，我制定出不同的治疗方案。

中风初期（急性期）：肌力差（特别是股四头肌）是主要矛盾，临床表现为肢体软弱无力，肌肉松弛。我在《内经·痿论》"治痿独取阳明"的理论指导下，根据足阳明胃经循行通过股四头肌的生理特点，采用重点手法直接点叩足阳明胃经在股四头肌循行的部位，并注意寻找敏感点，从而提高了股四头肌的肌力，使偏瘫患者在较短时间内恢复步行。

中风后遗症期：患者已具备一定的肌力，而以患肢逐渐趋于强直挛急及功能障碍为主要矛盾。临床表现为患肢强直挛急，膝、足、趾、指、肘、肩等关节僵硬，活动功能受限。在《内经·痿论》"宗筋主束骨而利机关"理论的启发下，我首创"治瘫重治节"的新理论，并采用摇髋关节法、屈膝伸法、摇肩法、指（趾）关节拔伸法等松筋利关节的手法，恢复关节的活动功能，使众多偏瘫患者功能迅速恢复。

从中风患者出现的系列临床表现入手，我采取对应的治疗方法：昏迷时采用点穴醒脑开窍法，偏瘫时采用终始穴位治疗法，失语时采用压舌拉舌法，后期患肢关节变形时采用压膝整足法等等。我从这些经验中总结成"点穴治瘫十法"治瘫综合措施，运用于临床效果显著。

《点穴治疗中风偏瘫42例报告》论文于1995年在中文核心期刊《中医杂志》发表。2012年"点穴治瘫十法治疗中风偏瘫的临床研究"中标深圳市科研课题，于2015年通过专家鉴定，疗效肯定，有推广应用价值。2018年，中央电视台科教频道《国医奇术》拍摄组来到深圳市中医院，拍摄我治疗中风偏瘫的全过程，住院部中风患者李某卧床21天，经点穴治疗后，当即恢复步行，该片播出后引起轰动。

（2）创"开窍醒脑点穴法""以惊治惊训练法"治小儿脑瘫

小儿脑瘫是胎儿期至新生儿期高危因素导致的损伤，以上位运动神经元损伤为主要临床表现，属中医"五迟""五软"范畴。主要病机为肾精不足，治疗当以补肾健脑、活血通络为主。故直接点叩患儿脑部有醒脑开窍的作用。

在治疗小儿脑性瘫痪中，针对"十个儿瘫九个怕惊"这一特殊现象：在《内经》"反治法"启发下，我提出了"以惊治惊"新见解，使患儿能尽快独自行走，根据用进废退的原理，使脑瘫患儿手足功能得以康复，使众多已具备走路能力但是胆小怕摔的患儿重新走起来。实践出真知，时任海南省委书记许士杰的5岁侄儿，患小儿脑瘫，右手不能拿东西，跑遍全国各地医院也没治好，经潮州市委彭书记介绍，来找我治疗。除点穴治疗外，我还把患儿健侧左手包住不让活动，小孩天性好玩，左手一旦被包住，自然只能用右手去拿东西，经过三个月的点穴和训练，患儿右手已恢复功能，许士杰书记非常高兴，并给我题词鼓励：发掘中华宝库，解除患者疾苦。

1993年，我负责的《点穴治疗小儿脑性瘫痪的临床研究》科研项目经广东省中医药科技成果专家鉴定：研究者运用中医传统点穴疗法对患儿实施治疗，疗效可靠，有创新性，达到国内同类研究的先进水平，有推广应用价值，获科技进步三等奖。

1995年，我的论文《点穴治疗小儿脑瘫60例疗效分析》在中文核心期刊《中国针灸》发表。

（3）创"唇、睑刺激法""网络透穴针刺法"治面瘫

在治疗面瘫过程中，我发现许多重度、顽固性面瘫患者，用常规针灸治疗病程长、疗效差。我参考西医解剖学，根据面部表情肌的生理特点，发现面瘫是由于脸部的肌肉弛缓所致，遂自创"唇、睑刺激法""网络透穴针刺法"。其中，"网络透穴"针刺法是通过特定针刺方法将各个单一的穴位如同网络一样连接起来，最大程度地发挥疏通经络、行气活血的作用，其功效远远大于单个穴位的简单相加。经长期验证，此法取得显著疗效，被患者誉为"面瘫克星"。

眼睑下垂的肌无力是中西医难治病症，2016年，天津患者萧先生患眼睑下垂，多方治疗无效，经我们采用"唇睑刺激法"治疗半个月而愈。萧先生特送用红木制作的"指针复明"牌匾并作诗以表谢意。《深圳特区报》《香港大公报》以"深圳有个面瘫克星"为题做了专题报道。

2011年，"网络透穴针刺法治疗顽固性周围性面瘫的临床疗效评价研究"中标广东省中医药管理局科研课题，相关科研论文于2013年在中文核心期刊《中国中医基础医学杂志》发表。

（4）创"牙签理论"安全速效治疗颈椎病

颈椎上接颅脑下联胸椎，是人体重要关隘，它外形细长状如牙签，容易损伤折断，一旦手法不慎，轻则错位，重则可致中风偏瘫甚至高位截瘫。我们从现代力学牵引得到启发，创"牙签理论"，采用点穴疏通经络，太极推摇松解筋骨，定点旋提正骨，安全速效治疗颈椎病。疗效之快之好，吸引大批国内外患者前来求医。泰国总理、联合国副秘书长等外国友人均接受过治疗并对该法赞赏有加。

2016年11月，奥地利维也纳一位音乐学院教授因颈椎间盘突出造成右上肢麻痛，肌肉萎缩，在当地已准备手术，经他的中国留学生介绍，专程来深圳治疗。我们采用开通穴道、点穴疏通经络、太极推摇松解筋骨，定点旋提正骨，安全速效，立竿见影。半个月后，所有症状消失，这位教授回国前，为表谢意，专门为我拉名曲并留言赞誉，希望我们到他们那里开诊。在临床中，我发现部分青少年近视眼是因为坐姿问题引起。他们写字时，眼睛要看笔尖，头向左倾斜，久而久之造成颈椎歪斜，影响视神经、动眼神经的供血而引发近视，治好颈椎病后视力就会迅速提高。

（5）创"地基理论"治疗腰椎间盘突出症

我在临床发现部分腰椎间盘突出症久治不愈的患者根源在骨盆不正。骨盆承上启下，骨盆不正导致腰椎倾斜，引发腰椎间盘突出。有句俗语"万丈高楼平地起"，骨盆诚如地基，地基不平，柱子就倾斜，调整骨盆事半功倍，这就是"地基理论"。

2019 年，患腰突症伴椎管狭窄的北京画家春雨，在某保健办、北京某中医院住院治疗无效，谢绝手术，专程从北京来深圳治疗。我们采用"地基理论"和弓箭复位法，经半个月治疗而康复。患者作诗并赠送珍藏国画（大件已送人民大会堂）答谢。"地基理论"的推广，取得很好的效果，受到评价很高。

所有独创是多年临床经验的积累，古人云："要敢于疑古，多思慎验，有所得必有所思，有所思必有所悟，才能识医之妙而得克疾之良法。纵愚者千虑，亦必有一得。"我临证时每有点滴心得或灵感必信笔而录之，萃而聚之，如此，日有所得，月有所累，遂积跬步以至千里。

7. 科学研究

1983 年，我被广东省卫生厅中医处推荐参加全国科研骨干学习班，通过学习认识到开展科研的必要性和重要性。点穴疗法是从武功点穴原理演化而来，点穴治病的机理以及治病的疗效，应该通过科研才能证实。所以我们先后开展"点穴治难疾"系列科研，病种涵盖了小儿脑瘫、面瘫、中风偏瘫等常见疑难病。

1990 年，"点穴治难疾"科研项目被省卫生厅中医处推荐参加"首届中国中医药文化博览会"展览。大会名誉主席、中华人民共和国检察院原检察长黄火青同志参观"点穴治难疾"展位，亲自体验点穴的治疗，还亲自题词勉励："点穴疗法宝贵经验发扬光大。"大会主席、原卫生部副部长胡熙明，大会副主席诸国本都来到我们的展位，对我们的科研成果予以肯定，并分别题词鼓励，胡熙明副部长题词："把中医药推向世界。"诸国本副局长题词："发扬中国传统点穴疗法"，后又题词："发扬点穴指针疗法为中国人民和世界人民的健康服务。"

"点穴治疗小儿脑瘫的临床研究""点穴治瘫十法"治疗中风偏瘫、"唇睑刺激法""网络透穴针刺法"治疗顽固性面瘫等科研课题先后中标国家、省、市级科研课题。

8. 任重道远

2005 年至今，我先后当选中华中医药学会外治分会副主任委员（是我院首位当选国家级学会的副主委），中华中医药学会基层中医药发展创新共同体副主席，中国非遗协会中医药委员会常委（我是广东两常委之一）。

2015 年，我创办深圳市华武非物质文化遗产点穴疗法保护中心。

2016 年，我创办深圳华武堂国医，虽然年事已高，但我仍坚持临床，还分别在广州中医药大学国医堂、南方医科大学盐田医院名中医馆坐诊，发挥余热，提携后学。

9. 医德医风

我一直遵从唐代大医孙思邈"若有疾厄来求救者，不得问其贵贱贫富，普同一等，皆如至亲之想"的训诫。每遇到贫苦患者，我都会减少或免收诊疗费用，甚至免费送药。每次外出开会，总惦记着在等我回来治疗的患者，因为不少患者是慕名而来，有国外来的、外省来的，耽误治疗对病情不利，且患者吃、住又要多花钱。所以，每次开完会我几乎都连夜赶回，隔天上午就开诊，更不会利用开会空闲去旅游放松一下。真情感动患者，我被患者称为"苍生大医"，但仍时刻谨记医家箴言："行方智圆心小胆大，一如既往，以人为本，济世怀仁。"我虽然行医 50 多年，还不断学习新知识，强调西为中用，事必躬亲，在四诊合参的基础上，指导患者有的放矢地做相关影像学检查，少花钱，实用为先，尽量减轻患者负担。

10. 喜结硕果

1994 年，我随由全国人大原副委员长吴阶平、原卫生部副部长胡熙明率领的中国医学代表团赴美国参加首届世界传统医学大会暨优秀论文颁奖大会，获金杯奖；2002 年，获"黄海杯"全国杨氏太极拳金奖；2009 年，于中华人民共和国成立 60 周年之际，获"共和国建设者"勋章；2009 年，获全国中医外治突出贡献奖。2014 年，贾氏点穴疗法入选国务院公布的国家级非物质文化遗产保护名录；2018 年，本人被中华人民共和国文化和旅游部认定为该项目代表性传承人。2014 年和 2019 年，我被深圳市和东莞市评为名中医；2020 年，获深圳市"城市之星"；2015 ～ 2022 年，获"国家、省、市级非物质文化遗产优秀代表性传承人"称号。

新华社、人民日报、中国日报、光明日报、亚洲日报、世界日报、中央电视台科教频道《国医奇术》、广东卫视《悬壶岭南》、南方卫视、深圳卫视、《中国经济新闻台》、中国网、中华网、今日头条、泰国电视台、德国电视台等媒体及节目对我均做过相关报道。

（陈荣钟）

第一章 概　况

第一节　什么是点穴疗法

以指代针的点穴疗法，是来自民间，源于实践，根据武功点穴原理演化而来的，即是将作为进攻或防御的武功点穴术，演变为人体所能接受的治疗方法。术者根据不同病种和病情，集中意念，运用力量和技巧，在患者体表适当的穴位或特定的刺激线上，用手进行点、按、拍、叩、振颤等不同手法的刺激，通过经络的作用，促进体内的气血畅通，使已经发生障碍的功能活动得以恢复，从而治疗疾病的一种治疗方法。因这种方法主要是在人体穴位上用手指点、按，所以叫"点穴疗法"，有的称为"指针疗法"。

第二节　点穴疗法的历史渊源

中华武功，源远流长，武功点穴，更是闻名于世，而用于中医的点穴疗法，功效神奇，早已尽人皆知。

点穴疗法与针灸、按摩同出一脉。从远古开始，人们在与大自然的各种不利因素做斗争中，逐渐发现在体表点、按、叩、打能使疼痛减轻或消失。在我国现存古老的医学文献《黄帝内经》中可见到多处有关点穴的记载。在《素问·举痛论》中记有"寒气客于肠胃之间，膜原之下，血不得散，小络急引故痛，按之则血气散，故按之痛止"，指出了寒凝中焦脾胃，致使气血运行不畅，脉络拘急而发生疼痛。应用点、按手法，使气血运行畅通，通则不痛，所以可治疗痛证。又如晋代葛洪《肘后备急方》所言"令爪其病人人中取醒"，即用手指切按人中穴，以及时苏厥救逆，挽救患者生命。随着医疗经验的积累，人们便把某些特殊的"按之快然""祛病迅捷"的部位称之为"穴"。于是通过对"穴"进行点、按等来进行疾病治疗的方法也就日益发展，这是点穴疗法的萌芽阶段。

按照比较系统的史料记载，点穴疗法是从中国武术演变而来，始于武术点穴，创始人为张三丰。《明史·方伎传》："张三丰，辽东懿州人，名全一。"《道教大辞典》称：

"张三丰所创之拳法，名'内家拳'，其法有打法、穴法、练手等名目"。《少林拳术秘诀》云："盖以三丰，绰号张邋遢，为明技击术之泰斗，先居于宝鸡之金台观，后学道于鹿邑之太清宫，于少林师法练习最精……能融贯少林宗法，而著力于气功神化之学。晚年发明七十二穴点按术，为北派中之神功巨子……唯此中，手法有两指点、一指点、斫点、拍点、掌段点、膝盖撞点、手拐点等法，各有其用，非经亲授，不易于着力……"这种点穴的方法在明代盛行于世，在实践中人们发现点穴不仅能致伤而且能疗伤，于是便有点穴疗伤的出现。到了清代点穴疗法有了更为广泛的应用，如熊应雄的《小儿推拿广意》中说："指涌泉，治痰壅上……""十王穴：掐之则能退热。"《穴位数伤秘方》曰："点穴之妙，在于选中穴位，击中要害，灵在眼疾手快，视其准，点其速，力之雄，无不妙也……"所有这些对点穴疗法都是极大的丰富和发展。

第三节　点穴疗法治病机理及其作用

点穴疗法是根据武功原理演化而来的，即将作为进攻或防御的强刺激的武功点穴术改变为人体所能接受的治疗手法，在临床上是根据中医的脏腑、经络、气血理论进行辨证施术，点穴所用的穴位或刺激线也与人体的脏腑、经络、营卫、气血以及神经系统密切相关。分述于下：

一、点穴与脏腑的关系

《灵枢·海论》说："夫十二经脉者，内属于脏腑，外络于肢节。"可见，四肢百骸都与脏腑生克、制约有关，其问题都会在脏腑所属经络循行的一定体表位置反映出来，因而在体表的穴位进行点穴治疗，就能够直接调整五脏六腑之有余或不足，恢复其阴阳平衡，从而使人体组织维持正常。点穴疗法正是根据机体表现出来的病理症状，反过来，通过体表部分所属经络脏腑，运用手法，补其不足，泻其有余，促进脏腑维持其生理的正常功能，从而达到治疗脏腑疾病的作用。

二、点穴与经络穴位的关系

经络把人体各部连成统一的有机整体，它是气血运行的通道。经穴则包含在经络以内，因而要明确经穴就必须熟知经络。《灵枢·本藏》曰："经络者，所以引血气而营阴阳，濡筋骨利关节也。"《灵枢·经脉》曰："经络者，所以决死生，处百病，调虚实，不可不通。"这正是经络的特点及与病理的关系。古今医家，不论在药物归经、循经取穴、针灸按摩、中医诊断治疗和气功锻炼方面，都与经络密切相关。点穴重点在穴位上进行手法操作，由于经络中阴阳经的走向不同，取穴及治疗手法也有所不同。经络是人身运行的通道，而经穴则是气血运行通道中的显示交会点。如大椎穴为六阳经及督脉之会，关元为足三阴经与任脉之会等，这些都说明了经穴与经络的关系。打个比方，我们把连接于千家万户的自来水管比喻为经脉，那么，安装在水管上的龙头即为穴位。在穴位上施术，就好像旋转水龙头来调节水管的流量，达到疏通经络的作用。

三、点穴与神经系统的关系

在临床上，医生在点某一穴位时，患者有时会感到触电样的感觉，如点极泉穴（位于腋窝正中）时，触电样感觉可传至手指。这种反应实际上就是点穴时通过穴位上的一部分神经反射，引起调整人体的一系列综合反应的治疗作用。从腧穴的生理解剖上证实了这一点，腧穴的位置，在组织学而言，其上都有神经纤维经过或分布，多数存在数量较多的感觉器。目前国内外所报道的良导络、良导点、反应敏感点，根据其组织学解剖，发现都是神经末梢及感觉器密集场所。点穴疗法既可以引起神经的兴奋，又可以引起神经的抑制，以达到调整人体平衡作用。以神经系统而言，点穴疗法在临床上可以起双向调节、镇静或兴奋、止痛、消肿，促进软组织的修复，恢复神经传导作用，调整脏腑功能和增强机体抗病能力等，起到治疗作用。

综上所述，点穴疗法具有如下作用：①疏通经络；②调和气血；③调整脏腑功能；④扶正祛邪；⑤平衡阴阳。

从现代医学的观点认识点穴疗法治病机理，主要是调整神经系统的功能，反射性地改善病变部位的血液循环和新陈代谢，促进病变部位组织细胞的恢复和再生能力，从而达到治病的目的。

第四节 点穴疗法对人体的效应

点穴疗法对人体的效应主要表现为局部性和全身性效应：

一、局部效应

腧穴的虚实反应：

穴位是人体脏腑经络之气输注并散发于体表的部位，人体发生病变时，穴位则具有反映出脏腑疾病虚实的特性。《内经·九针十二原》讲："五脏之有疾者，应出于十二原，十二原各有所出，明知其原，睹其应，而知五脏之害也。"正所谓"有诸内，必形诸外"，人在患病时，在相应的体表一定部位可出现自发的异常感觉反应点，从而提醒人们自我注意。然而多数痛点都是通过点、按才发现这种阳性反应点（这跟西医体检道理一样，如阑尾炎患者麦氏点压痛明显）。

点穴疗法由于手感强，按压时可以出现不同程度的酸、麻、胀、痛等反应。因而如何点按穴位辨证施治，亦是提高诊断准确度和疗效的关键。《灵枢·背俞》曰："欲得而验之按其处，应在中而痛解。"即内脏有病，按压体表某部阳性反应点，病痛会随即缓解。由于病有虚实，其经络穴位痛点反应并不一样，作为经络穴位的辨证依据和手法补泻，临床上不可不知。

例如：胃痛患者，在点按足三里穴（位于膝下3寸，胫骨外开一横指）时的反应特点，可有三种表现：

（1）点按时，患者觉得有一种舒服感，希望多按重按。此类患者多为虚寒证，则提示马上用补的手法。

（2）点按时，患者觉得疼痛不舒服，则多为实证，提示用泻的手法，直至穴位疼痛减轻或消失。

（3）患者仅有正常的酸胀感觉，则多无偏弊，可用半补半泻手法，作强壮穴治疗。

故此，点穴疗法充分运用手感作为脏腑经络穴位虚实辨证的依据及实施治疗的手法提示，不失为一种立竿见影的辨证施治方法，也是点穴疗法的独特之处。

二、整体效应

这主要表现为患者接受点穴治疗后全身舒适、睡眠好转、食欲增进、食量增加、体力增强。

第五节 点穴疗法的特点

一、适应证广，疗效较好

点穴疗法除对一般的常见病有较好的疗效外，对有些所谓疑难病症，如面瘫、中风偏瘫、脊髓灰质炎、脑炎后遗症、脑性瘫痪、颈椎病、椎间盘突出等，也有较好的效果。此外，有些久病体弱的患者用点穴治疗，也能起到增强机体抗病能力，促使身体恢复健康的作用。

二、经济简便，易于掌握

点穴疗法比较简便，容易学习，便于掌握。只要辨证明确，选穴得当，手法适宜，操作熟练，就能治病。因此，不需花钱购置医疗器械或特殊设备，不论在田间、矿区或其他场所，都可随时施术治疗。

三、施治安全，易于接受

点穴疗法是一种比较安全可靠的治疗方法，因而男女老幼都能接受。在治疗中，只要注意手法，穴位选用适当，操作认真细致，一般是无不良反应的。

第六节　适应证与禁忌证

一、适应证

1. 神经系统疾病：面瘫、中风偏瘫、大脑损伤（产伤）后遗症、小儿脑性瘫痪、脑炎后遗症、脊髓外伤合并不完全性瘫痪（外伤性截瘫）、小儿麻痹后遗症、多发性神经炎等。

2. 脊柱疾病：颈椎综合征、落枕、肌原性斜颈、腰椎间盘突出症、腰椎后关节紊乱症等。

3. 四肢与关节疾病：肩关节周围组织炎、腰骶及骶髂关节损伤等症、股内收肌挛缩、膝关节挛缩、先天性斜颈及先天性马蹄内翻足等。

4. 其他：头痛、呃逆、牙痛、感冒、鼻炎、小儿消化不良、尿失禁及遗尿、便秘、小儿斜颈、胃下垂、胃痛、痛经、眼睑下垂、近视眼等。

二、禁忌证

1. 急性病（外科急腹症、炎症急性期）、热性病及传染病。
2. 严重的心脏病、肺结核、癫痫、恶性肿瘤。
3. 出血性疾病、血友病、血小板减少性紫癜、过敏性紫癜等。
4. 严重的皮肤病。

第七节　临床注意事项

一、选择适应证

任何一种治疗方法都有其长处，也有其短处，不可能治疗百病。点穴疗法也是如此，扬长避短，提高点穴治疗效果，必须选择治疗的适应证，以免贻误病情。

二、手法要适宜

施术时，手法的轻重要适宜。根据病情，因人制宜，并遵循由轻到重，由缓到急，循序渐进，最后才以轻手法缓解的原则。对小儿久病体弱，过饥、过饱、初诊患者，妇女月经期，应注意手法适度。对极度疲劳或醉酒者暂不予点穴，对畸形的矫正，不宜操之过急，以免造成新的损伤。

三、点穴反应的处理

点穴后患者往往感到施术部位有酸、麻、热、胀、下肢抽动以及皮肤红润，重则皮下青紫，全身出汗，发热等反应。对此无须处理，可自行恢复，皮下淤血一周内会逐渐消失。对反应较重者，如头晕、恶心、面色苍白或休克者，一般按压鼻隔穴，用快手法掐手、足指（趾）、甲根，即可迅速恢复。下肢抽动严重者，叩击其对侧头部，抽搐可停止。如因重刺激背部而出现呼吸困难或停止者，立即拍打肩、背等部位即可缓解，若病情十分严重者，应及时送医院。

四、疗程与疗期

一般病症，每日治疗一次，反应重者隔日1次，病情轻者10天为一疗程。慢性病者1～3个月为一疗程。有些患者治疗到一定程度时，进展缓慢，可以停止一段时间，然后再继续治疗。

第八节　点穴治病的指导思想

一、速率快、气感大、透筋达骨

在点穴治疗中如同针灸等治疗一样，"气"感与疗效往往是有一定联系的。"热"感一般较之其他诸种反应为慢，在临床观察中与患者感觉反应的好坏及疗效的大小关系最密切。因而在治疗中，热感是一种最好的气感，特别是对一些沉疴痼疾，若在治疗中能使患肢或全身达到灼热的感觉，往往能收到一定的效果。故在治疗中如何通过各种手法产生气感，特别是热感，使气至病所，是治疗中的关键。

在点穴疗法的基本手法中非常注意"速"和"猛"两个方面，所谓"速"即动作迅速，手法频率快，如诸种点法、掐法、叩法都非常注重这一点。所谓"猛"即刺激强度大，往往超过一般的力度。在这里必须说明一点，就是利用各种动作和方法避免了多种不良反应，如点法利用腕、肘、肩的弹力，使其产生了爆发力、冲击力，达到较强的刺激强度，又避免了损伤。手法"速"，气感亦速，手法"猛"，感应亦大，"速""猛"合二为一，则可使气感既快又强。从点穴穴位分布上看，多数分布在肌肉之起止点、肌腹、关节周围的凹陷处、四肢末梢、关节部。从治疗刺激线上看，不完全按经络循行线的走向分布，而是注重肌肉的隆起线，肌与肌、肌与骨之间隙等线路，总之穴位、治疗线均是人体最敏感之部位。由于手法之"速""猛"，穴位线路之敏感，二者结合治疗上更易使气感快、反应大，特别是热感出现得明显（强烈），因而对有些慢性病，能产生良好的效应，收到一定的效果。

二、立足整体，注重局部

人是一个整体，忽视整体，只注重局部，往往容易舍本逐末。根据我们的体会，只注重整体的治疗而忽视局部的辨证，也不易取得应有的效果，特别是某些疾病，局部辨证又显得特别重要。如：小儿麻痹后遗症，祖国医学将其归为"痿症"范围，根据病久则必虚的原则，治疗此病总的原则应为补气养血，通经活络。但是具体到某一瘫痪的肢体又可出现前后左右，阴筋、阳筋的不平衡。以足部为例，如若"阴缓阳急"，即可出现足外翻，反之则可出现足内翻，点穴治疗对前者则应"补其阴缓，泻其阳急"，才能使阴阳平衡，从而促进疾病好转和恢复。对上述情况在临床中若不施行局部辨证，往往不易收到效果，这说明局部辨证和治疗在点穴治疗某些疾病时的重要。

三、分清"筋、骨"，以动为主

在治疗颈、肩、腰腿疼痛综合征等病症中，点穴治疗时应特别注重首先分清"属骨"还是"属筋"，即分清是联属脊椎和关节还是非联属脊椎和关节，这一点是很重要的，是治疗此病的关键。"属骨"主要考虑为错位、错缝及骨关节周围气滞血瘀等，"属筋"则考虑为伤筋、经络不通等。对于"属骨""属筋"的病均采取以动为主的原则，这样既可摇活百关，又可消除瘀滞。"属骨"则采取拉、压、转的治疗方法，"属筋"则采取按压、按拨痛点、痛线及采取受限姿势治疗（痛则不通，通则不痛）。

四、宁神守气，意到气到

点穴治疗效果的有无多少，是和能否充分得气密不可分的。《灵枢·始终》说："气至而有效。"《素问·离合真邪论》说："以气至为故，如待所贵，不知日暮，其气已至，适而自护。"这指出治疗中必须得气（气至）才能有效，而当经气已至时，就要很好地守护，以加强治疗作用，这就是守气的意义所在。

要做到"守气"，最重要的就是精神专注，即所谓"宁神"。首先要求医生施术时集中精神，意勿旁顾，同时还要通过具体方法制约患者的精神，以使精气集中而不散乱。如《灵枢·邪容》说："持针之道，欲端以正，安以静。"《素问·宝命全形论》说："经气已至，慎守勿失，得浅在志，远近若一，如临深渊，手如握虎，神无营于众物。"无论病位是深是浅，取穴是远是近，以得气为准是统一的。

人之气血（包括经气）运行，受着精神的制约和影响，患者的精神是否集中，对点穴等治疗的效果有重要的影响。所以医生对某些疾病治疗时应设法用语言或动作加以引导制约患者的精神，配合治疗，使精气内伏，易加强治疗效应，提高治疗效果。对小儿疾病的治疗，能通过各种方式尽量引导，逗其不要哭闹，使其配合治疗。有的疾病，如脑性瘫痪，过度哭闹往往会影响治疗效果。有些疾病在治疗时和患者进行简短适当的对话，采取声东击西、出其不意的治疗，也有减少患者痛苦、提高治疗效果的作用。最后还必须指出，医疗中注意"宁神守气"，除在治疗上可产生良好的效应外，医生那种认真严肃、一丝不苟的医疗作风，也可给患者在心理上造成一种良好的感觉。尤其是慢性患者，对医生产生信赖和希望，有一种精神上的寄托，对坚持配合治疗取得效果，尤为重要。

五、"气、力"结合，功到自然成

点穴的各种手法，既要注意"气"的方面，又要注意"力"的方面。要全面掌握点穴手法，必须做到"气、力"相随，概括起来说就是动力。要想掌握点穴的功法，必须下苦功夫。偏重"气"的素质方面的训练，常采用扎腰功、拍打功、仰卧功；偏重于"力"的方面训练，常采用推山功、蹲起功、鹰抓功、对拉功、蜈蚣跳等功法。上述功法交替练习，经过一段时间的练习，除自身有一定感觉外，治疗时往往会产生一些特殊现象。如手法一触，患者就有麻热的感觉，这说明已经有一定的功力，如果坚持练功就会功到自然成了。

六、治病先治人，治人先治神

在慢性病的治疗中，医生对某一种病或某一个患者的治疗有信心，愿意为其治疗，患者对医生又信赖，治疗过程中往往患者情绪稳定，易于配合治疗。对一个有名望的医生较易做到这一点，但这并不是说对患者的精神状态可以忽视，这正说明患者在治疗过程中精神状态的重要，对此自始至终都必须注意。所谓"治神"就是做好患者及其陪护的思想工作，要想做好这一工作常常需从具体工作入手，这样可使患者及其陪护在治疗信心上倍受鼓舞，为医患密切配合打下良好基础。树立和鼓舞患者的治疗信心要贯穿治疗过程的始终，绝不能一劳永逸。一方面，要经常注意发现患者及其陪护所存在的顾虑、疑问，并予解释说明。另一方面，要定期将治疗前后效果的对比向患者及其陪护说明。特别对瘫痪类疾病，更要如此，以巩固治疗信心。（对瘫痪类疾病疗效的估计可按如下公式：瘫痪病治疗效率＝治疗信心＋基础体质＋年龄＋病程。）对这一点，绝不能我们医生清楚就行了，这对患者及其陪护在治疗过程中进一步巩固提高信心是相当有益的。这里还要着重指出一点，当肢体功能和活动能力从一个阶段向另一个高级阶段转化的关键时候，最好由医生亲自指挥患者进行一两次训练，这对患者在精神上、思想上有极大的鼓励作用。在训练过程中，医生要像指挥员一样有声有色，要"以声扬力"（在武功及拳术里很注意这一点）。根据临床体会，在治疗的关键时候，医生指挥患者进行功能训练，对肢体功能的提高有重要作用。

老年或部分中年患者，他们在心理上、思想上易出现年龄大了病不好治的特点，精神上感到悲观、恐惧、孤独，表现为暮气沉沉、精神萎靡不振、气血早衰。针对这些特点，对老年人的治疗，要提倡"等老之心不可有，返童之心不可无"，及"时人不识予心乐，将为偷闲学少年"。在心理上、思想上让他们多想一些童年时代高兴愉快的事情，行为上多模仿儿童的一些动作，使他们具有儿童心理、行为特点，这样反其道的做法，确能起到部分返老还童的作用，从而能促进疾病较快较好地康复，对老年病的作用尤为显著。作为点穴医生，对老年患者的治疗，在这一点上也是不可忽视的。

七、不动则动，以动求动

根据祖国医学养生及"用进废退"的理论，在治疗瘫痪患者过程中，采取以动为主的原则，通过主动和被动的运动，可达到运动的目的。在具体训练中，特别注重在因人因病制宜的同时，运动量要突出"多"与"大"，常与运动员的超限训练相提并论。运动动作的选择原则是尽量选择活动困难，但是通过努力又可达到的动作。具体训练步骤可分力的训练、速度的训练、灵活性的训练，并且强调训练气氛要严肃，环境要安静，精神要愉快。只有严肃的气氛，才能使患者训练认真，不致应付了；只有环境安静，才能使患者宁神、守气；只有精神愉快，才能使患者乐于接受。上述因素综合起来，才能做到意到、气到、气随意行，达到良好的训练效应。

八、坚持实践，不断创新

点穴疗法是从武功点穴转化来的一种治疗方法，其转化的本身就要付出艰苦的努力，才会获得成功。在运用点穴疗法于治疗各种疾病的过程中，既要尊重祖国医学和现代医学的诊断和治疗，又不能盲目迷信，因循守旧，墨守成规，而要善于动脑筋，注意多在自身上体会，摸索研究新的治疗方法。尤其对一些目前医药无效的疑难病症，尽量通过研究治疗争取获得一定的效果。坚持实践，不断创新是点穴疗法获得成功的重要经验，也是一种重要的精神、思想财富，对于学习应用者来说，应当坚持发扬。

九、取长补短，充实发展

在学习应用点穴疗法过程中，既要对本疗法进行不断的钻研、研究，同时还要坚持"不持门户之见，要以能者为师"的观点，注意博采众家之长，补己家之短，充实、丰富本疗法。在理论方面，要求点穴医生学习祖国医学理论和现代医学理论，特别是中医基本理论及解剖、生理、骨科、神经科的理论，从而使各学科互相贯通，使知识面扩大，使治疗思路开阔。

（贾兆祥）

第九节　怎样学习点穴疗法

学习点穴疗法，应具备一定的医学知识，了解人体生理功能、解剖位置，熟知穴位及刺激线，精通手法操作，方能得心应手，运用自如。

其次，医者要有强壮的身体和持久的耐力，因此必须加强身体和手法的锻炼，使臂力充足，腕力灵活而有弹性，指力坚强而耐久，做到意到，气到，力到，才能收到良好的效果。所以，初学者要掌握这一疗法，可按下列顺序进行：

一、掌握手法

按照手法操作要求，认真进行练习，达到运用自如，得心应手。俗语讲：十指连心，心灵手巧。在经络点穴中，法则如斯，巧拙在人，其巧拙者，在于指法，因为一旦临床，机能于外，而巧生于内，故手巧则心灵，心灵则神明出焉。神之为用，变化莫测，手之所到，法之所施，则患者不知其苦，这就是经络点穴疗法的临床意义。所以作为日常的基本手法练习，多以指法的灵活运动为主要练习。其方法是以腕力带动指力，做到刚中有柔，柔中有刚，否则"粗之所易者"观其力之所在，发于肘臂，实为形存实亡。故此，手法的练习其关键在于平时用功，务令得之于手，而应于心，一旦临证得心所存之神，意所忘之虑，鼻所出入之呼吸，尽附于指头，自可心灵手巧。其方法是：以腕力带动指力，做到刚中有柔，柔中带刚。这里要特别强调腕部的弹力，一般的指压力度不大，而弹击点穴有一定的冲击力和爆发力，按现代力学原理，同样质量的物体，速度越快，动能越大，冲击力也就越大。速度快，气感强，力度大，透筋达骨，经重力测定仪测试，轻点达 10 千克，重点可达 40 千克。这就是为什么石工打小石头用木柄的大铁锤，打大石头反而用小铁锤，且用竹板做锤柄的道理。

二、熟悉穴位和刺激线

结合手法操作，在自己身上体验不同手法在不同穴位所产生的反应。最好是接受老师在自己身上取穴，绘画刺激线试点操作，体验穴位及刺激线上的感觉，以便临床时根据患者的病情施术，选择轻重适宜的手法，做到取穴准确，手法适度，才能取得应有的效果。

三、点穴操作需要一定气力

要想在操作时有充足的气力，不能仅靠蛮力，必须运用功力。功力是经过长期练功而得到的一种视之不见，触之如电的内劲，用内劲透穴持久深透，疗效非凡，不是蛮力可比，因此要求术者必须坚持不懈地进行功力训练。

四、三层功夫九步练法

少林七十二艺练法中有三层功夫九步练法，对点穴者功力提升有一定帮助，下面节选重要内容，有心练习者可参考之。

1. 头层功夫

（1）一步练法：认穴

点穴其主要处，完全在于穴道，知穴之所在，依其定准，举手点之，始点有效，否则如盲人摸象，绝难有效。故在着手之初，最要之处唯在认穴。

（2）二步练法：寻经

所谓点穴者，其所点之处，须在主穴，而非空穴，所谓空穴，即气血未至，或已过之穴道。若点空穴，则指头虽有功夫，亦不能应手奏效，唯有点在气血头上，如照海寻珠，万无一失，唯气血头之所至，有一定之时刻，气血之经行，有一定之路程，十二时辰合于十二经，而十二经所属之穴，亦应十二时辰。故点穴者，除知穴道所在之处外，尤须知人身气血流行之途径，与夫何时辰，气血之头当到达何穴，何时辰气血头过某处，不稍错误，然后依时辰之变化，而点于应点之穴，则气血之穴被遏，前行不得，后又有壅塞，足以使人闭气受制，此法可质诸医学家自能证明。所谓寻经者，即寻找气血流行之途径也，在表面观之此一事较简，其实较实认穴难。上述诸事，需并行不悖，可收互相为用之功，而致其术于实用。

（3）三步练法：考问

练习点穴术者，对于认穴寻经二事，自有相当之辨认后，尤须加考问，以免错误。其法最好与精此术之人（或医学家、针灸士）日久相处，在闲暇之时，请举一名，询其穴之何在，或指一地位，问其地为何穴，先以其主要穴位相盘诘，次及于各小穴，暨经脉外之奇穴，不以规矩，间难相问。能对答无误后，则进一步盘诘各所属之经脉，内应脏腑之何部，再进一步则问气血循行之途径，并及于何时何刻，当点何穴，则可伤人之何经脉，内应何脏，被点者当有何种现象，救伤当有何种手法或何种药物，如此逐日盘诘，可收事半功倍之效。

2. 二层功夫

（1）四步练法：指功

学点穴者对于头层功夫中所述之三步练法，能体会入微后，前要者，唯练习指功。练习指功之法，种种不一，或循序渐进，或并行不悖，或就此种种之中，任选一种练习之，皆无不可……可于杉板上练习，或中食二指，或单用食指，以指顶点之，初时尽可从轻，入后逐渐加重，与日俱进，以至于极重，大约经三个月，指顶已不似未练时之脆弱，则可舍杉板而用青砖，再三月后，则加舍青砖而易青石，日日点之，一年后，则指功成矣。如再深习更妙，则用以点人，无不如愿矣……学者在练习之时，易伤及皮肉，即别种功夫有时亦可无意受伤，则各功夫另有练手洗手秘方。

点穴术练指秘方：

生半夏一两，川乌一两五钱，茄皮一两五钱，羌活一两，象皮一两五钱，紫草一两五钱，生南星一两，乳香一两五钱，当归一两五钱，青皮一两，草乌一两五钱，大附子二个，辣椒一两，鹿啣一两五钱，黄蜂窝二个，川椒一两，鹰爪一对，青盐四两。

以上药入老醋五斤，同煎去渣冷时以手浸之，俟觉中如蚁咬，即起床拭干，然后行功，舒筋活血，强肌壮骨。

（2）五步练法：点打

指功练成之后，则进一步练习点打，是乃参合认穴，寻经等各法行之，初时模拟人，反复练习点穴之，可在日间光明之处练之，练至百无一失时，再需依前法夜间昏暗中行之。

（3）六步练法：眼力

练习之法可分两步，在入手之初，宜于每日夜间，熄灯静坐，瞑目定心，默思空中各物之位置……此第一步功夫为外层，需进一步练习内层功夫，于每日天色将明，红日将出之际，步之旷野，屏息闭气静心凝神，眼目定睛以视日……如能勤行三年，虽在黑暗之处，亦可明察秋毫。

3. 三层功夫

（1）七步练法：虚劲

凡练点穴之人，在第二层功夫完毕，则需练内层功夫……

（2）八步练法：透劲

所谓透劲者，即劲能透物之谓也……此项内层透劲，实为武功中之最高者，唯练习非易耳。

（3）九步练法：实习

此法即择同道互相点打法，手法由轻而重，由赤膊筋肉暴露至著衣，著棉衣，著皮衣而能取准，手法亦能运用精确，则九步练法成矣，至此点穴术全功已竟。

第十节　点穴练功方法

一、气功点穴练功十势

气功点穴练功十势，是采用中华武术与中华气功，或外丹功与内丹功相结合练法的实践总结。根据练功要领，练功动作及适应证编组而成的。我们在临床实践中体会到，气功点穴动作简单，容易掌握，收效快。运动量可大可小，可因人因病选择全套或某节锻炼，都具有健身和防治慢性疾病的效果。本法是一种动静兼练的功法，它主要适用于气功师点穴锻炼，又适应武术、气功爱好者的自我健身锻炼。动作吸收了前人练功中有关内练与外练等治疗和保健方法，是中华气功导引点穴功法的重要总结之一。

练功方法：

【概述及预备式】

凡行气功点穴疗法的气功师操作时必须有充足的内功，气足则力强，力强则功力大，这种功力是视之不见，触之如电的内功（内气或体内潜能等）。而且患者确感到深达筋骨或内脏，当气运一点，再点至患者治疗部位时，即感身体麻热。故对此方法必须坚持锻炼。气功点穴疗法共分十种练功方法。每种方法的预备式要求做到目平视前方，心静，口微合拢，舌轻贴上颚，沉肩坠肘，含胸拔背，呼吸均匀，全身放松，全神贯注，意守丹田，以培育其真气。

【功理功法介绍】

本功法共十势，1至9势前加练"预备势"，第十势按基本节要领进行。每节练完后全身可放松片刻，再继续进行，现分别介绍如下：

第一势：少林站椿功（见图1-1 少林站椿功）

【练功要领】少林站椿功姿势较低平，功架展开强度较大，练功时两腿开立，两脚平行站立（距离为自己脚长的三倍）两膝弯下蹲，两大腿微平，两脚尖内扣，十趾抓地，重心落在两腿正中，膝部外展与脚尖垂直，裆部撑圆，头正颈直，含胸腰直，沉肩收胯，两臂屈肘，怀抱于胸前，两手呈八字掌，手心朝下，中指尖相对，四指微松开，两手臂与肩平齐，两眼微视两中指间。收功时将两掌合拢于丹田片刻后，两手自然放于体侧。站椿时间，每次不少于三至五分钟，间隔时间与总练功时间不少于三十分钟，然后保持原站椿势，再以双手掌及臂做内合外推，运丹田气，上下揉按动作；内合时为呼气，外推时为吸气；重复操作三分钟。

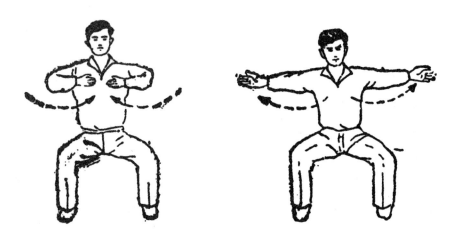

图1-1　少林站椿功

【练功作用】练少林站椿功，能使全身内外兼练，主要以增强腿力，提高弹跳力和脚趾的抓力。它不仅锻炼武术中的底盘功夫，培养正确的体态姿势，增强两臂，腰背，胯部及各关节肌肉的力量和灵活性，而更重要的是长期锻炼，尚有强肾壮腰之功效。

【适应证】用于治疗腰腿痛，下肢关节痛，神经衰弱，失眠等症状。

第二势：力士蹲起功（见图1-2 力士蹲起功）

【练功要领】两足开站立与肩同宽，双手握拳屈肘，下蹲然后站起，要求丹田运气于掌和足，意念由手掌至丹田至腿至足。采用自解呼吸随势运行的方法，重复上述蹲起锻炼。

【练功作用】可增强筋骨，壮腰强肾，增强体力及全身的耐力。

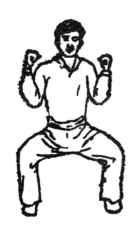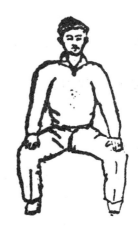

图1-2　力士蹲起功

【适应证】用于治疗关节炎，肾病，遗精，阳痿，消化不良及肺气肿等病症。

第三势：丹田拍打功（见图1-3丹田拍打功）

【练功要领】丹田拍打功，是形意拳练内丹的排打功法之一，历代练功者与武术家对此都很重视。丹田为内气聚会之处，练功者在练习丹田拍打功时，应每次在练习少林站桩功基础上进行，首先将双手五指交叉两臂上举，拳心向上，用腹式呼吸。当气贯丹田后，再随意力集中丹田，两手交叉拍打中丹田。拍打时用力与次数应由轻至重，由少到多，循序渐进。另一种练法，要领及要求同少林站桩势，然后将两手臂于体侧平伸五指分开，掌心向上，再翻掌向内合于小腹部，进行拍打，先是左手拍打，后是右手拍打，然后右手压左手意守丹田处片刻。

【练功作用】主要是练丹田之气，可以起健脾胃和强壮腰肾的作用。

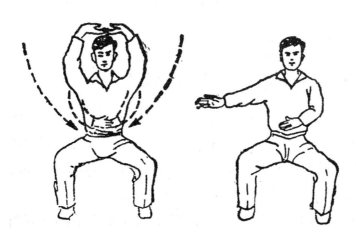

图1-3　丹田拍打功

【适应证】用于治疗食欲不振，消化不良，大小便失禁，遗尿，遗精，阳痿，腹肌麻痹等病症。

第四势：壮腰靠背功（见图1-4 壮腰靠背功）

【练功要领】操作者双脚与肩同宽站立，背向墙壁，约相离十至二十厘米，全身放松协调一致，身体后仰。当运气至背部督脉（膀胱经）等处，突然用背部撞击树或墙壁，借撞击之反作用力，身体前倾，如此重复进行。撞击腰部时采用少林站桩式下蹲或站立势。两臂分开用手臂及掌背面（外劳宫穴处）撞击墙壁或树等。初学者要轻慢，用力要均匀，自然，呼吸随动作进行。上述动作重复联系。

【练功作用】有助于强肾壮腰，加强腰背肌力量，经过长期锻炼后，使肩背坚实，有助于强身健体。

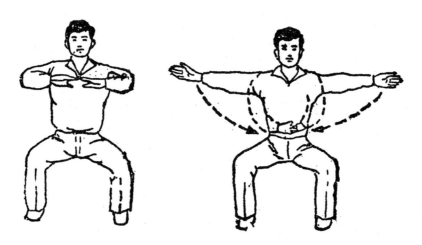

图1-4　壮腰靠背功

【适应证】用于治疗腰背痛。

第五势：朱砂掌击功（见图1-5 朱砂掌击功）

【练功要领】操作者采用少林站桩功势，顺势随意气，将两掌提至胸前，大拇指尖相对，手掌心向前，内劳宫穴向外，双手掌平行向前慢慢推出，至两臂伸直，还可用掌击物，击物选择纸板→木板→石板→铁板等，掌击时意念必须随掌，两手慢慢收回，然后再推出，重复进行 3～5 分钟，也可采用两掌交替进行。

【练功作用】用于加强上肢关节功能运动，目的在于锻炼上肢的臂力、指力、掌力，使内气能运行至手指，用于气功点穴治病。

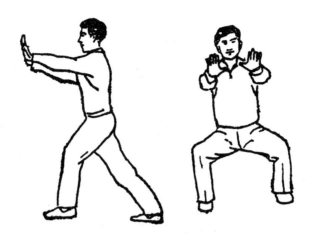

图1-5 朱砂掌击功

【适应证】用于治疗上肢关节功能障碍。

第六势：太极云球功（见图1-6太极云球功）

【练功要领】操练者采用少林站椿功，两臂于体侧分开，两手五指抓住重约3.5千克的实心沙球，开始做向上托太极云球百余次。接着再进行两臂左右平行伸出，抓球向外推，吸气时，五指抓球慢慢向外左右体侧推，重复百余次，上述动作可重复练习。

【练功作用】此功主要是增强臂、掌、指力，久练能使丹田气贯通于手指及掌，运用其进行气功点穴治病，发挥效应。

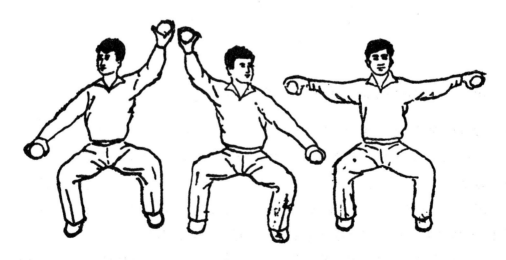

图1-6 太极云球功

【适应证】主要用于一些上肢外伤功能障碍后的锻炼，可改善功能运动。

第七势：龙爪大力功（见图1-7 龙爪大力功）

【练功要领】预备式后，采用两手掌、两足趾抵地，胸腹腿离开地面，如同"伏地挺身"运动。另一种即采用五指抓地做"伏地挺身"运动，还可以采用两三个手指抓地练"伏地挺身"运动。总之，对于上述动作，要根据身体及年龄状况来选择练习。

【练功作用】主要锻炼手指和足趾功能，又有增强全身筋骨的作用。可用于健身，也有助于气功点穴治病。

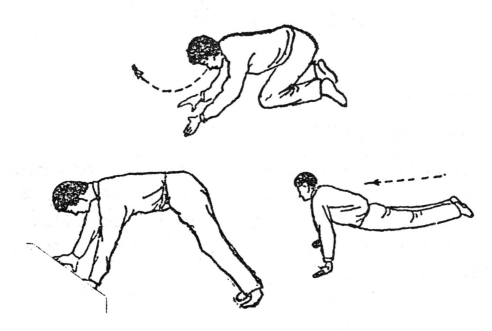

图1-7　龙爪大力功

第八势：蓄劲推山功（见图1-8 蓄劲推山功）

【练功要领】操作者两脚采用前弓步站立，立于墙壁前或树前，双手指稍微带弧度爪形，五指自然伸开或手掌着墙（树），躯体挺直。此时丹田之气引至双臂及掌，随意、气、力做推掌动作，推时用力要内在发动，力要柔且猛，将气集中到一点。然后身体重心下沉或前后运推，双手离开墙壁（树）。身体随前后运推时须避免跌倒，体弱者用劲要小，逐渐加大。意念和呼吸随动作进行，上述动作反复练习。

【练功作用】主要在于锻炼臂、指的气力（或内劲），以增强体质，促进人体健康，也可用于气功点穴治病。

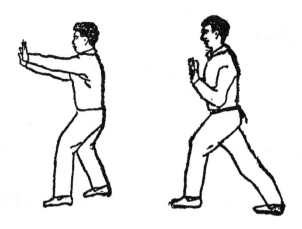

图1-8　蓄劲推山功

【适应证】用于上肢关节功能障碍的锻炼。

第九势：童子拜佛功（见图 1-9 童子拜佛功）

【练功要领】操练者两脚平行站立与肩同宽，两臂自然下垂，然后两臂缓缓自体侧方向提到胸前两掌相合，内劳宫相对，指尖向上与胸窝部（膻中穴）等高，两肘微屈呈方圆形。如同童子拜佛或拱手礼姿势。并采用顺气自然呼吸法，意随调息（呼吸），守入内劳营，沉入下丹田。每次练功 5 至 10 分钟。然后保持原势以右手掌向右前方推，左手掌托于小腹处。再收右手掌托于小腹处，左手掌向前方推。上述动作重复练习 3 至 5 分钟。

【练功作用】主要用于调节胸神经，有安神镇静、培养内气的作用。

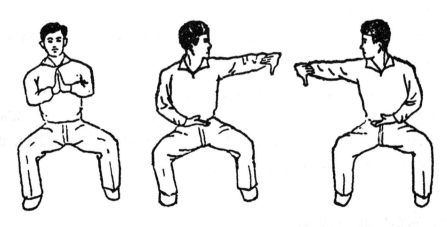

图1-9　童子拜佛功

【适应证】用于失眠，神经衰弱，胃肠溃疡，膝关节病等。

第十势：养生修炼功（见图 1-10 养生修炼功）

【练功要领】操练者全身放松自然，排除一切杂念，如同静卧鲜花丛中或全身"沉浸"在磁性静电场中，随意自然吸取四周元气滋润周身，将气注入丹田再呼吸，意念浊气排出体外，使周身气机循环迂回，周而复始。如仰卧不适还可自然选择合适的体位，以舒适为原则。每日练功 15 ～ 20 分钟，全身自然舒适轻松，练至有热感时为正常，否则尚未掌握要领。

【练功作用】可平阴阳，通气血，属于内丹功养生法范畴，长期练习，可使真气旺盛，以保健强身，增加抵抗疾病的能力。

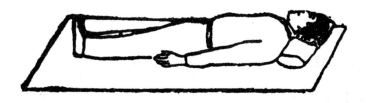

图1-10　养生修炼功

【适应证】用于老年性疾病及肿瘤。

【注意事项】凡练气功点穴十势的气功师，要注意以下几点：

1. 要因人因病选择锻炼方式，练功时，要调节好全身（并注意早起便后，或饭后一小时可以练功等），轻松舒适，意气相合，神形相合，呼吸随势，自然进行。

2. 要循序渐进，不能急于求成。对于初学者，勿用过猛，免伤筋骨皮。以内练精气神，外练筋骨皮为原则。

3. 要选择清晨环境美、空气新鲜，森林或树丛茂密的地方进行练功，以吸收自然之气培育人体真气。

4. 要睡好，吃好，以增强练功效果。

5. 凡是运用气功点穴治疗的气功师，要有一定的练功实践过程，掌握一定的气功点穴技能及医学知识。此外，自我锻炼的患者须注意，在练功时要缓慢、柔和，由轻至重，由少至多，以改善病情、增强体质为目的。

二、健身气功·五禽戏

健身气功·五禽戏是根据"五禽"动作，结合自身练功体验所编的"仿生式"引导法，以活动筋骨，疏通气血，防病治病，健身延年为目的。

"健身气功·五禽戏"的动作编排按照《三国志·华佗传》的记载，顺序为虎、鹿、熊、猿、鸟。在功法的开始和结束增加了起势调息和引气归元，体现了形、意、气的合一，动作仿效虎之威猛，鹿之安舒，熊之沉稳，猿之灵巧，鸟之轻捷，力求蕴涵"五禽"的神韵，象神兼备，意气相随，内外和一。

预备势：起势

动作一：两脚并拢，自然伸直；两手自然垂于体侧；胸腹放松，头项正直，下颌微收，舌抵上腭；目视前方。

动作二：左脚向左平开一步，稍宽于肩，两膝微屈，松静站立；调息数次，意守丹田。

动作三：肘微屈，两臂在体前向上，向前平托，与胸同高。

动作四：两肘下垂外展，两掌向内翻转，并缓慢下按于腹前；目视前方。

重复三、四动作两遍后，两手自然垂于体侧。

第一戏：虎戏

"虎戏"要体现虎的威猛。神发于目，虎视眈眈；威生于爪，伸缩有力；神威并重，气势凌人。动作变化要做到刚中有柔，柔中生刚，外刚内柔，刚柔相济，具有动如雷霆无阻挡、静如泰山不可摇的气势。

【第一式：虎举】

动作一：接上式。两手掌心向下，十指撑开，再弯曲成虎爪状；目视两掌。

动作二：随后，两手外旋由小指先弯曲，其余四指依次弯曲握拳，两拳沿体前缓慢上提。至肩前时，十指撑开，举至头上方再弯曲成虎爪状；目视两掌。

动作三：两掌外旋握拳，拳心相对；目视两拳。

动作四：两拳下拉至肩前时，变掌下按。沿体前下落至腹前，十指撑开，掌心向下；目视两掌。

重复一至四动作三遍后，两手自然垂于体侧；目视前方。

【第二式：虎扑】

动作一：接上式。两手握空拳，沿身体两侧上提至肩前上方。

动作二：两手向上，向前划弧，十指弯曲成"虎爪"掌心向下；同时上体前俯，挺胸塌腰；目视前方。

动作三：两腿屈膝下蹲，收腹含胸；同时，两手向下划弧至两膝侧，掌心向下；目视前下方。随后，两腿伸膝，送髋，挺腹，后仰；同时，两掌握空拳，沿体侧向上提至胸侧；目视前上方。

动作四：左腿屈膝提起，两手上举。左脚向前迈出一步，脚跟着地，右腿屈膝下蹲，成左虚步；同时上体前倾，两拳变"虎爪"向前，向下扑至膝前两侧，掌心向下；目视前下方。随后上体抬起，左脚收回，开步站立；两手自然下落于体侧目视前方。

动作五至动作八：同动作一至动作四，唯左右相反。

重复一至八动作一遍后，两掌向身体侧前方举起，与胸同高，掌心向上；目视前方。两臂屈肘，两掌内合下按，自然垂于体侧；目视前方。

第二戏：鹿戏

鹿喜挺身眺望，好角抵，运转尾闾，善奔走，通任、督两脉。习练"鹿戏"时，动作要轻盈舒展，神态要安娴雅静，意想自己置身于群鹿中，在山坡、草原上自由快乐地活动。

【第三式：鹿抵】

动作一：接上式。两腿微屈，身体重心移至右腿，左脚经右脚内侧向左前方迈步，脚跟着地；同时，身体稍右转；两掌握空拳，向右侧摆起，拳心向下，高与肩平；目随手动，视右拳。

动作二：身体重心前移；左腿屈膝，脚尖外展踏实；右腿伸直蹬实；同时身体左转，两掌成"鹿角"，曲外展平伸，肘抵靠左腰侧；右臂举至头前，向左后方伸抵，不掌心向外，指尖朝后；目视右脚跟。随后，身体右转，左脚收回，开步站立；同时两手向上，向右，向下划弧，两掌握空拳下落于体前；目视前下方。

动作三、四：同动作一、二，唯左右相反。

动作五至动作八：同动作一至动作四。

重复一至八动作一遍。

【第四式：鹿奔】

动作一：接上式。左脚向前跨一步，屈膝，右腿伸直成左弓步；同时，两手握空拳，向上，向前划弧至体前，屈腕，高与肩平，与肩同宽，拳心向下；目视前方。

动作二：身体重心后移；左膝伸直，全脚掌着地；右腿屈膝；低头，弓背，收腹；同时，两臂内旋，两掌前伸，掌背相对，拳变"鹿角"。

动作三：身体重心前移，上体抬起；右腿伸直，左腿屈膝，成左弓步；松肩沉肘，两臂外旋，"鹿角"变空拳，高与肩平，拳心向下；目视前方。

动作四：左脚收回开步直立；两拳变掌，回落于体侧；目视前方。

动作五至动作八：同动作一至动作四，唯左右相反。

重复一至八动作一遍后，两掌向身体侧前方举起，与胸同高，掌心向上；目视前方。屈肘，两掌内合下按，自然垂于体侧；目视前方。

第三戏：熊戏

"熊戏"要表现出熊憨厚沉稳、松静自然的神态。运势外阴内阳，外动内静，外刚内柔，以意领气，气沉丹田；行步外观笨重拖沓，其实笨中生灵，蕴涵内劲，沉稳之中显灵敏。

【第五式：熊运】

动作一：接上式。两掌握空拳成"熊掌"，拳眼相对，垂于下腹部；目视两拳。

动作二：以腰、腹为轴，上体做顺时针摇晃；同时，两拳随之沿右肋部、上腹部、左肋部、下腹部划圆；目随上体摇晃环视。

动作三、四：同动作一、二。

动作五至动作八：同动作一至动作四，唯左右相反，上体做逆时针摇晃，两拳随之划圆。

做完最后一动作，两拳变掌下落，自然垂于体侧；目视前方。

【第六式：熊晃】

动作一：接上式。身体重心右移；左髋上提，牵动左脚离动，再微屈左膝；两掌握空拳成"熊掌"；目视左前方。

动作二：身体重心前移；左脚向左前方落地，全脚掌踏实，脚尖朝前，右腿伸直；身体右转，左臂内旋前靠，左拳摆至左膝前上方，拳心朝左；右拳摆至体后，拳心朝后；目视左前方。

动作三：身体左转，重心后坐；右腿屈膝，左腿伸直；拧腰晃肩，带动两臂前后弧形摆动；右拳摆至左膝前上方，拳心朝右；左拳摆至体后，拳心朝后；目视左前方。

动作四：身体右转，重心前移；左腿屈膝，右腿伸直；同时，左臂内旋前靠，左拳摆至左膝前上方，拳心朝左；右拳摆至体后，拳心朝后；目视左前方。

动作五至动作八：同动作一至动作四，唯左右相反。

重复一至八动作一遍后，左脚上步，开步站立；同时，两手自然垂于体侧。两掌向身体侧前方举起，与胸同高，掌心向上；目视前方。屈肘，两掌内合下按，自然垂于体侧；目视前方。

第四戏：猿戏

猿生性好动，机智灵敏，善于纵跳，折枝攀树，躲躲闪闪，永不疲倦。习练"猿戏"时，外练肢体的轻灵敏捷，欲动则如疾风闪电，迅敏机警；内练精神的宁静，欲静则似静月凌空，万籁无声，从而达到"外动内静""动静结合"的境界。

【第七式：猿提】

动作一：接上式。两掌在体前，手指伸直分开，再屈腕撮拢捏紧成"猿钩"。

动作二：两掌上提至胸，两肩上耸，收腹提肛；同时，脚跟提起，头向左转；目随头动，视身体左侧。

动作三：头转正，两肩下沉，松腹落肛，脚跟着地；"猿钩"变掌，掌心向下；目视前方。

动作四：两掌沿体前下按落于体侧；目视前方。

动作五至动作八：同动作一至动作四，唯头向右转。

重复一到八动作一遍。

【第八式：猿摘】

动作一：接上式。左脚向左向后方退步，脚尖点地，右腿屈膝，重心落于右腿；同时，左臂屈肘，左掌成"猿钩"收到左腰侧；右掌向右前方自然摆起，掌心向下。

动作二：身体重心后移；左脚踏实，屈膝下蹲，右脚收至左脚内侧，脚尖点地，成右丁步；同时，右掌向下经腹前向左上方划弧至头左侧，掌心对太阳穴；目先随右掌动，再转头注视右前上方。

动作三：右掌内旋，掌心向下，沿体侧下按至左髋侧；目视右掌。右脚向右前方迈出一大步，右腿蹬伸，身体重心前移；右腿伸直，左脚脚尖点地；同时，右掌经体前向右上方划弧，举至右上侧变"猿钩"，稍高于肩；左掌向前，向上伸举，屈腕撮钩，成采摘势；目视左掌。

动作四：身体重心后移；左掌由"猿钩"变为"握固"；右手变掌，自然回落于体前，虎口朝前。随后，左腿屈膝下蹲，右脚收至左脚内侧，脚尖点地，成右丁步；同时，左臂屈肘收至左耳旁，掌指分开，掌心向上，成托桃状；右掌经体前向左划弧至左肘下捧托；目视左掌。

动作五至动作八：同动作一至动作四，唯左右相反。

重复一至八动作一遍后，左脚向左横开一步，两腿直立；同时，两手自然垂于体侧。两掌向身体侧前方举起，与胸同高，掌心向上；目视前方。屈肘，两掌内合下按，自然垂于体侧，目视前方。

第五戏：鸟戏

鸟戏取形于鹤。鹤是轻盈安详的鸟类，人们往往借其神韵寓意人的健康长寿。习练时，要表现出鹤的昂然挺拔、悠然自得的神韵。仿效鹤翅飞翔，抑扬开合。两臂上提，伸颈运腰，真气上引；两臂下合，含胸松腹，气沉丹田。活跃周身经络，灵活四肢关节。

【第九式：鸟伸】

动作一：接上式。两腿微屈下蹲，两掌在腹前相叠。

动作二：两掌向上举至头前上方，掌心向下，指尖向前；身体微前倾，提肩，缩项，挺胸，塌腰；目视前下方。

动作三：两腿微屈下蹲；同时，两掌相叠下按至腹前；目视两掌。

动作四：身体重心右移；右腿蹬直，左腿伸直向后抬起；同时，两掌左右分开，掌成"鸟翅"，向体侧后方摆起，掌心向上；抬头，伸颈，挺胸，塌腰；目视前方。

动作五至动作八：同动作一至动作四，唯左右相反。

重复一至八动作一遍后，左脚下落，两脚开步站立，两手自然垂于体侧；目视前方。

【第十式：鸟飞】

接上式。两腿微屈；两掌成"鸟翅"合于腹前，掌心相对；目视前下方。

动作一：右腿伸直独立，左腿屈膝提起，小腿自然下垂，脚尖朝下；同时，两掌成展翅状，在体侧平举向上，稍高于肩，掌心向下；目视前方。

动作二：左脚下落在右脚旁，脚尖着地，两腿微屈；同时，两掌合于腹前，掌心相对；目视前下方。

动作三：右腿伸直独立，左腿屈膝提起，小腿自然下垂，脚尖朝下；同时，两掌经体侧向上举至头顶上方，掌背相对，指尖向上；目视前方。

动作四：左脚下落在右脚旁，全脚掌着地，两腿微屈；同时两掌合于腹前，掌心相对；目视前下方。

动作五至动作八：同动作一至动作四，唯左右相反。

重复一至八动作一遍后，两掌向身体侧前方举起，与胸同高，掌心向上；目视前方。屈肘，两掌内合下按，自然垂于体侧；目视前方。

收势：引气归元

动作一：两掌经体侧上举至头顶上方，掌心向下。

动作二：两掌指尖相对，沿体前缓慢下按至腹前；目视前方。

重复一、二动作两遍。

动作三：两手缓慢在体前划平弧，掌心相对，高与脐平；目视前方。

动作四：两手在腹前合拢，虎口交叉，叠掌；眼微闭静养，调匀呼吸，意守丹田。

动作五：数分钟后，两眼慢慢睁开，两手合掌，在胸前搓擦至热。

动作六：掌贴面部，上下擦摩，浴面 3～5 遍。

动作七：两掌在身后沿头顶、耳后、胸前下落，自然垂于体侧；目视前方。

动作八：左脚提起向右脚并拢，前脚掌先着地，随之全脚踏实，恢复成预备势；目视前方。

（陈淑慧）

第二章 武功点穴的知识

点穴疗法是根据武功点穴原理演化而来的，为进一步学习掌握运用点穴疗法，必须了解有关武功点穴的基本知识。

第一节　武功点穴之来源

今若考其武功点穴之历史，必先考其技击之历史。就技击而言，唯分两派、四门。两派者何？三皇、八卦、形意、言门是也，其历史三皇门为悠久，相去数千百年不等。若考其武术之精奥，各有所长。若考其渊源，则不出人皇氏及黄帝首创之遗意也，而保持中国古有之国粹。点穴术非派所精，各门派皆有秘传也，而以福建、河南少林所传为多。由于传统的保守之故，传至中华人民共和国建立前，几至失传。中华人民共和国建立后在党和政府的重视之下，特别是党的十一届三中全会以来，方使之重新得以整理发掘，并进行了发扬光大。

第二节　武德之论述

《点穴术》中介绍"武技功夫，在表面观之未始非争强贯勇之道"，其实就根本上言之，则完全非是，其要旨皆在于锻炼其体魄，使身健寿永，种强国兴，遇有外侮，则借以自立，故曰"学技击者，尚德不尚力，力虽足以折人，而人未必因而心悦诚服，唯德是务，力虽逊于人，而人必帖然，此不易之理，亦即武德也"。又曰"能杀人者，必能生人，盖武功之精者也，一举手即足制强敌之死命，而于垂危之人，则略施手法，可以复苏，若但能杀人，而不能活人者，则谓之死手，无可取也"。故教练功学技必先知生人之道，然则生人之道将奈何，唯有精求点穴术而已。"……本尚德不尚力，勉于点穴之道，即出以应敌，作防身远祸之具，即不然，退而依此法治人疾病，亦救世济人之艺也，否则徒恃气血之勇，以凌暴于众，但能伤人，不能医人，但能杀人，不能活人，闯祸肇灾非但法律之所不容，即天道亦必所诛也"。

第三节　点穴与气血

《点穴术》中记载"考人之所以得生存者，全恃气之与血，故医家云，气血为人生养命之源……如受损害，则养命之源既伤，而生机亦因之而绝，亦如山崩、河川之决，因小而大，以至不可收拾，即不扩大，而损害之处，则亦必巨，欲平崩山，欲塞决川，亦非易矣也"。丹七之言曰："人生之有气血，犹天地之有日月焉，日月者所以使天地光明，世界有滋生向荣之势，否则日月失其光明，则天地暝晦，生机灾，而死机长矣。人身之气血，亦阴阳所系焉，其流通无阻也，如日月丽空，生机蓬勃，精神振而百邪远，若一旦为外物所阻，流行不畅，则如日月之被蚀，足使光明顿失，而成暝晦之象，人身于以病生，故人身之于气血，犹天地之于日月，其重要固不待言也。"至于点穴之道，亦为气血所归，盖气之与血，各有一端，其流行也，因亦有一定之循经，而所经穴道，亦依次而至，而就其端而点之，则有如遏流，气血之端，既不能前行，为后面正涌至，则势必使全体失其功能，以至于或晕或哑，以至于死，若在气血中流而点之，为害虽不如上述之甚，则有急端横流，于中流壅塞之，在前者因一瞬即逝，而在后者上能继之，至成首尾不能兼顾之局，亦是以使全身机枢失其功效。故点穴者，实点于气血端之前，而使其不能通达，以影响全身者也，亦如日月之被蚀，而不能显其光明，而成暝晦之象焉，夫此皆点穴与气血流行之关键，而非不伤之症也。点穴至于不活者，必至死穴，其穴本统司一身之机枢，而气血未注之时，略有伤损，犹可借人力以医之。若气血方达于死穴之时，其人之所点，又为气血端之死穴，则虽华扁，无能为也。故有点穴者，必先知穴之所在，而又必知气血之循行，然后施之，始可有效。夫气血之流行，固有定时，某时在某处，某时入某经，初无略误。而点穴者，于认穴之外，又须依时，若时至已过，虽点不效，气血已过也。而欲于不先不后不偏不倚点一穴，是其难固可知矣，无论如何，点穴者必先知气血之元始也。

第四节　点穴穴位

人之穴道，虽应周天之数，然在点穴术中，穴道主凡三十有六，此三十六穴，一被点打，即有性命之虞，且受伤之后，救治亦非易矣，故善此者，对于兹三十六穴道主，极力避免不肯轻易下手也。技击家云"穴有死晕，点有轻重"，此三十六穴，实即死穴，点重不救，非若晕穴，被点之后，虽不省人事，及加以救治，立即用以苏醒，兹将三十六穴道主各列之后。

一、百会穴，二、太阳穴，三、鼻梁穴，四、人中穴，五、牙腮穴，六、开空穴，七、天井穴，八、肩元穴，九、气门穴，十、玄机穴，十一、将台穴，十二、期门穴，十三、七坎穴，十四、章门穴，十五、丹田穴，十六、下阴穴，十七、血海穴，十八、曲池穴，十九、脉腕穴，二十、三阴交穴，二十一、阴冲穴，二十二、太豁穴，二十三、太冲穴，二十四、涌泉穴，二十五、天股穴，二十六、对口穴，二十七、凤眼穴，二十八、挂膀穴，二十九、凤凰入洞穴，三十、脊梁穴，三十一、凤尾穴，三十二、脊心穴，三十三、精促穴，三十四、笑腰穴，三十五、敲尻穴，三十六、踝骨穴。

第五节　点穴歌诀

【歌曰】

人之气血有一头，日夜行走不停留，遇时遇穴如伤损，一切不治命要休，子时走在心窝穴，丑时须问涌泉求，对口是寅山根卯，辰到天平巳风头，午时却兴中脘会，左右命门分在未，凤尾属申封门面，丹肾俱为戌时位，六宫直等亥时来，不教乱缚斯为贵。

【歌曰】

寅时气血注入肺，卯时大肠辰时胃，巳脾午心未小肠，膀胱申注肾酉注，戌时气络亥三焦，子胆丑肝各定位。

【歌曰】

子踝丑腰寅在目，卯面辰头巳手热，午胸未腹申在心，酉背戌项亥股际。

【歌曰】

天门晕在地，尾子不还乡，两肋丢开手，腰眼笑杀人，太阳并脑后，俟忍命归阴，断梁无接骨，膝下急命亡。

【歌曰】

上止天庭二太阳，气口血海四柔膛。耳后受伤均不治，伤胎鱼笠即时亡。前后二心并外肾，鱼睛目定甚张望。肋稍插手难于治，肾俞丹田最难当。夹脊肘断休下药，正腰一笑立身亡。伤人二乳及胸膛，百人百死到泉乡。出气不收无药石，翻肚吐肠见阎王。腮门髓出阴阳混，君则何须妙觅方。

（陈耀龙）

第三章　点穴手法

在祖国医学文献中，点穴手法的种类甚多，常用的点穴手法为基本手法和辅助手法两部分。临床操作时应结合应用，现分述如下：

第一节　基本手法

一、点法

点法是点穴疗法中最基本的手法，可单手，也可双手同时操作，在穴位和刺激线上均可采用此法。

点法的手势主要有三种：

1. 一指点法

以中指为主，掌指关节微屈，食指按于中指背侧，拇指腹抵于中指末节，小指、无名指握紧，重点时常用。（见图 3-1 点法）

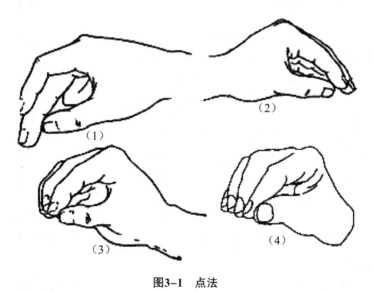

图3-1　点法

（1）一指点法；（2）三指点法；（3）五指点法；（4）一线点法

2. 三指点法

以拇指、食、中三指为主，中指与食指并齐微屈，拇指抵于食指末节，小指与无名指紧靠，轻点或中点常用此法。（见图 3-1）

3. 五指点法

五指微屈并捏起，拇指尖和小指尖靠紧呈梅花状。（见图 3-1）

4. 一线点法

五指微屈靠紧成一直线,用于叩打在经络上的手法。(见图 3-1)

5. 双手同步点法

在单手一指点或三指点或五指点法的基础上,另一手也用同样的手势,双手同时在患者对称的穴位或刺激线上同步进行操作,该方法具有增进疗效、缩短治疗时间的优点。

【点法的要领】

操作时,医者精神集中,调节气息,运用意念力,将一身之"气"与"力"达指端,将指端与患者的皮肤呈 60°～90° 角,反复在选定穴位和刺激线上叩点。点叩 3～5遍。点叩时用力之轻重、速度之快慢,依病情而定。虚点时用力轻,速度快;实点时用力重,速度稍慢。施行点法时要求灵活,既要有弹力,又要有坚实的指力和充分的臂力,做到意到、气到、力到,刚中有柔,柔中有刚。手法要做到准确熟练有力。

【点穴疗法的虚实补泻】

按用力轻重快慢不同可分为:一虚两实、二虚二实、三虚两实、五虚两实四种不同的节律。在每一节律中虚点时用力轻,速度稍快,实点时用力重,速度稍慢。施用点穴疗法时,医者既要有灵活的弹力,又要有坚实的指力和十足的臂力,做到意到、气到、力到,刚中有柔,柔中有刚。只有弹力(柔)而无指力(刚),其力则不能透达深层;反之,只有指力而无弹力,则易造成局部损伤(硬结),增加患者的痛苦。因此在施用点法时,既要注意腕、肘、臂的弹力,又要注意指力,使之刚柔相济,才能既使患者无肌肤疼痛之苦,而又手法准确熟练有力。

以用力强弱不同,点法可分为轻点、中点、重点三种:

轻点:以腕关节活动为中心(主要用腕部的力量),肘、肩两关节协调配合。轻点时用力轻而富有弹性,是一种较弱的刺激手法,偏于补的作用,多用于小儿、妇女、老年以及虚证患者。

中点:以肘关节为活动中心(主要用前臂的力量),腕关节固定或半固定,肩关节予以协调配合。其力介于强弱之间,是一种中等刺激手法,可用于虚、实证。

重点:以肩关节为活动中心(主要用上臂的力量),腕关节固定或半固定,肘关节予以协调配合,是一种强刺激手法,主要用于青壮年,体格健壮患者,软组织丰厚部位,临床表现为实证者。

练习点法,一般由轻点到中点,最后练重点。轻点主要练习腕关节的弹力,中点主要练习肘关节的弹力,重点主要练习肩关节的弹力。注意叩点的频率和部位的准确性。

可在沙袋上画上如指端大小的圆圈，练叩目标，要求位置始终如一。练习初期不需用力太大，要以各种点法的基本操作为主，沿刺激线的走向叩点，每逢穴位均用较重的手法叩点，切忌在硬物上叩点，以免损伤手指。

二、按压法

1. 单手单指按压法

将拇指伸直，其余四指伸张或扶持于所按部位之侧旁；也可将四指握起，拇指之第二关节紧贴于食指之桡侧。（见图3-2 按压法）

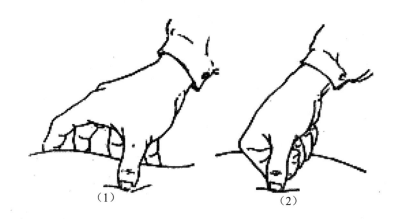

（1）　　　　　　　　（2）

图3-2　按压法

2. 单手双指按压法

将拇指和食指分开伸直，其余三指屈曲握紧，中指第二关节扶持于所按部位之旁。

3. 双手单指按压法

在单手单指按压法的基础上，另一手用同样的手势在患者对称的穴位上同步进行按压。

4. 双手双指按压法

在单手双指按压法的基础上，另一手用同样的手势在患者对称的穴位上同步进行按压。

【按压法要领】

此法是点穴疗法中常用的手法之一，拇指端或食指与按压部位是45°～90°角，操作时拇指端或食指端可向上、下、左、右拨动（按拨法）；拇指或食指端不停转动（按扭法）。不论是按拨或按扭，指端均不应在被按部位的皮肤上滑动或移动，以免损伤皮肤。按压法是一种中强度刺激手法，具有镇静、活血、止痛、解痉作用，多用于实证。

三、掐法

术者用拇指甲（或食指甲）进行爪切。（见图3-3 掐法）

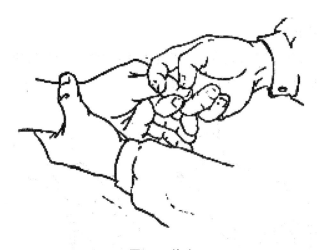

图3-3　掐法

【掐法要领】

本法只用于手、足部的指、趾甲根和指、趾关节。操作时一手固定腕、踝部，防止肢体回缩移动，另一手将患者的指、趾捏起，用拇指或食指对准穴位进行爪切，其轻重程度、节律等可根据患者年龄、病证的虚实，酌情施术。此法主要用于治疗瘫痪类疾病特别是中风偏瘫、小儿脑瘫痉挛型指趾拘挛者，昏迷患者的急救及头痛、感冒等。手法由轻到重，切勿掐伤皮肤。

四、拍法

1. 指拍法

各个手指张开，指间和掌关节略微屈曲，然后用指面拍打在患者身体上。

2. 指背拍法

各指略微分开，指间和掌关节微屈，用食指、中指、无名指和小指的指背着力拍于身体上。此法适用于四肢。（见图3-4 拍打法）

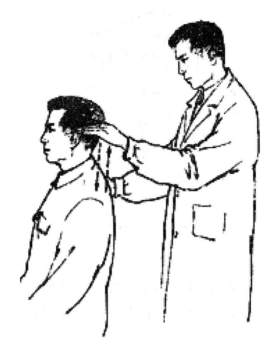

图3-4　拍打法

3. 掌拍法

掌心隆起（即屈曲掌指关节），各指并拢，使掌中留一空间来拍打身体。此法适用于腰背腹、臀部等处。

【拍法要领】

本法是一种带振动性的中等刺激手法，用力须轻巧而又有弹性，所以要求腕关节的活动要非常灵活。拍打胸腹时，要分别采用胸、腹式呼吸，最好是深吸气时拍打。开始拍打时以轻为主，随着患者力气的增加，增加拍打次数和强度。注意勿伤及内脏器官。拍打背部时，避开脊柱，着力面于竖脊肌（足太阳膀胱经循行部位）。本法具有行气、活血、健脾、补肾等作用，对小儿脑瘫腰背无力尤为适用。也常用以缓解因其他手法过重而引起的昏厥等反应。

五、叩打法

此法分指腹叩打和指尖叩打。指腹叩打法手势同拍打法，即以五指之指腹接触皮肤；指尖叩打是以五指微屈并齐，拇指尖与食指桡侧靠近。（见图3-5 指尖叩打法）

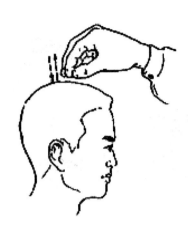

图3-5 指尖叩打法

【叩打要领】

本法刺激面大，而作用同点法，操作也与点法相同。指腹叩打法是指腹向前下方用力，多做轻刺激手法。指尖叩打法多做重手法用。其练习方法同点法。

六、振颤法

用拇指尖或中指尖垂直在穴位上，由轻到重地颤动。

【振颤法要领】

本法除具有振动性外，其深透力较强，常用于腹部穴位的治疗，在患者吸气时施用。

第二节 辅助手法

一、捃法

捃法是用手背部在身体上滚动。方法是手呈半握拳状，以小鱼际的侧面和小指掌关节的上方，接触被治疗的部位，着力按压，同时用力做旋后滚动，这时还当微微伸开各指以助劲，在做旋后滚动时，着力点都需在各掌关节的上方手背部。如此一滚一回，用力要均匀而有节律。滚动的手当如吸附在身体上一样，不能跳动。滚动当逐渐向前移进。（见图 3-6 捃法）

　　此法着力较深，宜在肌肉丰厚和软组织的地方，如背部、臀部、腿部及肩部等面积较大的部位施行。

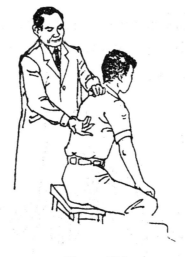

图3-6　擦法

二、揉法

　　揉法是用手掌或手肘或手指在病变部位做环形揉动，分掌揉法、肘揉法、指揉法三种。（见图 3-7 掌揉法、肘揉法、指揉法）

　　揉动时动作要缓慢，力要集中。

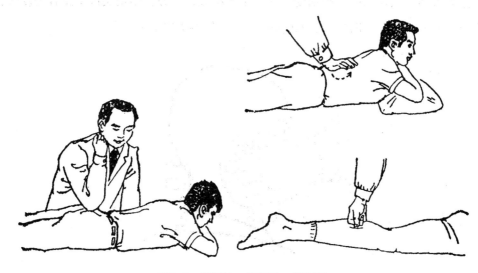

图3-7　掌揉法、肘揉法、指揉法

三、捻法

捻法是医者将拇指和食指端相对成钳状，捻动患者患指（趾）关节周围肌肉。从指掌根部开始向前指端方向捻动，用以治疗因外伤引起的指、足趾关节局部红肿作痛或类风湿性爪状指等疾患。（见图3-8 捻法）

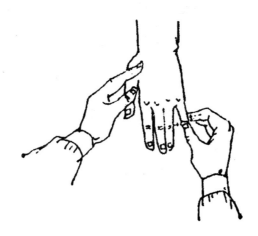

图3-8 捻法

四、扣压法

这是按压、按拨法的一种辅助手法。术者将五指并齐，用指尖按于患者的皮肤，轻度上下、左右拨动。一般是双手同时扣压。（见图3-9 扣压法）

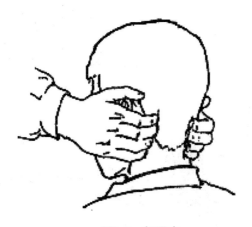

图3-9 扣压法

五、捏挣法

术者以拇、食二指捏住患者指（趾）关节部进行牵拉，一般用于治疗关节肿胀、指（趾）屈伸不利。（见图3-10 捏挣法）

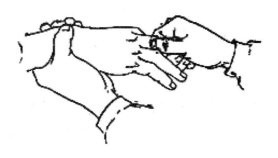

图3-10　捏挣法

六、抓拿法

术者以拇指及其余四指分别位于局部组织两侧，抓起局部组织（多是神经血管通过处，肌腱、肌肉肥厚处），然后迅速放开，常用于上臂、颈根、腹壁、大腿后面。（见图3-11 抓拿法）

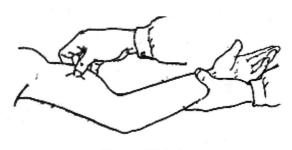

图3-11　抓拿法

七、捶打法

1. 直拳捶法

术者握拳（空拳状），拳眼向上，用拳的尺侧缘接触皮肤面捶打。（见图3-12 捶打法）

2. 侧拳捶法

手指伸直并分开，以手的尺侧缘捶击。

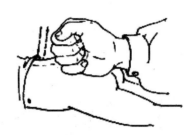

图3-12 捶打法

本法用力较拍打法大，着力较深，能增强肌力，对废用性肌萎缩有较好的疗效。操作时主要以腕部用劲，动作要求协调、灵活，着力较重，同时要有弹性，速度由慢而快，可单手或两手同时进行。

八、理筋法

1. 指关节拔伸法

用一手握住患者腕上部，另一手捏住患指端，两手同时向相反方向用力拔伸，适用于指关节屈伸不利。（见图3-13 指关节拔伸法和摇腕法）

2. 摇腕关节法

医者一手握住患者腕关节上部，以作固定，另一手握其食、中、无名指和小指，然后自内向外摇其手腕，此法适用于腕关节扭伤及活动障碍者，特别对类风湿关节炎所致的僵硬疗效尤佳。（见图3-13）

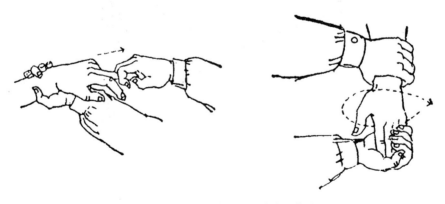

图3-13 指关节拔伸法和摇腕关节法

3. 摇肩关节法

患者取坐位，肩部放松，屈肘。医者站于一侧，弓步势，上身稍微前俯，用一手扶其肩关节上部，另一手托起患侧肘部，使患肢搭在医者的肘上部，做缓缓的顺时针方向或逆时针方向运转。本法适用于肩关节活动障碍。（见图 3-14 摇肩关节法）

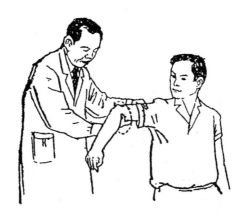

图3-14　摇肩关节法

4. 摇踝关节法

患者仰卧，下肢自然伸直。医者坐于其后侧，用一手托起其足跟，另一手握住足趾部，稍用力拔伸牵引，并在拔伸的同时做环转摇动，此法常用于踝部筋伤酸痛、踝关节活动不利等症。（见图 3-15 摇踝关节法和摇髋关节法）

5. 摇髋关节法

患者仰卧，髋膝微屈，医者站于一侧，另一手扶其髋关节屈曲到约 90° 角，然后按顺时针或逆时针方向运转，本法常用于髋关节活动功能障碍及内收肌劳损等症。（见图 3-15）

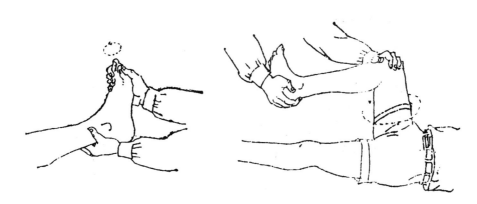

图3-15　摇踝关节法和摇髋关节法

6. 屈膝伸法

患者仰卧，医者立其一侧，一手放在患腿膝关节上，另一手握其踝关节用力上推，使膝关节能触及胸部为上，然后用力将腿向远端拉直，如此施术 2～3 次，以加强膝关节屈伸锻炼，活动大腿全部肌肉。本法适用于膝关节挛缩者。（见图 3-16 屈膝伸法）

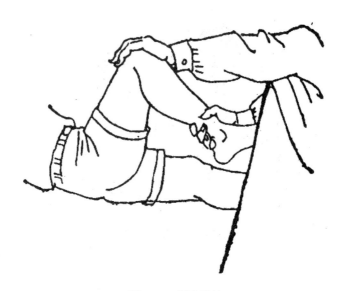

图3-16　屈膝伸法

九、矫形法

神经系统（中枢神经和周围神经）的损害，骨关节疾患，外伤以及一些先天性疾病均可导致脊柱、四肢出现不同程度的畸形，产生功能障碍，故需要施行矫形手法处理。对于那些肌腱挛缩严重、有骨性障碍的畸形，需要手术治疗。这里不叙述手术矫形方法。关于手法矫形术分述如下：

1. 前臂旋前畸形矫正法

术者一手握肘后，固定肘关节于屈曲 90° 位，另一手握前臂下端，并向后旋转。（见图 3-17 前臂旋前畸形矫正法）

2. 整膝法

患者仰卧，医者两手重叠扶膝按压。此法主要用于婴儿瘫、脑性瘫、截瘫等症引起的膝关节挛缩。（见图 3-18 整膝法）

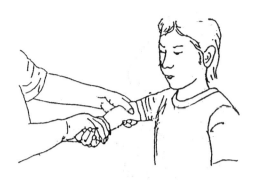

图3-17　前臂旋前畸形矫正法

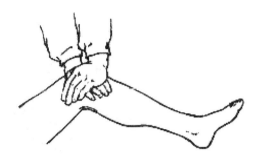

图3-18　整膝法

3. 整足法

此法分压膝整足法、推足按膝整足法、压足整足法三种。

（1）压膝整足法：患肢屈曲支起，医者一手握踝关节上方，一手按膝上缘，同侧胸部紧贴患肢膝上缘按压。（见图 3-19 压膝整足法）

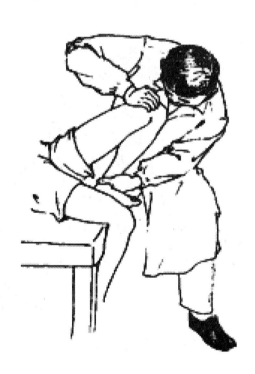

图3-19　压膝整足法

（2）推足按膝整足法：患者仰卧，医者一手握足掌用力向前推，一手按压膝部。（见图 3-20 推足按膝整足法）

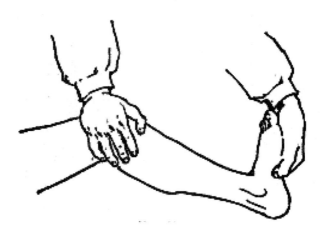

图3-20 推足按膝整足法

以上两种手法用于婴儿脑性瘫痪、截瘫、先天性马蹄足等引起的足下垂、足内翻。

（3）压足整足法：患者俯卧，患肢屈曲90°角，医者一手捏其脚掌前部，自身同侧胸部紧贴前臂，另一手扶持患者小腿下部，向下按压。（见图3-21 压足整足法）

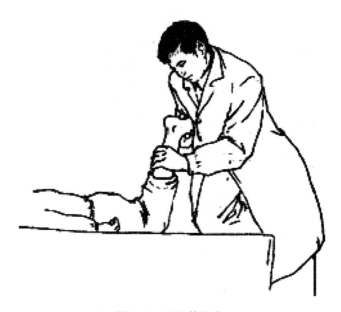

图3-21 压足整足法

4. 蛙式试验分髋法

患者仰卧，屈双膝90°位，并齐双足，术者双手分别扶按患者双膝部，在为患者分髋的同时，用微力分髋向外上方按压。（见图3-22 分髋法）

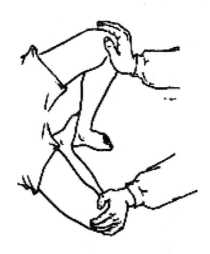

图3-22　分髋法

5. 直腿抬高舒筋法

患者仰卧，术者将患肢的小腿置于自己肩或上臂前面，使患肢抬高，左手压于患肢膝关节面上，右手以三指按摩法施术于挛缩之股二头肌、半腱肌、半膜肌，以缓解挛缩。

6. 分腿压腿法（一字马分筋法）

患者仰卧，两腿分开，术者双手分别按于患者膝关节，双足背置于患者双足筋腱下面，然后术者将患者两腿慢慢向外推开，或由另一人协助将患者两腿推至一字马状态，边推边揉内收肌群，故此法又称一字马分筋法，主要用于脑瘫引起的剪刀步态。

7. 按臀法

患者俯卧，医者一手握住患者小腿（固定），另一手置其两臀间向下按压，或由另一人协助将患者双小腿固定，医者双手按住患者臀部。此法主要用于婴儿瘫和脑性瘫引起的髋关节挛缩。（见图 3-23 按臀法）

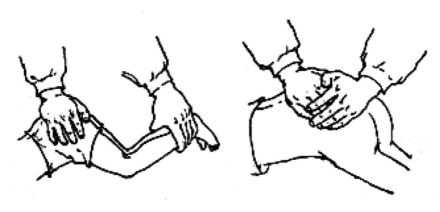

图3-23　按臀法

8. 外固定法

因肌痉挛引起的畸形，在被医者施术治疗到被动活动可达功能位或接近功能位时，需要外固定矫形，以期尽快矫正畸形，恢复功能。外固定材料可用胶皮箍、铁丝箍、石膏等。有条件用石膏矫形者较为理想，它塑形理想，固定 10～15 天取下来，白天带上，晚上取下石膏托睡觉。严重的畸形，需数次更换矫形石膏，逐渐矫正肢体或关节的畸形。（见图 3-24 整形工具）

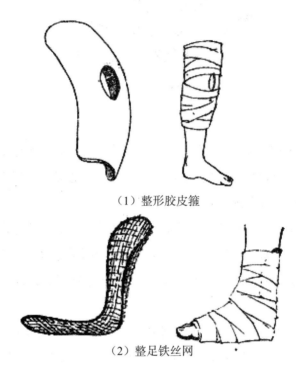

（1）整形胶皮箍

（2）整足铁丝网

图3-24　整形工具

第三节　点穴手法运用

一、候气法

《灵枢·终始》讲："浅而留之，微而浮之……谨守勿内，是谓得气。"守时必"专意一神，毋闻人声""邪气来也紧疾，谷气来也徐而和"。《金针赋》讲："气之至也，如鱼吞钩饵之浮沉，气未至也，如闲处幽堂之深邃。"因此，专意一弹，点按穴位得气时，指下有如鱼吞钩饵之浮沉的脉胀感，犹如手持寸口把脉的特点。未得气时，指下的感觉是空虚如无脉感。《金针赋》说："气速效速，气迟效迟。"因而，点穴疗法补泻的效果如何，与候气关系甚大，故候气法主要是强调医者应主动促使经气运行以消除疾病。

二、补泻调法

《灵枢·终始》曰："泻者迎之，补者随之。"《灵枢·终始》讲："泻必用圆，切而转之，其气乃行。"根据经脉流注方向的规律和迎随补泻原则，顺经脉来的方向转为补，逆经脉来的方向转为泻；缓入而快出为补，快按而缓出为泻；患者吸气时按入为泻；呼气时手法离开为补。左右点揉并有规律点离皮肤为调。

三、意念力法

治病讲求疗效，是否收效则体现了手法与穴位的运用情况，而疗效大小则与意念力的运用有密切的关系。

以中医五行而言，世界一切物质的属性也不外金、木、水、火、土五种，并配以白、黑、青、红、黄五色。人之脏腑亦无不与这五种属性颜色有关。故《素问·五脏生成》讲："白当肺辛，赤当心苦，青当肝酸，黄当脾甘，黑当肾咸。"一个人如果肝气不足，则自然会喜欢接受或意念绿色的环境而有舒畅的感觉，如果心阳不足，则自然喜温暖和意念红色的环境，等等。由于世界上任何一种物质的存在无不表现出一定的颜色，因此，人与环境的这种颜色关系能起到一定调节身体的作用。所以，人与人之间，运用意念以颜色按五行相生相克规律作用到人体身上，即能发生补泻作用，从而达到治疗疾病的目的。

应该指出意念并不单是想象，心理学把意念作为心理现象处理，忽视了它的物理性质。也就是忽视了意念的功能。例如，让某一个人想象他正在跑步，他的心会比安静时跳得快些，他的肌肉会略显紧张，甚至会感觉到热和出汗，并且通过仪器能记录肌肉的生物电流。因而，意念能是人体生物能的一种，物理学原理认为：凡有电流总能产生磁场，人体生物电流通过意念经传出神经不断到达被注意的位置，慢慢地强化成为一股带电的胶体微粒集合体的生物场能，在质量（集中程度和量的多少）形态（分散或集中）和动态（静止或运动）方面，依据人的意念不同而发生变化。"意念所至，气亦至焉"，如人在紧急状态时可以跳过平时跳不过的宽沟与高墙，搬起平时搬不动的沉重石块，甚至在火灾场合感觉不到火的灼热，这些都是意念的作用，它可以调动身体的场能，可以使唤身体的场能，因而，意念并不只是精神力量，而是和生理的某种作用有关，故有意识地运用意念能可以提高人体功能，可以治疗疾病。正如在气功练习中调意是练功的核心。

第四节　几种常用点穴治疗方法

一、升清降浊治疗法

升清降浊法也称脏腑经络点穴调气法，是医者根据中医脏腑经络学说，以手运气，用指代针，循经取穴，着眼于调整脏腑气机，以恢复脏腑功能从而达到治病目的的一种方法。

经言"升降出入，无器不有"，东垣云："万物之中人也，呼吸升降，效象天地，准绳阴阳。"人身脏腑功能万千，欲一言而概之，唯气机升降而已，升降常则脏腑各司其职，人斯无疾。反常则为病矣，诸如肺失宣肃，脾不升清，胃失通降，肝失条达，心肾不相交济，无非升降失常之病，故有"百病皆生于气"之说。

人体脏腑的运化功能虽各不同，但都以气分为原动力。人体内部的气分调顺，就能增强脏腑的运化功能，推动血液循环，输布养料，温煦脏腑、五官九窍、四肢百骸、皮肉筋骨，是一切精神与形体活动的原动力。而脾胃的气分升降在五脏六腑中起着主导作用。因其位居"中焦"，连通上下，是气机升降出入的枢纽。脾胃的气分升降正常，出入有序，可将清阳上输于心肺（上焦），浊阴下归肝肾（下焦），以维持"清阳走上窍，浊阴出下窍，清阳实腠理，浊阴走五脏，清阳实四肢，浊阴归六腑"等气机正常运行。如脾胃之气分升降出入失常，则清阳之气不能散布，后天之精不能归藏，饮食清气不能进，废浊之物不能出，即得各种疾病。故治脾胃之法，莫贵于升降。

经络点穴调气法是在熟知脏腑部位气血往来顺逆之道后，利用十二经络及奇经八脉各自交会，即起、落、升、降的交会点，用点穴的方法，根据病情，闭者为其开，聚者为其散，有余者损之，不足者益之，调理脏腑的气分，恢复脏腑功能为主的一种整体疗法。"中焦"脾胃是沟通上焦（心肺）和下焦（肝肾）的关键，中焦起于中脘，治疗时必先治中焦，中焦气通，上下两焦之气必动，尔后才开下焦之门，中下焦气通，即放带脉，使周身表里气通（带脉与周身脉络相通，为活动周身气血的主穴，能使气血通达四肢，为开结、通经达表之要穴）。再开上焦之门，上焦气通，气分即能下注丹田，三焦气血才能和畅。如先开上焦，内部气分错乱中焦，上焦气降，势必淤塞，如先开下焦，内部气分错乱中焦，虽然下焦放通，中焦气结未开，上焦的浊气仍不能下降，气亦易脱。古人曰："气到则血到，气充血充，气虚则血少。"血所以能循环周流全在于气，气阻则血滞，运行不能正常，各脏腑即不能受其灌溉滋养，人即亡。由此可知，人不仅要知饮食营养可以滋生血液，还要知人的生命本源在于气，气分调顺，百病即除。因此"升清降浊法"与其他疗法所不同之处是以调气为主，调理三焦之气，恢复脏腑功能。治疗时还须在其上部一定穴位处设一拦截手法，以使浊逆之气顺畅而行。凡各穴称之曰门的穴位，均为气分出入之处。"升清降浊法"是调中气，开门放水，通过经络点穴的方法，调动患者体内的潜能，催气促血引气归原，达到平衡阴阳为目的的一种治疗方法。

具体手法：

1.患者仰卧，医者坐在患者右侧，运气于指端，用左手大拇指或中指点压巨阙穴，用右手的无名指点脐上（神阙穴），用中指点水分穴（此穴位置在大肠上口，小肠下口，为治任脉及胸腹部的要穴）。

2.左手位置不变，用右手中指点建里穴（建里属脾，专升脾阳，脾阳不绝则人无危险）。

3.用左手拇指点住右石关穴，中指点在左梁门穴（拦截手法），用右手中指点气海穴，气通为止。

4.用左手食指或中指点水分穴，左手拇指点带脉，右手拇指点水分穴，右手食指或中指点左带脉，同时施治于两带脉。

5.用左手中指点巨阙，右手拇指点水分穴，食指和中指点左章门穴。

6.左手同上，右手食指点左梁门，拇指点右石关，此二穴必须并点，胃气才能和降。再用左手无名指点天突穴，中指点璇玑，食指点华盖，右手中指点巨阙穴。

7.用左手点巨阙穴，右手食指、中指、无名指分别点按上脘、中脘、建里。

8.左手不变，用右手中指分别再点水分穴、建里穴，用左手拇指点右石关，食指或中指点左梁门，右手再点气海一次，并用右手握拳先向右滚动一次，再向左滚动一次，再向任脉滚动一次。（简称压三把）

9.用左手食指和中指点两或中穴，然后用双手拇指和中指顺肋间隙，一直顺到季肋下；连续三遍；后用双手掌转肚。

10. 用右手手掌按摩气海部位，用左手手指叩胸部的肋骨。

11. 点双侧足三里。

12. 患者正坐位，医者站于患者背部，用左手中指点左肩井，拇指点大椎穴，右手中指点肩井，右手拇指点风府、哑门，并一手一手顺至大椎穴。

13. 用左手食指和中指点肩井，拇指点大椎，右手食指点肩井，右手拇指压在左手拇指上并向下按。

14. 两手中指点两肩井，两手拇指点掐两风门穴、两膏肓穴。

15. 右手拇指和中指点在脾俞穴，左手顺着背筋一手一手按拨至脾俞穴。

16. 用左手中指点肩井，拇指点大椎，右手拇指和中指点肾俞穴。

17. 双拇指按风门，双食指拨肩井大筋，前四指拨两臂前腋下大筋，并顺到肘上，再顺后臂腋下大筋至后肘上，双拇指再点膏肓，顺到肾俞，顺肋间隙，擦背，手法完毕。

二、经络治疗法

1. 经络终始穴治疗法

人之所以发生疾病，经络学说对此的解释：多是人体经络阴阳发生不平衡所致。《灵枢·终始》："毕于终始，明知终始，五脏为纪，阴阳定矣。"故《灵枢·本脏》讲："凡刺之道，必通十二经络之所终始。"以一条经络而言，终始实际是经络的上下，如上热下寒等症状，说明了经络上下阴阳发生不平衡现象。根据《灵枢·终始》："病在上者取下之，病在下者高取之。"对于鼻炎则可取迎香和商阳，眼病则可取睛明和至阴终始穴位治疗。因而要采用终始穴的治疗法须熟悉十二经终始穴的位置。

【歌诀】

> 手肺少商中府起，大肠商阳迎香二。
>
> 足胃头维厉兑三，脾部隐白大包四。
>
> 手心极泉少冲来，小肠少泽听宫去。
>
> 膀胱睛明至阴阳，肾经涌泉俞府往。
>
> 心包天池中冲随，三焦关冲丝竹空。
>
> 胆家瞳子髎窍阴，厥肝大敦期门至。
>
> 十二经穴始终歌，学者铭于肺腑中。

例如：有一右眼眦边角红肿病患者，根据内眦在睛明穴附近，属足太阳膀胱经的始穴，运用终始穴法，则可刺足太阳膀胱经终穴"至阴"出血数滴，目内眦红肿逐渐消失，一次而愈。这是经过实证的治疗方法。

又如过敏性鼻炎患者，可点按手阳明经的终穴"迎香"，同时擦按"商阳"穴（于阳明经的始穴），务令鼻腔有热气至，3～5天后当能收到显著疗效。这是虚证的疗法。

《素问·天元纪大论》："善言始者，必会于终，善言近者，必知其远，是则至数极而道不惑，所谓明矣！愿夫子推而次之，令有条理，简而不匮，久而不绝，易用难忘，为之纲纪，至数之要，愿尽闻之"。

2. 人体位置平衡法

人体某部有病，以人的患部可分上下前后左右做对称性平衡取穴治疗，称位置平衡法。

上下平衡法：以人的躯体而言，如坐骨神经病，其上对应位置天宗穴也多呈痛点反应；运用手法消除对应痛点，则坐骨神经痛多能缓解。

前后平衡法：例如腰痛者，多数着眼于腰背部治疗，而忽略了腰前面的腹部，其治疗效果往往事倍功半。运用前后平衡法，病在后则取之于前，在前腹部上取对应于腰部痛点的位置用揉法，揉至热力自腹部深处透至腰部患处，腰部即可缓解，此时再治腰部，便可事半功倍。

左右平衡法：例如坐骨神经痛患者，左痛可取右，右痛可取左，往往也能缓解，如踝关节痛也是如此。正如《黄帝内经》所讲：病在左治右，病在右可治左。

三、特定穴治疗法

在十四经脉的腧穴中，有一些具有比较明显特殊治疗作用的腧穴，称为特定穴。

1. 宣井穴治疗法

《灵枢·本脏》讲："凡刺之道，必通十二经络之所终始。"井穴多是经络终始穴，且四末之井穴乃是子午流注开穴法的第一个穴位。

临床作用：

（1）急救作用：中医有"十指连心"之说，刺、切十宣有开窍醒神的作用。

（2）促使阴阳交接的作用：因井穴处于十二经的终始交接位置，人体阴阳所交会之处，凡厥症之发生多是人体阴阳气不相顺接之故，故刺激人体的这一阴阳交接点可达到恢复阴阳交接的作用。

（3）开穴作用：根据子午流注关于开穴的第一个穴位的说明，每天都必定有一个井穴作为开穴穴位，开穴后，人体经脉处于开放状态，再进行疾病治疗时效果就明显得多。这就是用点穴疗法为什么要首先进行开穴的道理。

（4）补泻作用：运用终始穴对本经的补泻，方法简便而快捷。凡指（趾）端穴位均有清热醒神开窍的作用。

2. 原穴治疗法

原穴是指十二经脉在腕、踝的一组对脏腑疾病的诊断和治疗有比较明显特异作用的穴位，原穴是人体原气汇聚之处，脏腑有病，往往可反映到原穴上，反过来，十二原穴对脏腑疾病往往有较好的治疗作用。故《灵枢·九针十二原》讲："十二原出于四关，四关主治五脏，五脏有疾病，当取十二原……凡此十二原者，主治五脏六腑之有疾者也。"因而，临床上运用原穴治疗的时机如下：

（1）用于本经脏腑疾病治疗。

（2）由于阴经中原、输穴相合，输主体重节痛，故可治疗属本经的痛症。

原穴由于出于四肢腕踝关节部位，取穴时则十分讲究取穴方法，前人有"摇足而得之为原"之说。

3. 合穴治疗法

《素问·咳论》："治腑者，治其合。"合穴治疗法运用之关键也在取穴的方法，故《灵枢·本脏》强调"屈而取之，为合"的屈伸取穴法，临床上多配募穴，募穴有治疗脏腑疾病的作用，可一手点按合穴（一般以下合穴为多用），一手点相应的募穴而分主客，对于痛点，多以点按下合穴为主，配以募穴为客。

手三阳经合穴：曲池、天井、小海。

手三阴经合穴：尺泽、曲泽、少海。

足三阳经合穴：足三里、阳陵泉、委中。

足三阴经合穴：阴陵泉、曲泉、阴谷。

下六合穴：足三里、阴陵泉、委中、上巨墟、下巨墟、委阳。

4. 郄穴治疗法

郄是间隙的意思，郄穴是经脉气血深聚的部位，因此常用来治疗其所属脏腑的急症和顽固性疾病，并有较好的止痛效果。临床上治脏多以郄穴配下合穴，治腑以郄穴配原穴。

5. 络穴治疗法

络穴大部分在四肢腕踝关节附近，十二经脉和任督二脉各有一个络穴，再加上脾经的大络大包穴，共有十五络穴。

根据十二经的走向规律，诸阳之会在头，诸阴之会在胸腹，而阴阳之会在四肢。络穴是表里经相群络的地方，故络穴的功效在于沟通表里经脉的经气，调节表里经脉的阴阳平衡。由于络穴是十二经脉的阴阳交接点，亦是十二经脉经气最易发生逆乱的地方。因而临床上，络穴的主治特点是治疗表里两经有关的疾病。常和原穴配合运用。

6. 背俞穴治疗法

俞穴分布于背部脊椎两旁，是脏腑之气和经气输注之处，每一俞穴与各脏腑病变有密切关系，当某一脏腑有病，多在其背俞出现压痛，也为临床诊断疾病的依据。

根据解剖学所见，脊柱两旁之俞穴与内脏联系的实质是与节段性神经支配有关，因为某一内脏器官的感觉神经纤维，与一定的皮肤肌肉区的感觉神经纤维，都进入了相同的脊髓节段，内脏与体表俞穴通过这条途径，在植物神经和体液参与下相互联系，实际上是皮肤穴位与脏腑虚实的平衡问题。背俞穴治疗法以脊柱两侧作为主要治疗穴位正是基于这一道理。《灵枢》讲：五脏之俞，出于背者……欲得而验之，按其处，应在中而痛解。《灵枢·颠狂》也讲："与背俞，以手按之，立快者是也。"可见其疗效显著，确实不容忽视。在背部进行的治疗，临床上常用捏脊法和二指推法。

（1）捏脊法：用手食指、拇指捏起背部肌肉，沿足太阳经循行所过部位，从下往上捏，此法多用于小孩。

（2）二指推法：以拇指和食指按压在第一纵行膀胱经上，从上往下推为补法，从下往上推为泻法，一般推至皮部所过有渐红或微热为度，即可达到调整作用，故不以数为计，此法多用于身体弱者。

7. 特效穴治疗法

特效穴是指在临床上治疗某一症状有比较明显疗效的穴位，如千金十穴歌：三里内庭穴，肚腹中妙诀，曲池与合谷，头面病可彻；腰背痛相连，委中昆仑穴；头项如有痛，后溪并列缺；环跳与阳陵，膝前兼腋胁。

附：特定穴

特定穴，是指在十四经腧穴中，古人在临床实践中发现的若干具有特殊作用的腧穴。由于它们各有不同的特定治疗作用，因此有各种特定名称，分述如下：

1. 五输穴（见表 3-1、表 3-2）

表 3-1　阴经五输穴表

经名 ＼ 五输 ＼ 穴名	井（木）	荥（火）	输（土）	经（金）	合（水）
手太阴肺经（金）	少商	鱼际	太渊	经渠	尺泽
足太阴脾经（土）	隐白	大都	太白	商丘	阴陵泉
手少阴心经（火）	少冲	少府	神门	灵道	少海
足少阴肾经（水）	涌泉	然谷	太溪	复溜	阴谷
手厥阴心包经（相火）	中冲	劳宫	大陵	间使	曲泽
足厥阴肝经（木）	大敦	行间	太冲	中封	曲泉

表 3-2　阳经五输穴表

经名 ＼ 五输 ＼ 穴名	井（木）	荥（火）	输（土）	原	经（金）	合（水）
手阳明大肠经（金）	商阳	二间	三间	合谷	阳溪	曲池
足阳明胃经（土）	厉兑	内庭	陷谷	冲阳	解溪	足三里
手太阳小肠经（火）	少泽	前谷	后溪	腕骨	阳谷	小海
足太阳膀胱经（水）	至阴	足通谷	束骨	京骨	昆仑	委中
手少阳三焦经（相火）	关冲	液门	中渚	阳池	支沟	天井
足少阳胆经（木）	足窍阴	侠溪	足临泣	丘墟	阳辅	阳陵泉

注：阴经以输代原，阳经另设原穴，所以通常称"五输"六十六穴。

十二经分布于肘、膝关节以下各有五个重点输穴，即"井""荥""输""经""合"。简称"五输穴"。五输的含义是象征气血循脉运行，如水一般流动着，由小到大，由浅入深，以说明经气在循行过程中各穴所固有的特殊作用，其次序是从四肢末端向肘、膝方向排列。

井——象征经气有如泉水初出的源头。治疗作用"主心下满"。病在脏者，取之井，如外感风热喘咳症，见心胸胀满郁闷，呼吸紧促者，可速刺肺经的井穴少商治疗。

荥——指经气稍盛，如涓涓流水的小溪。治疗作用"主身热"。病变于色者，取之荥。如外感风热咳嗽，见面色红赤者，可刺肺经的荥穴鱼际治疗。

输——指经气渐盛，有如水流灌注。治疗作用"主体重节痛"。病时间长者，取之输。如外感风热症见发热咳嗽、关节酸痛者，可取肺经的输穴太渊治疗。

经——指经气更盛，有如滔滔江水经过。治疗作用："主喘咳寒热"。病变于音者，取之经。如肺热喘咳，症见喘咳寒热，喉间有喘鸣音者，可刺肺经的经穴经渠治疗。

合——指经气充盛并汇集一起，有如江河汇入大海。其治疗作用"主逆气而泄"。如临床见喘咳逆气，又并发泄泻等症状者，即可取肺经合穴尺泽为主，配以足阳明胃经的合穴足三里治疗。

2. 原、络穴（见表 3-3）

表 3-3　原、络穴表

经脉	原穴	络穴	经脉	原穴	络穴
手太阴肺经	太渊	列缺	手阳明大肠经	合谷	偏历
手厥阴心包经	大陵	内关	手少阳三焦经	阳池	外关
手少阴心经	神门	通里	手太阳小肠经	腕骨	支正
足太阴脾经	太白	公孙	足阳明胃经	冲阳	丰隆
足厥阴肝经	太冲	蠡沟	足少阳胆经	丘墟	光明
足少阴肾经	太溪	大钟	足太阳膀胱经	京骨	飞扬

经脉	络穴
任脉	鸠尾
督脉	长强
脾之大络	大包

原穴：是脏腑经络原气驻留的穴位。十二经脉在四肢部位各有一原穴，大部分分布于腕踝关节附近。它在六阳经中排列于输穴之后，而六阴经则以"输穴"作为原穴。原穴的特征表现在"五脏有疾也，应出十二原"，说明它能比较敏感地反映脏腑机能的病变。如心病可取其原穴神门，膀胱病可取其原穴京骨治疗。

络穴：是指联络表里经的穴位。它一般位于表里经联络之处，使阴经与阳经之间相互沟通，躯干部又有任脉之络、督脉之络及脾之大络，分布于身前、身后及身侧。各络脉均有一络穴，总共有十五络穴。十二经络穴的特性是可治疗与表里经有关的病症，如肺经的络穴列缺不仅能治疗肺经病，而且还能治疗大肠经病症。又如足太阴脾经络穴公孙，不仅主治脾经病，而且也能治疗胃痛。至于长强、鸠尾、大包，则以治疗患部及内脏病为主。

原络配穴：原穴和络穴可单独取用，亦有配合运用，二者配合运用称为"原络配穴"或"主客配穴"。先取发病本经的原穴为"主"，后取与其互为表里经的络穴为"客"。如治疗脾经可先取其原穴太白为主，再取胃经的络穴丰隆为客，配合运用。

3. 俞、募穴（见表 3-4）

表 3-4　十二脏腑俞、募穴表

脏腑	背俞穴	募穴	脏腑	背俞穴	募穴
肺	肺俞	中府	胃	胃俞	中脘
心包	厥阴俞	膻中	胆	胆俞	日月
心	心俞	巨阙	膀胱	膀胱俞	中极
肝	肝俞	期门	大肠	大肠俞	天枢
脾	脾俞	章门	三焦	三焦俞	石门
肾	肾俞	京门	小肠	小肠俞	关元

俞穴：分布于背部脊椎两旁，是脏腑之气和经气输注之处，一般多在相应脏腑局部或临近，每一俞穴与各脏腑病变有密切关系，当某一脏腑有病，多在其背俞出现压痛，也为临床诊断疾病的依据。俞穴除治疗本经脏腑疾病外，还适用于与内脏有关器官的疾病，如肺开窍于鼻，针刺肺俞可治疗鼻疾，肾开窍于耳，针刺肾俞可治疗耳鸣、耳聋等。

募穴：是脏腑之气和经气集聚于胸腹部位的穴位，其位置多与本脏腑相接近，各脏腑有病时，也常在募穴上出现压痛，募穴有调整脏腑功能的作用。

4. 八脉交会穴（见表 3-5）

表 3-5　八脉交会穴表

八穴名称	八脉交会途径	会合部位
公孙	由足太阴经入腹，会关元 ⇌ 冲脉	胸、心胃
内关	由手厥阴经走胸中 ⇌ 阴维脉	
足临泣	由足少阳经过季肋，循带脉、五枢、维道 ⇌ 带脉	目外眦、耳、颊颈、肩
外关	由手少阳经上肩，循天髎 ⇌ 阳维脉	
后溪	由手太阳经交肩上，会大椎 ⇌ 督脉	目内眦耳、项肩胛
申脉	由手太阳经申脉别出 ⇌ 阳跷脉	
列缺	由手太阴之正循喉咙 ⇌ 任脉	咽喉、肺、胸膈
照海	由足少阴经照海别出 ⇌ 阴跷脉	

十二经脉在四肢部有八个腧穴，与奇经八脉交会相遇，故称为"八脉交会"。它们能治疗有关经脉和奇经八脉的病症。例如由于阴维脉通于内关，冲脉通于公孙，而冲脉

与阴维脉交会于心、胸、胃，故临床上取内关配公孙可治心、胸、胃疾患。又如任脉通于列缺，阴跷脉通于照海，而任脉与阴跷脉会于肺系、咽喉、胸膈，故可用于治疗咽喉痛、胸满、咳嗽等疾病。

5. 郄穴（见表3-6）

表3-6　十六郄穴表

经脉	郄穴		经脉
手太阴肺经	孔最	水泉	足少阴肾经
手厥阴心包经	郄门	梁丘	足阳明胃经
手少阴心经	阴郄	外丘	足少阳胆经
手阳明大肠经	温溜	金门	足太阳膀胱经
手少阳三焦经	会宗	筑宾	阴维脉
手太阳小肠经	养老	阳交	阳维脉
足太阴脾经	地机	交信	阴跷脉
足厥阴肝经	中都	跗阳	阳跷脉

郄是"间隙"的意思，指经气聚集的部位，十二经脉各有一个郄穴。此外奇经八脉中的阴维、阳维、阴跷、阳跷也各有郄穴，共十六郄穴。其功能有疏导经气，调整脏腑，对治疗本经所属内脏的急性疾病及顽固性疾患有较好的效果。如肺病咳血针刺肺经郄穴孔最；急性胆囊炎针刺胆经郄穴外丘。

6. 八会穴（见表3-7）

表3-7　八会穴表

八会	穴名	经属
脏会	章门	足厥阴肝经
腑会	中脘	任脉
气会	膻中	任脉
血会	膈俞	足太阳膀胱经
筋会	阳陵泉	足少阳胆经
脉会	太渊	手太阴肺经
骨会	大杼	足太阳膀胱经
髓会	绝骨	足少阳胆经

八会穴是人体的脏、腑、气、血、筋、脉、骨、髓之气分别聚会之处，共有八穴，故总称为"八会穴"，其功能有调理脏腑，调和气血，舒筋益髓。例如血分有病取血会膈俞，筋脉挛痛或筋脉酸软可取筋会阳陵泉，胃脘疼痛可取腑会中脘治疗。

7. 六腑下合穴（见表3-8）

表3-8　六腑下合穴表

六腑	下合穴	经属
大肠	上巨虚	足阳明胃经
三焦	委阳	足太阳膀胱经
小肠	下巨虚	足阳明胃经
胃	足三里	足阳明胃经
胆	阳陵泉	足少阳胆经
膀胱	委中	足太阳膀胱经

下合穴是六腑之气相合于足三阳经的腧穴，它分布于膝腘以下的部位。其功能有调整六腑，输导经气。除足三里、阳陵泉、委中分别为胃、胆、膀胱合穴外，另有大肠下合于上巨虚，小肠下合于下巨虚，三焦下合于委阳，总称为六腑下合穴。凡六腑病症，皆可取该经的下合穴进行治疗，例如阑尾炎属大肠病取上巨虚，胆囊炎取阳陵泉治疗。

四、神经系统治疗法

脑髓，在现代医学被认为是整个人体神经中枢所在。人体结构虽然复杂，是由许多不同的器官、系统组成，每个器官、系统各有其特定的功能，但它们都是在神经系统的统一调节和控制下，互相影响，互相制约，互相协调，才能维持人体内部的动态平衡，使机体成为一个完整的统一体，并使机体适应外界环境而生存。因此，神经系统是人体内的主导系统，也是治疗许多疾病的根本所在。故神经系统的机能遭到任何损害或紊乱，都会引起其所支配的部位发生病变，造成疾病。

《灵枢·经脉》曰："人始生，先成精，精成而脑髓生。"《医学入门》："脑者髓之海，诸髓皆属于脑，故上至脑，下至尾骶，皆精髓升降之道路也。"祖国医学认为：精是维持人体生命活动的物质基础，精成而脑髓成，若能益气补精，因脑髓受损害而引起的疾病是可以康复的。《素问·六节藏象论》："肾者，精之处也。"《素问·灵兰秘典论》："肾者，作强之官，伎巧出焉。"肾藏精，表现为志，志强则强于作用，伎巧即技巧，为作用精巧之意，所以，肾富于精力，则脑髓充足，四肢矫健，而能做出各种精巧的动作和物品，因而，结合现代医学的观点，可看出精、肾、髓、技巧之间密切的双向调节关系：

藏入　　降　　　运动神经

精 ⇌ 肾 ⇌ 脑髓 ⟷ 技巧感觉

故中医运用健脾补肾、益气生精的方法，治疗与技巧（运动障碍）相关的疾病，证实是确有疗效的。神经系统与肾、脑、髓的功能是互相影响，互相制约，互相协调的，采用刺激感觉神经的敏感部位可产生技巧动作，通过对神经的反向刺激也能够健脑益精，治疗神经系统的疾病。指端是人体的阴阳气交接最敏感的位置，是神经末梢最敏感的部位，对大脑皮层的影响范围广，作用力强。反过来说，神经系统引起的运动障碍最大和最难恢复的也是神经末梢最敏感的地方。

根据神经末梢的反射特点，运用掐切等手法刺激神经末梢，加强神经的感觉和冲动，从而激发中枢神经潜在的能力，就可恢复神经所支配肢体的正常运动。

【神经系统的终始位治疗法】

由于脑部的疾病，多影响肢体的运动障碍，为了使肢体的神经信号上传下达恢复正常，故治疗时必须掌握神经的终始位置，才能较快地恢复神经的正常功能。

1. 始位法

根据头针的刺激区位置，刺激头部特定刺激区，作为对神经的始端刺激。各特定刺激区位置见图。

标定线：为便于刺激区的定位，设有两条标定线。（见图3-25头部标定线）

前后正中线：是从两眉中间至枕外粗隆顶点下缘的连线。

眉枕线：眉中点上缘和枕外粗隆尖端的头面连线。

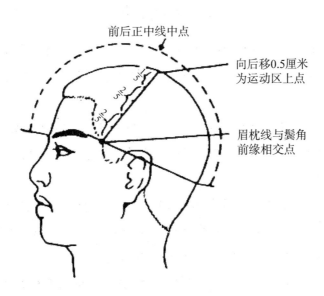

图3-25　头部标定线

刺激区的部位和主治：

（1）运动区

部位：相当于大脑皮质中央前回在头皮上的投影，上点在前后正中线中点向后移半厘米处，下点在眉枕线和鬓角发际前缘相交处，上下两点的连线即为运动区，将运动区划分为五个等分，上 1/5 为下肢、躯干运动区，中 2/5 为上肢运动区，下 2/5 为面部运动区。（见图 3-26 头部各刺激区）

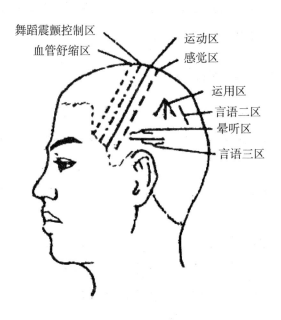

图3-26 头部各刺激区

主治：运动区上 1/5，主治对侧下肢瘫痪；运动区中 2/5，主治对侧上肢瘫痪；运动区下 2/5，治疗对侧中枢性面神经瘫痪、运动性失语、流涎、发音障碍。

（2）感觉区

部位：相当于大脑皮层中央后回在头皮上的投影部位。在运动区后，相距运动区 1.5 厘米的平行线即为感觉区，上 1/5 是下肢、头、躯干感觉区，中 2/5 是上肢感觉区，下 2/5 是面感觉区。

主治：感觉区上 1/5，主要治疗对侧腰腿疼、麻木、感觉异常及后头部、头项部疼痛和耳鸣；感觉区中 2/5，主要治疗对侧上肢疼痛、麻木、感觉异常；感觉区下 2/5，治疗对侧面部麻木、偏头痛、三叉神经痛、牙痛、颞颌关节炎等。

感觉区配相应的内脏区（胸腔区、胃区、生殖区），可用于有关部位手术的头针麻醉。

（3）舞蹈震颤控制区

部位：在运动区前，距该区 1.5 厘米的平行线即是。（见图 3-26）

主治：小儿舞蹈病和震颤麻痹综合征（帕金森综合征）。一侧病变针刺对侧，两侧病变针刺双侧。

（4）血管舒缩区

部位：在舞蹈震颤控制区前，距该区 1.5 厘米引一平行线即是。（见图 3-26）

主治：治疗皮层性浮肿，据初步观察，上 1/2 治疗对侧下肢皮层浮肿，下 1/2 治疗对侧上肢皮层浮肿。

脑血管病患者，有时瘫痪的肢体并发浮肿，此浮肿并非心肝肾营养不良或某些疾病所致，可能与大脑损害有关，故凡此类浮肿，暂定为皮层性浮肿。

（5）晕听区

部位：从耳尖直上 1.5 厘米处，向前、后各引 2 厘米的水平线（共 4 厘米）即是。（见图 3-26）

主治：眩晕、耳鸣、听力减退、梅尼埃病（也叫美尼尔氏综合征）。

（6）言语二区

部位：相当于顶叶的角四部，以顶骨结节后下方 2 厘米处为起点，向后引至行于前后正中线的 3 厘米长的直线为该区。（见图 3-26）

主治：命名性失语。

（7）言语三区

部位：从晕听区中点向后引 4 厘米长的水平线为该区。（见图 3-26）

主治：感觉性失语。

（8）运用区

部位：从顶骨结节起向下引一垂直线，同时做与该线夹角 49° 的前后两线，3 条线的长度均为 3 厘米。（见图 3-26）

主治：失语症。

（9）足运感区

部位：从前后正中线的中点旁开左右各 1 厘米，向后引 3 厘米长的直线。（见图 3-27 足运感区）

主治：对侧下肢疼痛、麻木、瘫痪、急性腰扭伤、皮层夜尿、多尿、子宫脱垂等。

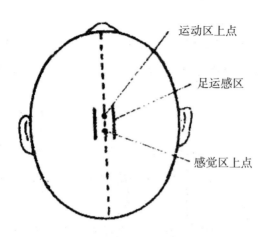

图3-27　足运感区

（10）视区

部位：在枕外粗隆顶端的水平线上，旁开枕外粗隆顶点1厘米，向上引平行于前后正中线的4厘米长的直线。（见图3-28视区）

主治：皮层性视力障碍。

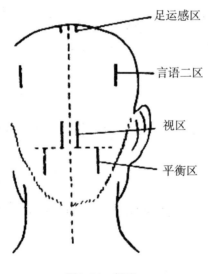

图3-28　视区

（11）平衡区

部位：相当于小脑半球在头皮上的投影。在枕外粗隆顶端的水平线上，旁开枕外粗隆顶点3.5厘米，向下引平行于前后正中线的4厘米长的直线。（见图3-28）

主治：小脑疾病引起的平衡障碍。

（12）胃区

部位：由瞳孔向上引平行于前后正中线的直线，从发际向上取2厘米即是。（见图3-29胃区）

主治：胃病及上腹部不适。

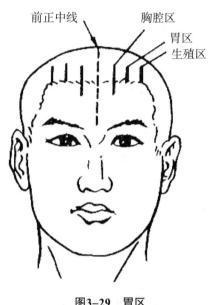

图3-29 胃区

（13）胸腔区

部位：在胃区与前后正中线之间，从发际向上下各引2厘米长的平行于前后正中线的直线。（见图3-29）

主治：胸痛、胸闷、心悸、冠状动脉供血不足、哮喘、呃逆等。

（14）生殖区

部位：从额角向上引平行于前后正中线的2厘米长的直线。（见图3-29）

主治：功能性子宫出血、盆腔炎、白带多。配足运感区可治疗子宫脱垂。

（15）四神区

部位：位于百会穴前、后、左、右各旁开1寸处。

主治：头痛、头晕、失语、健忘、癫痫、中风、大脑发育不全及一切神经系统引起的疾病。

2. 终位法

终位是指神经放射性延伸所到达的人体终端的位置，可分为三部位。着力于终位的治疗即为终位法。

（1）指、趾爪甲与肉交界的位置：为神经在肢体外侧的终端位置，分布着指掌侧固有神经的末梢，可调节人体阳气不足或太过之病。

（2）指、趾端的位置：为神经在肢体内侧的终端位置，分布着指掌侧固有神经的末梢，可调节人体阴阳之气不足及太过之病。

（3）尾椎骨位置：相当于督脉长强穴，为人体脊椎的末端，分布着马尾神经末梢，可调节人体阴阳之气，治疗神经意识方面的疾病，故用长强。

终位法治疗：可通过切、按等手法刺激神经终端的末梢位置，由于神经的反向作用，可作用于相应的脑部，从而达到治疗脑部疾患的效果。

然而在实践中发现，对于较严重的神经系统障碍的治疗，仅靠指力是难以收效的。神经系统的疾病，无不影响其传导的功能；正如脉管的变化，亦无不影响其血液的正常运行。因此，根据神经系统生物电能迅速传导的特点，可运用针灸电疗的方法，主动加大刺激和恢复神经传导功能，其电传导反应之快，如同正常的人体生物电反应一样迅速，所谓"同气相求"，疗效自然显著。

例如：脑血管意外后遗症，右侧肢体瘫痪，运动障碍。以下肢呈内翻足而言，明显影响腓总神经与胫前神经的兴奋与抑制活动功能不能平衡协调。由于一侧兴奋，另一侧松弛，自然形成内翻足的特征。因而在治疗上，可在患肢趾甲上与肉交界位置采用电缪刺的方法作为一端，在患肢对侧头部的运动区采用电毫针的方法作为另一端，通过电疗机连续频率刺激，使该段神经的兴奋达到正常平等作用，从而达到治疗的效果。由于电对神经的作用，其治疗时确有"立已"之效。

又例如：癫痫患者，可在其头部采用四神聪电毫针法配合长强电缪刺法，日间发作配睛明穴，夜间发作配照海穴，痰盛配丰隆穴，也可达到治疗癫痫的效果。故运用神经终始穴位置的电缪刺法，对治疗神经系统的疾病其疗效往往出人意料。

五、醒脑开窍治疗法

醒脑开窍治疗法是民间治疗以精神错乱为主要病症的一种治疗法，该疗法具有醒脑开窍的功效，对治疗精神分裂症有一定的疗效。

具体手法：

（1）患者取坐位，医者用拇指按其印堂穴及两眉头攒竹穴3～5次。

（2）医者站在患者前面，用两手掌掌面擦其耳朵，前后擦5～7遍，最后用手指从后面向前弹耳朵20次。

（3）医者用左手将患者头顶固定，用右手拇指垂直按压其两眉弓中点眶上缘上明穴，以患者自觉眼前有星光点为佳。

（4）医者用中指点按患者耳门前的耳门、听宫、听会三穴，治疗时要求患者张开口。

（5）医者用两掌盖住患者外耳道，用力按压，突然撒手，一压一放3～5次。

（6）医者用中指挖患者耳道3～5次。

（7）医者用拇指按压患者耳后翳风穴，按压时要求患者张开口喊叫。

（8）医者用拇指及食指捏患者双扶突至天突。

（9）揉按患者陶道穴。

六、开天门治疗法

开天门治疗法是民间专门治疗以头痛为主要症状的一种治疗方法，有明显的镇痛作用。

具体手法：

（1）患者取正坐位，医者站于患者右侧，用左手拇指按其右率谷穴，中指点百会；右手拇指和食指由下向上捏拨睛明穴。医者站于患者左侧，再做左侧，手法同上。

（2）医者站立患者前面，两手中指点太阳穴，两拇指从印堂至上星上下推擦，两手中指不变，两拇指抹擦眉毛数遍。

（3）医者两手食指、中指置患者两耳背面，两手拇指压住耳门，改变方向上提耳窍，再下捏耳垂，两手食指开耳门，再关耳门，两手提耳窍，再下撮耳垂，上述手法共做3～5遍。

（4）医者用两手五指端，叩患者前头，点按两侧风池穴。

（5）医者站于患者背部，两手中指点患者两肩井，右手拇指点风府并顺擦至大椎，两中指不变动，两拇指点两风门穴，揉肩井，拨前腋下筋，再拨后腋下筋至肘，双手对掌用小鱼际叩督脉两旁膀胱经，然后擦背。

以上手法专治前头痛。

偏头痛：加点压阳陵泉。

伴头晕：先用双手按列缺、内关穴，再用开天门治疗法。

伴呕吐：先用升清降浊法调整，再用开天门治疗法。

伴咳嗽：加点肺俞。

七、点抓腹壁咳嗽法

点抓腹壁咳嗽法，又称抓肚皮法，是民间用于治疗腹腔脏器粘连的一种治疗方法，该方法具有松解粘连的作用。

操作步骤：

（1）患者取仰卧位，两下肢屈曲。（术前排尿）

（2）医者立于患者一侧，点按中脘、中极、双天枢穴"得气"（可单独进行，也可同时用拇指、食、中、环四指同时点按），并抓腹壁5～10次。

（3）掌揉腹，从中脘穴开始绕脐顺时针方向，再回到中脘，最后揉脐部。往返5～6遍。

（4）抓腹壁咳嗽（以立于患者右侧为例）。右手四指并拢（指尖在下）置于患者左腹下部向右推腹壁，左手四指并拢置于患者右腹下部（指尖在上）向左推腹壁。两手相对同时推挤腹壁至腹中线时，双手同时抓紧腹壁并左右摆动数次，再令患者在咳嗽一声的瞬间双手松开手掌，随腹壁下落但不离开皮肤，可再次抓起重复5至6遍。

（5）轻揉腹而结束。

八、时间治疗法

治病讲求效果，而效果之是否明显，则与所用的方法关系甚大。以人的直观和思维方式，任何事物可表现出其四维结构的特性——方位、空间、速度、时间。以经络穴位的方式治病也离不开方位（穴位位置）、空间（穴位深浅）、速度（针刺手法）和时间这四个方面考虑。然而由于人们多处于三维结构的感觉中，往往忽略了时间的作用，因而疗效欠佳，故《灵枢·卫气行》曰："谨候其时，病可与期，失时反候者，百病不治。"

《针灸大成》："顺阴阳者，所以顺气血也，及时谓之开，失时谓之阖。"凡应时的经穴是经气旺，为开穴，不应时的经穴是经气衰，为阖穴，或称闭穴，当穴位开穴时，此穴的气血相当盛，可对全身起到极大的兴奋作用，此时通过此穴对疾病进行治疗，就能达到速效性的全身调整作用，所以点穴疗法治疗时间短，收效快，首先采用开穴法治疗，正是其特点之一。

1.子午流注开穴治疗法

子午流注法中分为纳甲法和纳子法，主要是运用十二经脉肘膝以下的五输穴，配合天干、地支，根据气血流注盛衰来开穴的，在子午流注法中，无论是纳子法还是纳甲法，主要是使用十二经的五输穴和原穴。所以《标幽赋》曰："一日取六十六穴之法，方见幽微，一时取十二经之原，始知要妙。"一日取六十六穴之法是指子午流注的纳甲法，此法主要是使用十二经脉的五输穴和原穴合计共六十六穴，而指端井穴（人体阴阳交接最敏感的位置）正是纳甲法第一个开穴治疗的地方。点穴疗法最先在此开穴，"一时取十二经之原"是指子午流注的纳子法，此法将十二经脉分配于一日十二时辰，在相应的时辰内选取其原穴进行治疗。由于在开穴法中，其复杂的推算方法非达到一定的熟练程度而不能应用，故在实际临床上多未应用。

然而，应用在点穴疗法上，"一日取六十六穴之法，一时取十二经之原"也只不过是几分钟之事，因为点穴手法非常快捷，凡应时的经穴，正是此穴经气当旺之时，为开穴，稍以手法点穴刺激，即可引起机体的极大反应。而不应时的经穴经气衰，为阖穴，虽受点穴，亦无大碍。所以，点穴开穴疗法，无须推算，无论何时何日，只要点齐六十六穴，总会点中要开之穴。此开穴之法，正是充分运用了点穴法的灵活特点。

但是，在实际的临床开穴法中，由于原穴是"返本还原"之穴，为每日必开之穴，而《灵枢·本输》指出："凡刺之道，必通十二经络之所终始，络脉之所别处，五输之所留，六腑之所与合。"因此，在开穴法中，一般取指、趾端之终始穴原穴和合穴，即可起到开穴治疗之效果，临床上则显得更为简单而实用，易为人们所接受。并且，原、合穴正是四肢关节之所在。《灵枢·九针十二原》曰："节之交，三百六十五会，知其要者，一言而终。"

2. 灵龟八法开穴治疗法

《针灸大成》曰："阳日阳时已过，过有急症奈何？夫妻子母互用，妻闭则守其夫，夫闭则守其妻，子闭则守其母，母闭则守其子，必穴与病相宜，乃可守也。"这就是合日互用的灵龟八法，以补充子午流注之不足。

灵龟八法是在八脉交会穴的八个穴位着手，人体的三百六十六穴，统率于此八穴。十二经脉上下循行交会，互相交错，有调节脏腑气血的功能，奇经八脉虽是十二经脉以外之奇经，但十二经都有与八脉相通的八个特定穴位，即称为八脉交会穴。此八穴除了可治疗各穴所属经脉和脏腑的疾病外，还可治疗与之交会的奇经的疾病及调节十二经气。

灵龟八法开穴法中，八脉交会穴的八个穴位各有作用，公孙为父穴，内关为母穴，临泣为男穴，外关为女穴；后溪为夫穴，申脉为妻穴；列缺为主穴，照海为客穴。所以《八脉八法交会歌诀》曰："内关相应是公孙，外关临泣总相同，列缺交经通照海，后溪申脉亦相从。"从上可以看出八穴的交会都分布在手和足上下相应的位置，如能将手足相应的四个穴位配合互用，当可收到显著的疗效。

在八法开穴中，由于运用双手分别进行手足相应的四对穴位配合点穴互用，因此，无论何时何日，总有一个处于开穴状态的穴位受到点穴刺激而起到开穴治疗的作用，并且奇经八脉具有对十二经脉的调节作用，八脉交会穴的开穴引起机体的反应更大，同时，由于仅有四对穴位进行开穴，因此，相较于子午流注开穴法更为简便快捷，遂成为点穴治疗开穴之常法。在整个点穴疗法过程中，可首先运用子午流注和灵龟八法开穴治疗，能起到开穴激发起机体功能的作用，其他点穴疗法乘机跟进，可治疗大部分疾病。仅此开穴治疗，即"见幽微，始知要妙"。

第五节　点穴治疗常用体位

为了使患者舒适并便于取穴，可根据所选的穴位，指导患者采取适当的体位。如体位不当，勉强支撑，会造成患者过度疲劳，影响疗效，也会影响医生取穴及点穴的准确性。点穴治疗常采取的体位，有以下几种。

（1）仰靠坐位：适用于头面部、颈前部、上肢的穴位。

（2）俯伏坐位：适用于头颈、背腰、上肢的穴位

（3）侧卧位：适用于人体一侧面的穴位。

（4）仰卧位：适用于头、面、胸腹、下肢前面的穴位。

（5）伏卧位：适用于头项、腰背、下肢后面的穴位。

除了上述常用的体位外，有些穴位还需要采取特殊的体位，如环跳、天突等穴。

（陈耀龙）

第四章　常用穴位及刺激线

第一节　取穴方法

临床上常用取穴方法有以下几种：

一、骨度分寸折量法

这是将人体不同的部位规定出一定的长度和宽度，折合成若干等份，每一等份作为一寸，这种方法不论成人、儿童或高矮胖瘦均可适用，比较准确。（见图4-1）

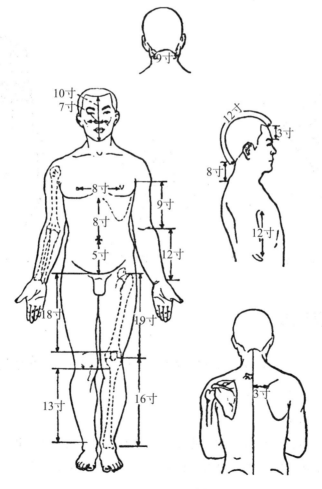

图4-1　骨度分寸折量法

二、指寸法

这是以患者手指的尺度为标准来测量取穴的方法。如果患者的身材和医生相仿，也可用医生的手指尺度来测量。常用的指寸法：

1. 中指同身寸

中指近节和第二节横纹头之间的距离为一寸。（见图4-2）

2. 拇指同身寸

拇指第一节的宽度为一寸。（见图4-3）

3. 一夫法

食、中、无名、小指并拢时，四个手指第二节总的宽度为一夫。这种方法比较简单但没有骨度法准确。（见图4-4）

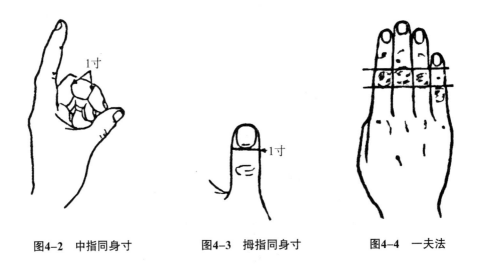

图4-2　中指同身寸　　　　图4-3　拇指同身寸　　　　图4-4　一夫法

三、简易取穴法

简易取穴法是临床一种简便易行的方法，具有取穴迅速、准确之特点。本法多采用自然标志、动作标志等反映穴位所在，较适合点穴治疗时的取穴。

1. 自然标志取穴法

凡以人体解剖标志为取穴根据的都属于自然标志取穴法。例如临床上眉头取攒竹，眉梢取丝竹空；两眉间取印堂，眼内眦角取睛明等。用这种方法取穴是比较准确的，而且这些自然标志也普遍存在，如口唇、眼、耳、鼻、喉、内外踝、膝眼、脊柱、发际等，都可以作为取穴标志。

2. 动作标志取穴法

人体各器官活动或肢体位置改变时，往往可出现特殊标志。例如：张口时耳垂后出现的凹陷可取翳风穴；耳垂前的凹陷可取听会；垂手时中指尽端所在大腿处取风市穴；侧卧屈上足，伸下足，取环跳穴；屈膝时髌骨下缘取犊鼻穴等；都属于这一类。因而，用手点按穴位时，由于运用了手感的特点，就必须有该穴位"筋骨之侧，动脉相应"的解剖标志感觉。例如：腕骨穴，定位是手背尺侧，第五掌骨的基底与钩骨之间的凹陷中，取穴时则必须体现这个凹陷的手感及该穴位的反应特点，方可得气。

3. 屈伸取穴法

《灵枢·邪气脏腑病形》："取之三里者，低跗取之，巨虚者，举足取之，委阳者，屈伸而索之。"古人强调屈伸取穴法，无不与其肌肉屈伸时的分布特点有关，以委中而言，此穴处于两块腓肠肌及一块跖肌中，伸腿时，三块肌肉构成闭合的紧张状态，取穴时则无陷下之处，难于深透入内，强行取穴，必然招致痛苦，而屈腿时，三块肌肉松弛，至开陷空隙状态，取穴时能轻易深透至骨。故《灵枢·本输》反复强调：冲阳，足跗上五寸陷者中也，为原，摇足而得之。中封，内踝之前一寸半，陷者之中，使逆则宛，使和则通，摇足而得之，为经。委中，腘中央为合，委而取之。阳之陵泉，在膝外陷者中也，为合，伸而得之。阴谷，辅骨之后，大筋之下，小筋之上也，按之应手，屈膝而得之，为合。曲池，在肘外辅骨陷者中，屈臂而得之，为合。小海，在肘内大骨之外，去端半寸，陷者中也，伸臂而得之，为合。《灵枢·邪气脏腑病形》"合治内腑"，则说明这种取穴方法的重要意义所在，是能否治疗内脏疾病的取穴关键。多数人往往忽视了这种取穴法，因而也失去了"合治内腑"的意义。故《灵枢·邪气脏腑病形》又指出："取诸外经者，榆申而从之。"这说明取穴要有一定的方法。

4. 运动取穴法

由于多数的痛症都要在一定的运动姿态过程中才反映出其原发性痛点，究其原因，是关节、肌肉、神经等人体组织在运动中处于不正常分布状态而发生疼痛。而多数治疗效果不佳者，正是由于没有注意到这种痛点的特性。因而，根据屈伸取穴法的道理，其治疗关键是在患者运动过程中，医者将其发生痛点反应时的肌体组织所处的不正常状态恢复到正常，从而消除痛点。

5. 穴位反应自动取穴法

由于穴位之下多伴随血管、神经通过，因此，点按时，穴位多呈现酸、胀、麻、热等得气的感觉或虚实反应特点，根据穴位这种反应特点，可不断调整取穴的位置，而达到准确的自动取穴方法。例如，四聪穴诀曰："肚腹三里留。"然而，肚腹在中，三里穴左右各有一个，治疗应取哪个为主呢？同时取两个当然可以，但临床上总是有一个为主的，这就要通过点按来比较左右各穴的虚实反应，如左穴特别痛，则以左穴为佳，右穴特别痛则以右穴为主，只要消除这个痛点即可达到消除肚腹痛的效果，运用这样的点穴法才会有法可依，疗效才迅速。

由于体表穴位反应往往是脏腑疾病反应，因而，取穴时，体表反应是最主要的。从临床实用方面可体现为三个方面：

（1）虚实的判断：实证多数以疼痛拒按为主，虚证多数是酸软、喜按为主。

（2）病情的判断：根据中医人体气机左升右降的理论，左肢体穴位反应大于右肢体穴位反应的多是新病或病情较轻、较浅。而右肢体穴位反应更大的多是旧病或病情较长较重的病。

（3）根据临床体会，发现体表反应点是治疗的主要点，因为足三里是一个点，而治疗的胃脘是一个较大的部位组织，可能在胃的上部、中部或下部，因而在足三里区域的穴位反应可能围绕足三里偏上偏下偏左偏右。此时取穴则不必再拘泥于书本上"膝下三寸，胫骨旁开一寸"的位置，而应找实用的穴位反应点，故此，有些人取足三里时效微或不显效，往往是没有注意到这些穴位上下左右的反应特点。

故《灵枢·刺节真邪》讲："必先察其经络之虚实，切而循之，按而弹之，视其应动者，乃后取之而下之。"

第二节　取穴原则

点穴是以手指点按穴位为主，点按的位置、范围较针灸时要大得多，因而，"宁失其穴，毋失其经"则显得极为重要，而且，在经络上施行的轻重刚柔补泻手法，与经络的正确选择同样重要。

第三节　腧穴使用原则

一般的医生头痛医头，脚痛医脚，往往亦能取一时之快，但真正在临床上，要想尽可能提高疗效，还须总揽全局，就腧穴使用原则而言，正如《灵枢·始终》所讲："从腰以上者，手太阴、阳明皆主之，从腰以下者，足太阴、阳明皆主之，病在上者，下取之，病在下者，高取之，病在头者，取之足，病在腰者，取之腘。"《灵枢·九针十二原》亦曰："疾高而内者，取之阴之陵泉，疾高而外者，取之阳之陵泉也。"

第四节　常用穴位

一、头部常用穴位

1. 百会

【简易取穴法】由两个耳尖连线跨越头顶与头部前后正中线之交叉点取穴。（见图4-5百会）

【手法与反应】常用点法，按压法。反应有局部酸、痛。

【主治】脑瘫、中风、头痛、头晕。

【参考资料】血管：有左右颞浅动、静脉及左右枕动、静脉的吻合网。神经：分布着枕大神经。

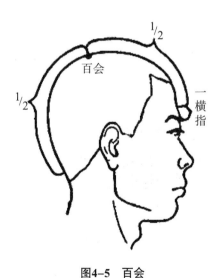

图4-5　百会

【按语】本穴在人体最高部位颠顶（涌泉是人体最低足底穴位，两穴一上一下，遥相呼应，两穴均有清热开窍之功效。百会重在回阳固脱，涌泉重在滋阴降火）。本穴是手三阳、足三阳和督脉之交会穴，有"诸阳之会"之称，对伴眩晕症的疾病（如美尼尔氏综合征）有特殊疗效（患眩晕病时，此穴必有压痛）。

2. 睛明

【简易取穴法】患者正坐或仰卧，闭目，于内眼角取穴。（见图4-6睛明）

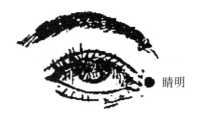

睛明

图4-6　睛明

【手法与反应】术者一手扶患者头部，另一手拇指腹桡侧靠近鼻梁，以拇指尖向鼻梁按压。反应有局部胀痛、流泪。

【主治】视力障碍、近视、斜视、上眼睑下垂、面神经麻痹、失眠、感冒等。

【参考资料】血管：有颌外动脉分出的内眦动脉。神经：有三叉神经第一支分出的滑车上神经。

【按语】本穴是足太阳膀胱经、手太阳小肠经、足阳明胃经和阴跷脉之交会穴，"跷"者"捷"也，笔者针刺此穴治中风下肢瘫痪多有即刻效应。本穴也是治目疾之要穴，配对侧风池，治斜视。

3. 太阳

【简易取穴法】正坐位，取眉梢与外眼角之间的凹陷处，向后外旁开一横指即是本穴。（见图4-7太阳）

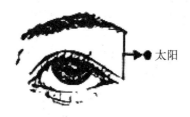

太阳

图4-7　太阳

【手法与反应】用双手中指或食指端垂直按压双侧两穴，局部有酸痛感。

【主治】头痛、三叉神经痛、目疾。

【参考资料】血管：有颞眶动、静脉。神经：有面神经、颞颧神经、面神经分支。肌肉：眼轮匝肌所在处，深层为颞肌。

【按语】本穴疏风止痛之效著，是治偏头痛之要穴。

4. 瞳子髎

【简易取穴法】在眼外角、眼眶骨外侧缘凹陷处取穴。（见图4-8 瞳子髎）

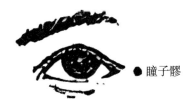

图4-8 瞳子髎

【手法与反应】用按压法，局部有酸、痛感。

【主治】头痛，视物不清，三叉神经痛。

【参考资料】血管：有颧眶动、静脉分布。神经：有颧面神经和颧颞神经。

【按语】本穴是手太阳小肠经、手少阳三焦经、足少阳胆经之交会穴，是治目疾之要穴，青少年保健操、预防青少年近视眼专用穴位，有健眼明目之功效。

5. 承泣

【简易取穴法】正坐平视，瞳孔直下，眼睑缘与眶下缘之间即是本穴。（见图4-9 承泣）

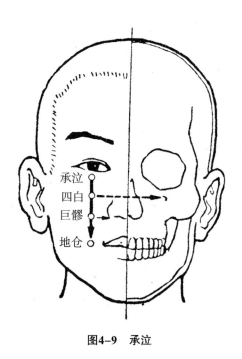

图4-9 承泣

【**手法与反应**】医者一手扶患者枕部，另一手以指腹靠近眶下缘，以指尖按压，患者同时闭目。眼有胀突感，流泪。

【**主治**】面神经麻痹、近视、视神经萎缩。

【**参考资料**】血管：有眶下动、静脉分布及眼动、静脉分支。神经：眶下神经分支、动眼神经下支及面神经分支。肌肉：眼轮匝肌中。

【**按语**】本穴是足阳明胃经与阳跷脉、任脉之交会穴，配内眦上治近视、视神经萎缩。

6. 四白

【**简易取穴法**】眼正视，瞳孔直下，眶下孔之凹陷处取穴。（见图4-10 四白）

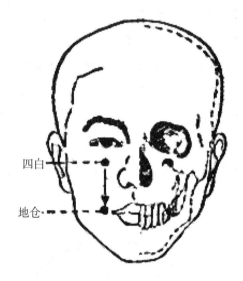

四白

地仓

图4-10　四白

【**手法与反应**】患者正坐或仰卧，用拇指腹按压，或用轻点法。局部酸胀，流泪。

【**主治**】面神经麻痹、眼睑瞤动、近视、头痛。

【**参考资料**】血管：有面动、静脉分支，眶下动、静脉。神经：面神经分支。

【**按语**】本穴位于目下，深部为眶下孔，是三叉神经第二支伸出面部之处，故善治三叉神经痛、口眼歪斜和眼疾。临床配眼睑部阿是穴，用连续波强刺激，电刺激30分钟以上，治眼睑跳动，面肌痉挛，疗效好。

7. 巨髎

【**简易取穴法**】正坐平视，由瞳孔直下垂直线与鼻翼下缘水平线的交点即是本穴。（见图4-9，四白穴正下方）

【手法与反应】用拇指腹向颧骨方向按压，局部有酸胀感。

【主治】面瘫，眼睑瞤动，牙痛。

【参考资料】血管：有面动、静脉及眶下动、静脉。神经：眶下神经分支。

【按语】本穴是足阳明胃经和阳跷脉之交会穴，是治牙痛和面神经麻痹的主穴，笔者由此穴透口禾髎，地仓透颊车，治疗面瘫口角歪斜效佳。

8. 丝竹空

【简易取穴法】眉稍处的凹陷中。（见图 4-11 丝竹空）

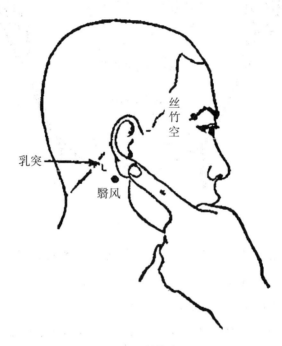

图4-11　丝竹空

【手法与反应】患者正坐或仰卧，术者一手扶患者枕部，另一手食指尖按压，亦可轻点。局部及眼有胀突感。

【主治】偏头痛、近视、眼睑跳动、面瘫。

【参考资料】血管：有颞浅动、静脉的额支。神经：面神经颧支及其颞神经的分支。肌肉：皮下是眼轮匝肌。

【按语】笔者由此穴透鱼腰治面瘫之额纹消失、目疾有捷效。

9. 上明

【简易取穴法】眉弓中点，眶上缘下。（见图 4-12 上明）

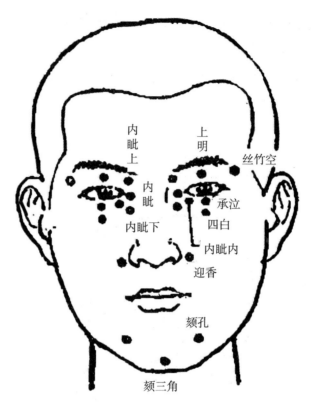

图4-12 上明

【手法与反应】患者正坐或仰卧，术者一手扶患者枕部，另一手拇指垂直按压，同时令患者闭目。眼有胀突感，流泪，自觉目前有闪光。

【主治】近视，上眼睑下垂，面神经麻痹。

【参考资料】血管：有眶上动、静脉。神经：有眶上神经及面神经分布。肌肉：眼轮匝肌。

【按语】治近视要穴。

10. 迎香

【简易取穴法】鼻唇沟平鼻翼外缘处即是本穴。（见图4-13 迎香）

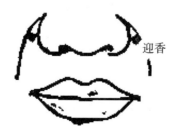

图4-13 迎香

【手法与反应】患者仰卧或仰靠位，医者用拇指尖桡侧向骨方向按压，也可用轻点。局部酸胀感。

【主治】面神经麻痹、感冒、鼻疾。

【参考资料】血管：有面动、静脉及眶下神经的分支。

【按语】本穴是大肠经、胃经之交会穴，常按压揉擦此穴可治慢性鼻炎。揉擦至鼻腔内有热感为佳，或配商阳穴成终始穴，疗效更佳。

11. 牵正

【简易取穴法】耳垂前一横指处是本穴。（见图4-14 牵正）

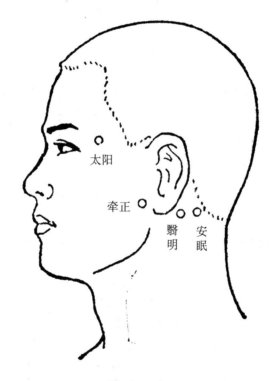

图4-14　牵正

【手法与反应】患者坐位或侧卧位，医者用拇指尖垂直按压。局部酸胀。

【主治】面神经麻痹、疟腮、口歪。

【参考资料】血管：咬肌动、静脉。神经：面神经颊支。

【按语】本穴是治口眼歪斜要穴，故称牵正。

12. 听宫

【简易取穴法】嘱患者张口，于耳屏前下凹陷处，下颌髁状突后取穴。（见图4-15听宫）

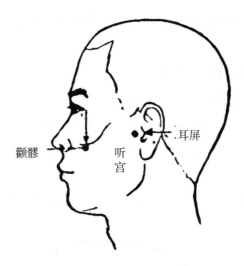

图4-15　听宫

【手法与反应】常用按压法。反应有局部酸麻、胀，耳内胀痛感。

【主治】耳聋、耳鸣。

【参考资料】血管：有颞浅动、静脉的分支。神经：分布着面神经分支及三叉神经第二支的耳颞神经。

【按语】本穴为治疗听觉障碍之要穴，常与听会合用效更佳。

13. 承浆

【简易取穴法】颏唇沟的正中凹陷处取之。（见图4-16 承浆）

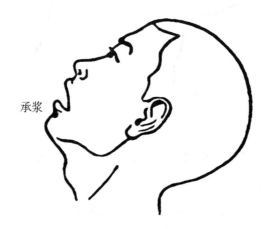

图4-16　承浆

【手法与反应】以指尖在穴位上按压，向颏隆突上缘用力，也可用指尖向上推动。有下齿槽及下唇麻木感。

【主治】面瘫、流涎、脑外伤及脑炎后遗症。

【参考资料】血管：有颊动、静脉。神经：有面神经分支。

【按语】本穴是治疗口干和流涎的有效穴，临床可用于解除手术患者麻醉后禁饮之口渴，与夹承浆同用以增加疗效。

14. 夹承浆

【简易取穴法】在口角直下颏孔之凹陷处。（见图 4-17 夹承浆）

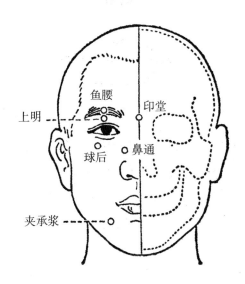

图4-17　夹承浆

【手法与反应】患者正坐或仰卧，医者用拇指尖按压并向上推动，也可用轻点法。反应有口腔麻木，下齿胀痛，流口水，上眼眶及耳部酸胀。

【主治】脑炎后遗症，流口水，齿龈肿痛，面神经麻痹。

【参考资料】血管：有颏动、静脉。神经：有颏神经分支。

【按语】本穴左右各一，夹于承浆穴两侧，故名，是治流口水必用之穴。

15. 扶智

【简易取穴法】在耳轮脚消失处取穴。

【手法与反应】用拇指尖按压，反应有耳内胀，头胀。

【主治】耳聋，脑发育不全，脑炎后遗症。

【参考资料】血管：有颞浅动脉的耳前支。神经：耳颞神经的分支。

【按语】截瘫患者按压此穴下肢有知觉者，则治疗效果佳。笔者常用于治面神经麻痹所致之口眼歪斜，配翳风穴疗效奇佳。

16. 素髎

【简易取穴法】鼻尖中央。（见图4-18 素髎）

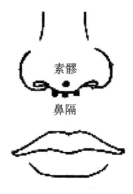

图4-18 素髎

【手法与反应】患者正坐或仰卧，医者用拇指尖腹在穴位上向上按压。鼻酸胀，流泪。

【主治】鼻病，中暑，休克，心动过缓，脑炎后遗症。

【参考资料】血管：有面动、静脉鼻背支。神经：节前神经的鼻外支。

【按语】本穴在鼻端，治疗鼻疾为近取速效之穴。古人多用于救虚脱昏迷，但临床上用于深度昏迷效果差。

17. 鼻隔

【简易取穴法】人中沟之上端，鼻中隔根部正中及两侧。（见图4-19 鼻隔）

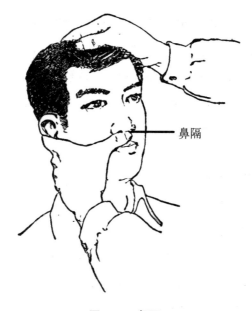

图4-19 鼻隔

【手法与反应】患者正坐或仰卧，医者于鼻中隔根部正中或其左右，用拇指尖尺侧按压。有头胀、流泪、上齿麻木感。

【主治】脑炎后遗症、中暑、晕厥、牙痛。

【参考资料】血管：有上唇动、静脉。神经：面神经颊支及眶下神经分支。

【按语】该穴对神志不清多用，对偏瘫、截瘫患者较适应，也用于昏迷之急救，效果比人中穴好。

18. 完骨

【简易取穴法】于乳突后下方凹陷中取穴。（见图4-20 完骨）

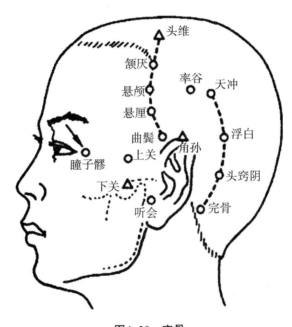

图4-20 完骨

【手法与反应】患者正坐或俯卧，医者按压时向乳突骨方向用力，用点法时，令患者头颈倾向对侧。头部有酸胀重感。

【主治】各种原因所致的脑性瘫痪，头痛，口㖞。

【参考资料】血管：有耳后动、静脉。神经：耳大神经。

【按语】本穴是足少阳胆经、足太阳膀胱经之交会穴，善治风疾，重按此穴可治耳鸣。

19. 翳风

【简易取穴法】在耳垂后乳突前凹陷中取穴。（见图4-21 翳风）

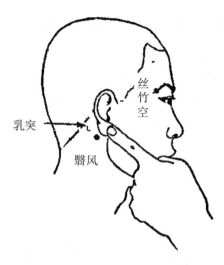

图4-21 翳风

【手法与反应】术者一手扶患者头顶部，另一手拇指尖按压穴位。耳内胀痛感，手法重时有头发热、发胀感。

【主治】外伤性截瘫、脑炎后遗症、面神经麻痹、耳鸣、耳聋。

【参考资料】血管：有耳后动、静脉。神经：有面神经及起自脊髓第二至第五节段的耳大神经。

【按语】本穴是手少阳三焦经和足少阳胆经之交会穴，通关开窍之力颇强，对于牙关肿痛，口噤不开，用按压法按压此穴，立竿见影，但不能久按，为武功点穴中之死穴。

20. 垂根

【简易取穴法】于耳垂根部取穴。（见图4-22 垂根）

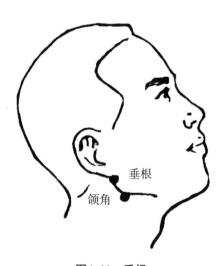

图4-22 垂根

【手法与反应】患者正坐或仰卧，医者向其下颌骨方向用力按压，亦可用点法。反应有耳内胀痛，腮麻木感。

【主治】面神经麻痹，牙痛，头痛。

【参考资料】穴位前面对应腮腺。有耳大神经。

【按语】武功点穴之一，治面神经麻痹有特效。

21. 地仓

【简易取穴法】患者正坐位，平视，瞳孔直下垂线与口角水平线相交点即是本穴。（见图4-10，四白穴下方）

【手法与反应】术者一手扶患者头顶部，另一手拇指尖按压穴位。局部有酸痛感。

【主治】口角歪斜，流涎，三叉神经痛。

【参考资料】血管：有面动、静脉。神经：面神经分支、眶下神经分支，深层为颊肌神经的末支。肌肉：口轮匝肌中，深层为颊肌。

【按语】本穴是足阳明胃经、手阳明大肠经、阴蹻脉之交会穴，古书载："地仓透颊车，治口眼歪斜。"常配颊车、下关、承浆，治口眼歪斜，流涎。

22. 颊车

【简易取穴法】由下颌角向前上方摸有一凹陷，用手掐切有酸胀感，上下牙咬紧时局部有一肌肉隆起处即是本穴。（见图4-23 颊车）

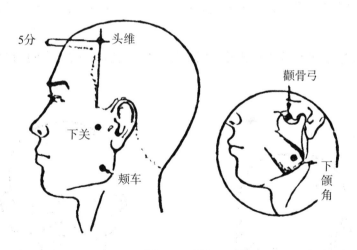

图4-23 颊车

【手法与反应】用中指尖向下颌骨方向按压。局部有酸胀感。

【主治】口眼歪斜，三叉神经痛，下牙痛。

【参考资料】局部有咬肌动、静脉，耳大神经，面神经及咬肌神经。

【按语】本穴祛风通络功力强，常配承浆、合谷、地仓、风池等治口眼歪斜，治颈部肌肉痉挛疼痛不能回颈效佳。

23. 人迎

【简易取穴法】摸颈部动脉搏动之处内侧缘，平喉结处即是本穴。（见图4-24 人迎）

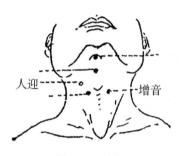

图4-24 人迎

【手法及反应】患者正坐或仰卧，医者用指尖或指腹按压。反应有喉闷，头胀，眼胀，肩部麻木。

【主治】脑外伤后遗症，脑积水，脑炎后遗症，高血压。

【参考资料】局部有甲状腺上动脉、颈前浅静脉、颈内静脉。内有颈皮神经、面神经颈支，深层为颈动脉球，最深层为交感干，外侧为舌下神经降支及迷走神经。

【按语】此穴位正对颈内动脉球，按压时要避开血管，按压时间不宜太久，以免引起脑缺血，本穴止呃逆奇效，笔者屡试屡验。配曲池、足三里治偏瘫，疗效甚佳。

24. 风池

【简易取穴法】在颈后方胸锁乳突肌上端与斜方肌起端前缘之间的凹陷处。（见图4-25 风池）

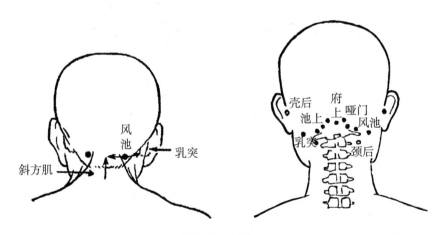

图4-25 风池

【手法与反应】患者正坐或俯卧，医者以中指指腹向其对侧眼眶方向用力按压。常用扣压法及点法。反应为头颈后部酸胀，部分患者眼有胀突感。

【主治】外感、大脑发育不全、脑外伤后遗症、脑炎后遗症、头痛、失眠。

【参考资料】血管：枕动、静脉分支。神经：起自脊髓颈 2 至颈 5 节段的枕小神经分支。

【按语】本穴是手少阳三焦经、足少阳胆经、阳维脉之交会穴，善治脑部疾患及一切风症，如治脑疾引起之斜视、斜颈者，点按时斜向对侧眼方向，疗效更好。

25. 廉泉

【简易取穴法】医者把拇指指间关节横纹放在患者下颌骨中点，拇指尖正指向喉结部，当拇指尖到达之处即是本穴。（见图 4-26 廉泉）

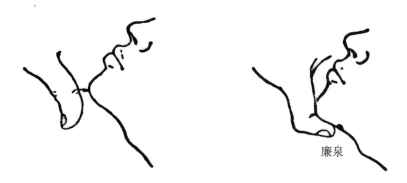

图4-26　廉泉

【手法与反应】以拇指尖或中指尖向舌根方向按压。反应为舌根麻木，舌伸不出，流口水。

【主治】舌外伸、流口水、语言障碍。

【参考资料】血管：颈前静脉。神经：颈皮神经的分支，舌下神经及舌咽神经的分支。

【按语】本穴是阴维脉及任脉之交会穴，位于舌下，故治舌本病有特效，临床用治中风，舌呆流涎，配通里、地仓而奏效。

26. 率谷

【简易取穴法】耳尖直上，入发际一寸五分处。（见图 4-27 率谷）

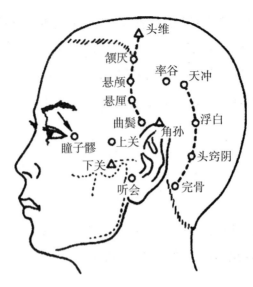

图4-27 率谷

【手法与反应】医者左手扶患者头，以左手拇指或中指腹前面按压其穴位。局部有酸、胀或头晕感觉。

【主治】偏头痛，脑性瘫痪。

【参考资料】局部有颞前动、静脉顶支。分布着耳颞神经和枕大神经吻合支。

【按语】本穴是足太阳、少阳经之会穴，为治疗偏头痛必选之穴。笔者用左手拇指端压止穴，中指端按百会，右手拇、食指按双睛明，四穴齐按压治一切头痛效佳。

27. 印堂

【简易取穴法】患者坐位或仰卧位，两眉头连线之中点即是本穴。（见图 4-28 印堂）

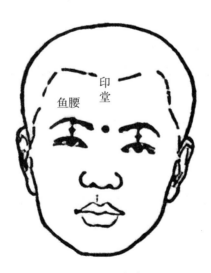

图4-28 印堂

【手法与反应】用按压法，反应有局部酸，麻，胀感，向四周扩散。

【主治】眩晕，头痛。

【参考资料】局部分布有额内侧动脉，三叉神经第一支的额神经分支。

【按语】本穴在督脉上，笔者双中指分别按于两个太阳穴，双拇指以八卦手法按此穴疗效更佳。此穴被古书列为经外奇穴，可治疗高血压引起的头晕、头痛，本穴镇静安神之功卓著，遇精神病失眠者，可用两拇指指腹自下而上交替反复推按，则容易入睡。

28. 增音

【简易取穴法】患者坐位或仰卧位，仰头伸颈，在甲状软骨两侧凹陷处取穴。（见图4-24）

【手法与反应】用拇、食指对捏甲状软骨两侧穴位，上下左右移动。局部可出现酸、胀、喉部梗塞感。

【主治】发音，语言障碍。

【按语】本穴为经验穴，对语言障碍有一定疗效。

29. 哑门

【简易取穴法】患者保持坐位，头伏案，后发际中央线上一小指横指处即是本穴。（见图4-29哑门）

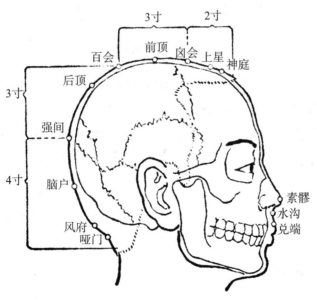

图4-29 哑门

【手法与反应】以指端按压穴位，局部有酸胀感。

【主治】聋哑，舌謇不语，后头痛。

【参考资料】局部有枕动、静脉分支及棘间静脉丛；分布有第三枕神经；两侧为斜方肌。

【按语】本穴是督脉与阳维脉之交会穴，通络开窍之力颇强，常用此穴注射乙酰谷酰胺治疗小儿脑瘫。本穴内深层正是延髓，穴位注射时针尖应朝前下方。

30. 大椎

【简易取穴法】患者保持坐位，低头，于第七颈椎棘突下缘凹陷取穴。（见图4-30大椎）

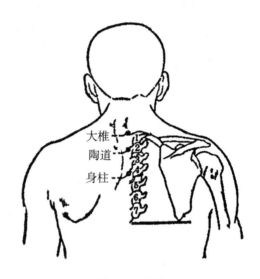

图4-30 大椎

【手法与反应】以指端按压穴位，局部有酸痛感。

【主治】热病，哮喘，项背拘急。

【参考资料】局部有颈横动脉分支及棘穴间皮下静脉丛，分布有第八项神经后支及第一胸神经后支的内侧支。

【按语】本穴是督脉和足三阳经之会穴。笔者用乙酰谷酰胺或脑活素注射此穴和哑门、风池穴，治疗病毒性脑炎后遗症、小儿脑瘫，有开窍增智的作用。

二、上肢常用穴位

1. 肩髃

【简易取穴法】上臂外展到水平位时，在肩部高骨（锁骨肩峰端）外，肩关节上出现两个凹陷，前面的凹陷即是本穴。（见图4-31肩髃）

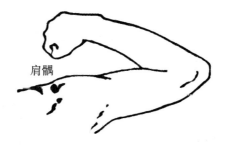

图4-31　肩髃

【手法与反应】用按压、拨、点法。肩关节周围有酸胀感。

【参考资料】血管：旋肱后动、静脉。神经：锁骨上神经后支及腋神经。

【按语】本穴是手阳明经和阳跷脉之交会穴，对偏瘫、脱肩疗效很好。在穴位点、拨后，用三角巾吊好患肢。

2. 极泉

【简易取穴法】上肢外展平伸，腋窝中央有动脉搏动，其内侧即是本穴。（见图4-32 极泉）

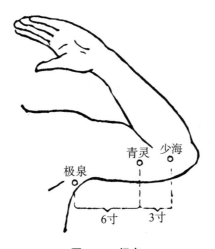

图4-32　极泉

【手法与反应】医者按拨时拇指向前或后用力均可。采用抓拿法时需用拇指及其余四指先按压入深部，然后将深部组织拿住迅速提起。反应有如触电感，酸、麻传至指端。

【主治】上肢瘫痪，麻木，头痛，肘臂挛痛，高血压，感冒。

【参考资料】内有肱动脉搏动，有正中神经、尺神经通过，有肱二头肌、肱三头肌。

【按语】根据左右平衡法，独取健侧本穴时，对劳损所致之肩周炎有奇效。

3. 臂外

【简易取穴法】患者屈肘，于肱骨外上髁与肩峰连线中、下三分之一交界处取穴。（见图4-33 点按臂外穴）

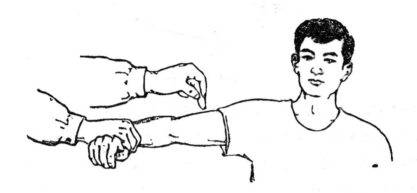

图4-33　点按臂外穴

【手法与反应】常用点法、按压法。反应有酸、麻、触电感，可传导至中、食指。

【主治】上肢瘫痪，高血压，牙痛，头痛。

【参考资料】内有桡神经通过，分布着臂外皮神经。内有肱肌起端之外缘。

【按语】本穴反应强烈，如触电感，是治上肢瘫痪之要穴。

4. 少海

【简易取穴法】屈肘，在肘内侧横纹头与肱骨内上髁之间。（见图4-34 少海）

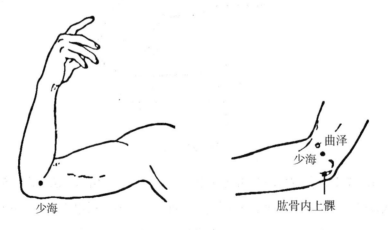

图4-34　少海

【手法与反应】以指尖按拨，有酸、麻感，向下传导到环指、小指。

【主治】上肢瘫痪，手颤动，臂麻，肘关节及其周围软组织病。

【参考资料】内有贵要静脉，尺侧下副动、静脉，尺返动、静脉；前臂内侧皮神经、正中神经。

【按语】本穴是心经之合穴，治心经之病较好，是治内髁炎之主穴。

5. 曲池

【简易取穴法】仰掌屈肘成45°角，肘关节桡侧、肘横纹头即是本穴。（见图4-35曲池）

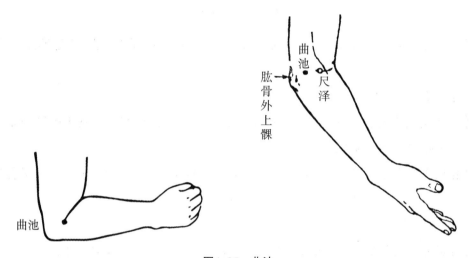

图4-35　曲池

【手法与反应】用按压或按拨法，局部有酸、麻、胀感觉，并可传到腕部。

【主治】高血压症，上肢不遂，肩部疼痛。

【参考资料】血管：有桡侧返动、静脉的分支。神经：分布着臂背侧皮神经，内侧深层为桡神经。

【按语】本穴是大肠经之合穴，《难经》曰"曲池主泄逆气"。因此，对头痛、头重、失眠有效，对高血压效更佳。笔者教高血压患者每天按压曲池及足底涌泉穴，对充分稳定血压有持久作用，配神门治心动过速亦有捷效。配内关、足三里能起调理全身气血的作用，治中风瘫痪常以此两穴为基础穴。

6. 手三里

【简易取穴法】横肱屈肘直掌，桡侧肘横纹头往前二横指（曲池穴与阳溪穴连线上）处即是本穴。（见图4-36手三里）

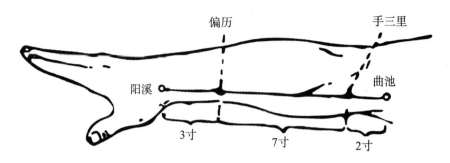

图4-36　手三里

【**手法与反应**】常用点法、按压法、按拨法。反应为局部酸、胀、麻感觉，可传到中指。

【**主治**】上肢瘫痪、麻木、臂痛。

【**参考资料**】血管：有骨间动、静脉之分支。神经：有前臂背侧皮神经分布。肌肉：在桡侧伸腕长肌之后缘。

【**按语**】此穴为手阳明大肠经穴位，与足阳明胃经之足三里上下相应，阳明行气于三阳，四肢为阳，故以本穴治上肢瘫痪、肌肉萎缩、肩周炎有很好疗效。

7. 间使

【**简易取穴法**】仰掌，在腕横纹上三寸两筋之间取穴。（见图4-37 间使）

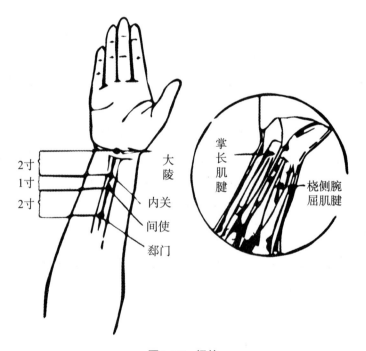

图4-37　间使

【手法与反应】点法、按压法、按拨法均可。反应：酸麻感可传到中指，用手按压，则五指不能伸。

【主治】上肢瘫痪、头痛。

【参考资料】内有桡动脉通过，有桡神经及前臂外侧皮神经。

【按语】本穴最大特点是祛痰之力颇强，为治癫狂和失音之主穴，配增音对中风失音治之有效。

8. 阳池

【简易取穴法】患者伏掌，于腕背关节背面，腕背横纹中点即是本穴。（见图4-38阳池）

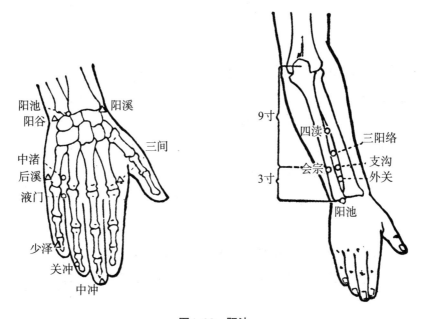

图4-38　阳池

【手法与反应】可用点法、按压法及按拨法，按拨时向尺侧用力。反应有局部酸、胀并向手指放射。

【主治】上肢瘫痪，腕痛无力，喉痛。

【参考资料】内有腕侧动、静脉网，分布着前臂内侧皮神经。

【按语】本穴为治腕下垂必用之穴。

9. 外关

【简易取穴法】腕背横纹中点直线上两横指，前臂两骨之间即是本穴。（见图 4-39外关）

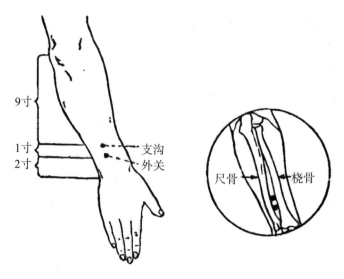

图4-39　外关

【**手法与反应**】用指尖按压或按拨，局部有酸麻感觉。

【**主治**】偏头痛、耳聋、耳鸣、伤感风热。

【**参考资料**】血管：深层有前臂骨间背侧和掌侧动、静脉本干。神经：布有前臂背侧皮神经，深层有前臂骨间背侧及掌侧神经。

【**按语**】本穴是手少阳三焦经之络穴，别走手厥阴心包经，又是八脉交会穴之一，治上肢瘫痪必用之穴，也是治偏头痛、耳聋耳鸣之主穴。

10. 列缺

【**简易取穴法**】有头静脉、桡动脉、静脉之分支。两手张开虎口，垂直相交叉，一侧食指压于另一侧的腕后桡侧高突处，当食指尖所处赤白肉际的凹陷即是本穴。（见图4-40 列缺）

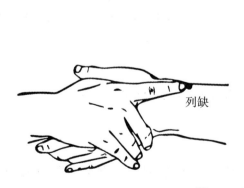
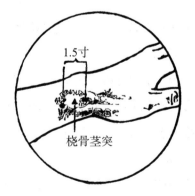

图4-40　列缺

【手法与反应】用食指端按压局部有酸麻感。

【主治】偏头痛，头顶强痛，咽喉干痛，咳嗽。

【参考资料】内有头静脉、桡动脉、静脉之分支，分布着前臂外侧皮神经和桡神经浅支的混合支，在桡侧伸腕长肌腱的内侧。

【按语】本穴是肺经之别络。别络的特点是本经由此而走邻经。人体全身共有十五别络，本穴由肺经别走大肠经，对治疗互为表里的经络有关的疾病有卓越功效，故是常用穴。

本穴又是八脉交会穴之一。八脉交会穴有调理脏腑、疏通经络的作用，是上下配穴法的常用穴，灵龟八法是公孙配内关，临泣配外关，照海配列缺，申脉配后溪。笔者运用此法开穴，无论何时何日，总有一个处于开穴的穴位受到点穴刺激而起到开穴治疗作用。

本穴又是四总穴之一。前人编有四总穴歌"肚腹三里留，腰背委中求，头项寻列缺，口面合谷收"，扼要说明这四个穴的主治范围。

11. 阳溪

【简易取穴法】拇指向上翘起，腕横纹前露出两条筋，即拇长伸肌腱和拇短伸肌腱，两筋与腕骨、桡骨茎突所形成的凹陷正中即是本穴。（见图4-41 阳溪）

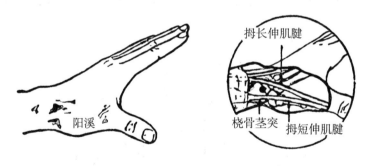

图4-41 阳溪

【手法与反应】用指尖按压或按拨，局部有酸、胀、麻感，并向拇、食指及前臂桡侧背面放射，若拇食指乏力，则握拳不充分，持物易掉落。

【主治】头痛，耳聋，腕关节痛等。

【参考资料】内有头静脉、桡动脉之腕背支，分布着桡神经之浅支。

【按语】治消化不良奇效，能松解脑性瘫痪所致的屈拇痉挛。

12. 合谷

【简易取穴法】拇、食指并拢，两指掌骨间有一肌肉隆起（骨间背侧肌），肌肉隆起之顶端即是本穴。（见图4-42 合谷）

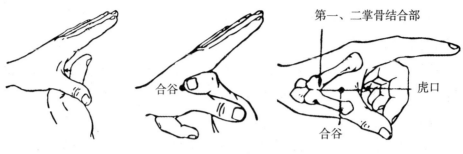

图4-42　合谷

【手法与反应】以拇指尖取穴，常用按压法或按拨法，行按拨法时向第二掌骨方向用力。反应有局部酸、胀、手麻木感，并沿前臂桡侧向上放射。

【主治】上肢瘫痪、高血压、牙痛、头痛。

【参考资料】血管：有来自桡动脉的指背动脉，分布着指背静脉网。神经：桡神经浅支，深部有正中神经的掌指侧固有神经，起自脊髓颈5～胸1节段。

【按语】本穴是大肠经之原穴，四总穴之一，有较好的镇痛退热作用，为治疗头面部疾病要穴。古有"面口合谷收"之说，本穴可引起流产，故孕妇慎用。

13. 掌间

【简易取穴法】伏掌于手背侧第2～3，3～4，4～5掌骨小头之间间隙，各一个穴取之。（见图4-43掌间）

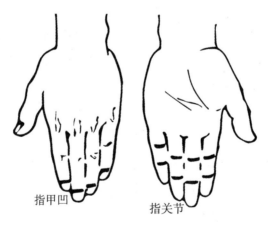

指甲凹　　　　　指关节

图4-43　掌间

【手法与反应】按拨法，反应有局部酸、胀、麻，可传到小指及前臂。

【主治】上肢瘫痪，麻木，神经衰弱，脑外伤后遗症，脑炎后遗症。

【参考资料】内有来自桡动脉的掌背动脉、手背静脉网；有桡神经浅支与尺神经手背支；在背侧骨间肌中。

【按语】配合掐指甲根，治偏瘫、手指痉挛握拳状疗效佳。

14. 指甲根

【简易取穴法】于每一指甲根取穴。

【手法与反应】以拇指、食指对捏手指末节，用拇指尖在穴位部位施行掐法。

【主治】昏迷患者的急救、头晕、恶心、上肢瘫痪、麻木、外感发热。

【参考资料】血管：有指掌侧固有动、静脉和指背动、静脉形成的动、静脉网。神经：分布着来自尺神经与正中神经的指掌侧固有神经的指背神经。

【按语】松解手指痉挛有奇效。

15. 指关节

【简易取穴法】于示指（食指）、中指、环指（无名指）、小指的近侧和远侧指间关节之掌面横纹处取穴。

【手法与反应】取穴后用掐法沿各个穴位处掐3～5遍。反应有局部痛热感。

【主治】上肢瘫痪，尺、桡及正中神经损伤，上肢麻木，休克急救，头晕，恶心，外感发热等。

【参考资料】有指掌侧固有动、静脉和指背动、静脉形成的动、静脉网。神经：分布着来自尺神经与正中神经的指掌侧固有神经的指背神经。

【按语】本穴治手指挛曲有奇效。

16. 腰痛穴

【简易取穴法】手掌背屈，在掌后第一横纹处可摸及一条大筋，其左右两缘向手掌背处移一横指，其两侧相应点即是本穴。（见图4-44 腰痛穴）

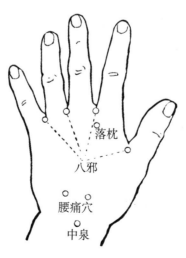

图4-44 腰痛穴

【手法与反应】常用按压法，反应有酸、麻、胀感，并向食指放射。

【主治】急性腰扭伤。

【参考资料】血管：有掌浅及掌深动脉。神经：有背神经分布。肌肉：有背第二、四指总伸肌腱。

【按语】本穴为治疗急性腰扭伤之经验穴。

17. 坐骨神经

【简易取穴法】手背第四指掌关节外缘（尺侧缘）处即是本穴。（见图4-45 坐骨神经）

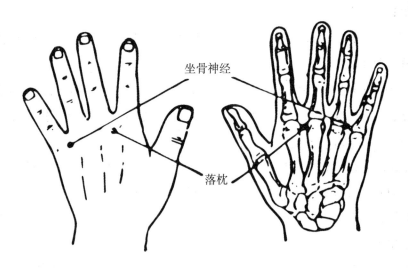

图4-45　坐骨神经

【手法与反应】常用按压法，反应有酸麻感。

【主治】坐骨神经痛，髋关节痛，臀部痛。

【参考资料】内有手背静脉网及第四掌背动脉。分布着来自尺神经的手背支。

【按语】本穴善治坐骨神经痛。

三、胸腹部常用穴位

1. 天突

【简易取穴法】正坐或仰卧，于胸骨切迹正中上缘凹陷中取穴。（见图4-46 天突）

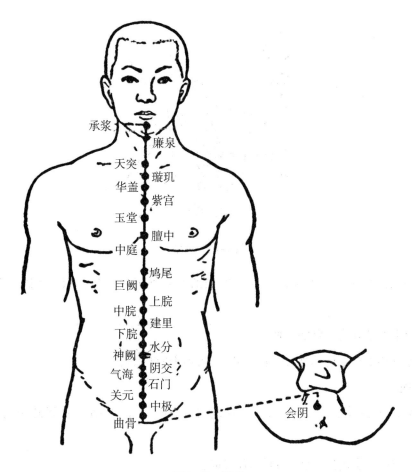

图4-46　天突

【手法与反应】用中指沿胸骨体向下按压。反应有胸闷、局部有酸胀感。

【主治】脑炎后遗症，癔病性失语，牙关紧闭，咳嗽痰多。

【参考资料】血管：皮下有颈静脉弓，甲状腺下动脉分支，深部为气管，再往下胸骨柄后方有无名静脉及主动、静脉弓。神经：锁骨上神经前支。肌肉：在左右胸锁乳突肌之中间，深部有胸骨舌骨肌、胸骨甲状肌。

【按语】本穴是阴维脉和任脉之会穴，是治咽喉病和咳喘之要穴，内有气管，注意手法。

2. 缺盆

【简易取穴法】患者正坐或仰卧，于锁骨上窝胸锁乳突肌外缘取穴。（见图4-47缺盆）

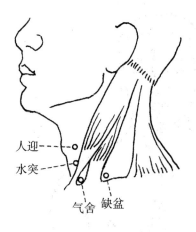

图4-47　缺盆

【手法与反应】常用按拨法，反应有局部及肩胛部酸、胀、麻、痛感，并可传到手指。

【主治】上肢麻痹，臂痛，咳嗽。

【参考资料】对应臂丛神经，由锁骨上神经司皮肤感觉。

3. 华盖

【简易取穴法】天突穴下二寸，在胸骨正中线上，平第一肋间隙下方。（见图4-46）。

【手法与反应】用按压法，局部有酸痛感。

【主治】气喘，咳嗽，胸胁满痛，哮喘。

【参考资料】有内乳动脉分支，分布第一肋间神经前支。

【按语】肺为五脏之华盖，可见本穴乃为治疗呼吸疾病的要穴。

4. 璇玑

【简易取穴法】华盖直上一寸。（见图4-46）

【手法与反应】同华盖．

【主治】咳喘，哮喘，胸胁满痛。

【参考资料】内有乳动脉分支，分布第二肋间神经分支。

【按语】笔者常按摩此穴，缓解小儿哮喘，喉中痰鸣。

5. 腹安

【简易取穴法】患者垂臂，于腋窝前纹端直上1寸向内开一寸处取穴。

【手法与反应】常用按压法，手指向内斜方向用力。反应有腹内有热，麻感，胸闷，肠蠕动增快。

【主治】神经性胃病，胃痉挛，腹痛。

【参考资料】分布着第二肋间动、静脉之分支。第二肋间神经发出的外侧皮支。

【按语】笔者于此穴用按压法治呃逆有效。

6. 鸠尾

【简易取穴法】患者仰卧，两手抱头，于剑突下五分处取穴。（见图 4-46）

【手法与反应】嘱患者用腹式呼吸，当吸气时，用拇指随腹壁的收缩向下按压。反应有腹内有热，胀感。

【主治】腹痛，消化不良，呕吐，心绞痛等症。

【参考资料】内有腹壁上动、静脉，第五肋间神经的前皮支。

【按语】本穴是任脉的络穴，又是膏之原。《灵枢》："膏之原出于鸠尾。"此穴有清心宁神之功，用治神经精神病。该穴是武术点穴法中的死穴，又名心窝穴。

7. 神阙

【简易取穴法】于肚脐正中取穴。（见图 4-46）

【手法与反应】嘱患者用腹式呼吸，当吸气时，用拇指随腹壁的收缩向下按压。反应有腹内有热、胀感。

【主治】腹痛、消化不良、腹胀、腹泻。

【参考资料】血管：有腹壁下动、静脉。神经：第十肋间神经的前皮支。

【按语】本穴位于脐中，为回阳救逆的要穴。

8. 关元

【简易取穴法】患者仰卧，于脐下 3 寸处取穴。（见图 4-46）

【手法与反应】以指尖或指腹按压穴位，腹内热、胀、麻感。部分患者感觉可传到阴部。

【主治】腹痛、腹胀、消化不良、二便失禁、遗尿、遗精、阳痿、痛经及月经不调。

【参考资料】血管：有腹壁浅动、静脉分支及腹壁下动、静脉分支。神经：第 12 肋间神经分布处。本穴内应于胞宫、精室。

【按语】嘱患者点穴前排尿干净，本穴是足三阴经和任脉之会穴，又是小肠之募穴，此穴在气功家称为丹田，是气功守气之重要穴位，常按摩此穴有保健防病之功。

9. 曲骨

【简易取穴法】患者仰卧，于脐下 5 寸取穴即在耻骨联合上缘。（见图 4-46）

【手法与反应】常用按压法及点法，反应有局部胀、痛、麻感。

【主治】遗尿，遗精，阳痿，痛经，月经不调，尿失禁，尿潴留等。

【参考资料】内有腹壁下动脉及闭孔动脉之分支。有髂腰下神经的分支。

【按语】本穴是足厥阴肝经和任脉之会穴，主治生殖器疾病，孕妇禁用。

10. 归来

【简易取穴法】患者仰卧，于曲骨旁开二横指处取穴。（见图4-48 归来）

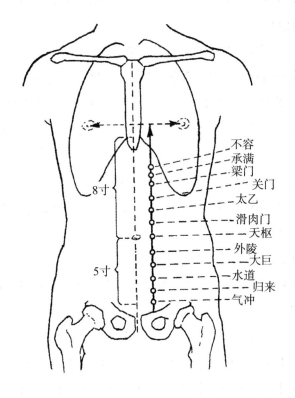

图4-48 归来

【手法与反应】用指腹按压法，向下方用力，腹内有酸、胀感。

【主治】小腹冷痛，阳痿，闭经，二便失禁。

【参考资料】内有腹壁下动、静脉通过；分布有髂腰下神经；有腹内斜肌，腹横肌腱膜。

【按语】本穴是治疗人体生殖器疾患的要穴。

11. 巨阙

【简易取穴法】由胸骨体下缘往下二横指（约2寸）即是本穴。（见图4-46）

【手法与反应】常用按压法，局部有酸痛感。

【主治】心胸痛、心悸、呃逆、反胃、呕吐、癫狂病。

【参考资料】血管：有腹壁上动、静脉分支。神经：分布着第7肋间神经前皮支三内侧支。内部为肝之左叶。

【按语】本穴为心之募穴，是治疗心系病的有效穴，中医认为心主神明，故此穴可治精神病。该穴和胃降逆之功效也很显著，笔者运用经络点穴调气法治疗内科疾病时，在此穴设一拦截手法，可使浊气不得上逆。

12. 天枢

【简易取穴法】由脐中水平旁外两横指处即是本穴。（见图4-49天枢）

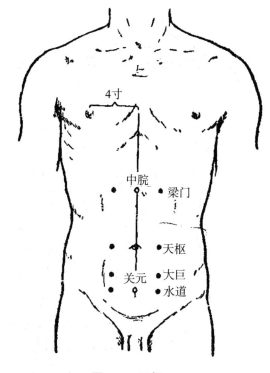

图4-49　天枢

【手法与反应】常用按压法，局部有酸痛感。

【主治】腹胀、便秘、月经不调。

【参考资料】血管：在腹直肌及其鞘处，有第9肋间动、静脉分支及腹壁动、静脉分布。神经：分布有第10肋间神经分支。

【按语】本穴是大肠经之募穴，为治疗消化道疾病的要穴，穴下为十二指肠。该穴配大肠俞治疗习惯性便秘疗效显著。

13. 梁门

【简易取穴法】脐上4寸、前正中线旁开2寸。（见图4-49）

【手法与反应】嘱患者用腹式呼吸，当吸气时按压本穴，并向内下方用力。反应有腹内酸胀感。

【主治】胃脘痛、腹泻。

【参考资料】血管：有腹壁动脉。神经：分布着第7肋间神经。

【按语】本穴是治疗胃病的常用穴，常与石关、足三里配合效果更佳。

14. 石关

【简易取穴法】建里穴旁开0.5寸处。（见图4-50石关）

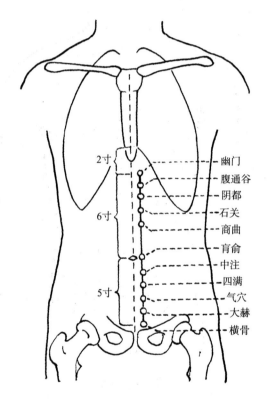

2寸　　　　　　　　幽门
　　　　　　　　　腹通谷
　　　　　　　　　阴都
6寸　　　　　　　　石关
　　　　　　　　　商曲
　　　　　　　　　肓俞
　　　　　　　　　中注
　　　　　　　　　四满
5寸　　　　　　　　气穴
　　　　　　　　　大赫
　　　　　　　　　横骨

图4-50　石关

【手法与反应】同梁门穴。

【主治】胃痛、呃逆、便秘。

【参考资料】血管：此处有上腹壁动脉。神经：分布着第8肋间神经。

【按语】本穴是足少阴肾经和冲脉之会穴，长于调理胃肠，腹内对应于小肠。

15. 建里

【简易取穴法】仰卧，于脐上3寸处取穴。（见图4-51建里）

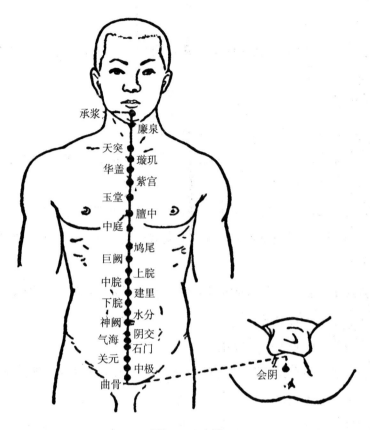

图4-51　建里

【手法与反应】当吸气时，拇指随腹壁的起伏向下按压。腹内有热、胀感。

【主治】胃痛、呕吐、食欲不振、腹胀。

【参考资料】血管：有腹壁动脉。神经：分布着第7肋间神经。

【按语】本穴有补中益气之作用，对应胃小弯部位。

16. 上脘

【简易取穴法】由胸骨体下缘往下四横指（3寸）处即是本穴。（见图4-51）

【手法与反应】同建里。

【主治】胃痛、呕吐、反胃、腹胀、痛经。

【参考资料】血管：有腹壁上动、静脉分支。神经：分布着第7肋间神经分支。

【按语】本穴内应贲门，当胃之上口，故名上脘。本穴是足阳明胃经、手太阳小肠经和任脉之会穴，为治脾胃病的要穴。上脘、中脘、下脘三穴治疗作用基本相同，但上脘偏于降逆和胃止呕；中脘长于健胃助运化，治疗脾失运化而致的食欲不振、疲乏等症状；下脘长于治肠道疾患，如肠鸣、腹胀和便秘等。

17. 中脘

【简易取穴法】脐中央与胸骨体下缘两点之中央（脐上 4 寸）即是本穴。（见图 4-51）

【手法与反应】同上脘。

【主治】胃痛、腹痛、呕吐、反胃、纳差、肠鸣。

【参考资料】血管：有腹壁上动、静脉。神经：分布着第 7 肋间神经前皮支。

【按语】本穴所在为胃小弯即胃中部处，故名中脘，是腑气所会之处，有"腑会中脘"之称，为治腑病的必用之穴，又是胃经之募穴及手太阴肺经、手少阳三焦经、足阳明胃经之会穴，治胃肠疾患屡屡奏效；配足阳明胃经之足三里穴，可治胃肠疾患。

18. 下脘

【简易取穴法】肚脐中央直上两横指（约二寸）处即是本穴。（见图 4-51）

【手法与反应】基本同中脘。

【主治】胃脘痛、腹胀腹痛、肠鸣。

【参考资料】血管：有腹壁下动、静脉。神经：分布着第 8 肋间神经前皮支。

【按语】本穴位于胃脘之下部，故名下脘，亦称幽门。本穴是任脉与足太阴脾经之会穴，有较强调理消化机能之功，尤长于治肠道疾病。笔者在升清降浊法中用之治疗慢性结肠炎疗效极佳。

19. 气海

【简易取穴法】肚脐直下约 1.5 寸处即是本穴。（见图 4-51）

【手法与反应】仰卧位，腹式呼吸，当吸气时按压穴位，向下方用力。反应有腹内热、胀、麻感，有的患者感觉可传到会阴部。

【主治】遗精、阳痿、痛经、月经不调、腹泻腹痛。

【参考资料】血管：有腹壁浅动、静脉分支及腹壁下动、静脉分支。神经：分布着髂腹下神经的分支。

【按语】本穴有调理下焦气分，补肾气，益元气，理肠气之功，故名气海，取意于生元气之海，是全身强壮要穴。可医治一切因下焦气机失调所引起之疾病，用于治疗习惯性便秘，有理气疏塞之功。

20. 水分

【简易取穴法】肚脐直上一横指（约一寸）处即是本穴。（见图 4-51）

【手法与反应】同下脘。

【主治】水肿，小便不利，腹胀绞痛，肠鸣。

【参考资料】内有腹壁下动、静脉。分布着第8、9肋间神经前皮中支。

【按语】深部为结肠部位。本穴是利水渗湿的要穴，为分清浊之关口。水分入膀胱，渣滓入大肠，故名水分。此穴是治腹水、大肠泄泻的主穴。

21. 彧中

【简易取穴法】在第一肋间，任脉旁开二寸处即是本穴。（见图4-52 彧中）

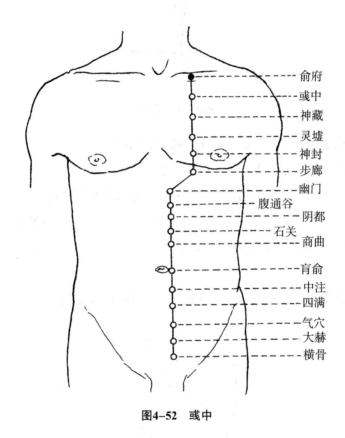

图4-52　彧中

【手法与反应】用按压法，局部有酸、麻感。

【主治】咳嗽，气喘，痰壅，胸胁胀满。

【参考资料】内有第一、二肋间动脉，乳动脉。分布着肋间神经和胸廓神经。

【按语】穴内为肺脏，祛痰功著，为治疗哮喘痰鸣必用之穴。

22. 带脉

【简易取穴法】腋中线上，与通过脐中的水平线相交叉，交叉点即是本穴。（见图4-53 带脉）

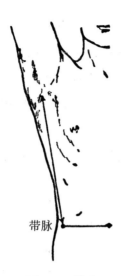

图4-53　带脉

【手法与反应】用按压法，局部有酸、麻、胀痛感。

【主治】月经不调、赤白带下、疝气、胸肋痛。

【参考资料】血管：有肋下动、静脉。神经：分布着肋下神经。

【按语】深部右为升结肠，左为降结肠，本穴是足少阳胆经与带脉之交会穴，为治疗下焦病的有效穴。特别是妇女带下病必用之穴。

23. 章门

【简易取穴法】第十一肋骨游离端下缘处。（见图4-54 章门）

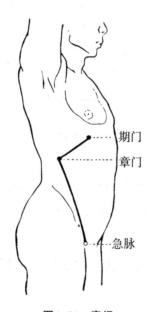

图4-54　章门

【手法与反应】基本同带脉。

【主治】肋痛，腹胀，呕吐，积聚痞块。

【参考资料】内有第十肋间动、静脉通过。稍上方分布着第十肋间神经。

【按语】本穴左侧穴内有脾脏，右侧穴内有肝脏。本穴是足厥阴肝经和足少阳胆经之交会穴，脾之募穴，又是八会穴之一，脏之所会。主要用于治疗较深沉的脏腑病，有"脏病治此"之谓。

四、肩腰背部常用穴位

1. 肩井

【简易取穴法】坐位、垂肩，于大椎穴与肩峰最高点连线之中点取穴。（见图4-55肩井）

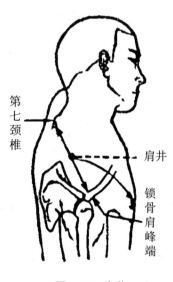

图4-55　肩井

【手法与反应】常用点穴法及按拨法。反应有肩部酸、沉感。

【主治】上肢瘫痪、肩背痛、高血压等。

【参考资料】血管：有颈横动、静脉。神经：锁骨上神经皮支，副神经本干及颈丛分支。肌肉：斜方肌上缘中，外1/3交界处，深部为冈上肌。

【按语】本穴是足少阳胆经、足阳明胃经、阳维脉之交会穴，为治疗劳伤病及肩臂病之主穴。

131

2. 秉风

【简易取穴法】于肩胛冈中点的下缘凹陷处取穴。（见图4-56 秉风）

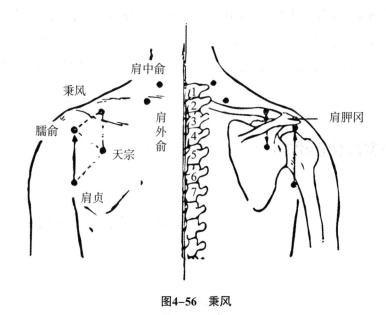

图4-56　秉风

【手法与反应】常用点法、按压法及按拨法。反应有局部酸、麻感觉，上臂沉重感，且可传到小指。

【主治】肩臂酸痛，肩胛痛，颈项强直。

【参考资料】内有肩胛上动、静脉。旋肩胛动、静脉。肩胛上神经，肋间神经皮支。

3. 天宗

【简易取穴法】垂肩，由肩胛冈下缘中点到肩胛下角做连线，上1/3与下2/3分界处即是本穴。（见图4-56）

【手法与反应】常用点法、按压法、按拨法。反应有局部酸麻痛，可传到小指。

【主治】肩胛疼痛，肩周炎，肘臂外侧痛。

【参考资料】内有旋肩胛动、静脉肌支，肩胛上神经。

【按语】本穴是小肠经分布在肩胛冈下窝中的穴位，配曲池治肩周炎有效。中风偏瘫，上肢不能高举，用指压检查时，在肩胛冈下窝会出现痛、酸或轻快等反应和感觉，边按拨边活动上肢，上臂常可抬高。

4. 膏肓

【简易取穴法】第四胸椎棘突下各旁开3寸处即是本穴。（见图4-57 膏肓）

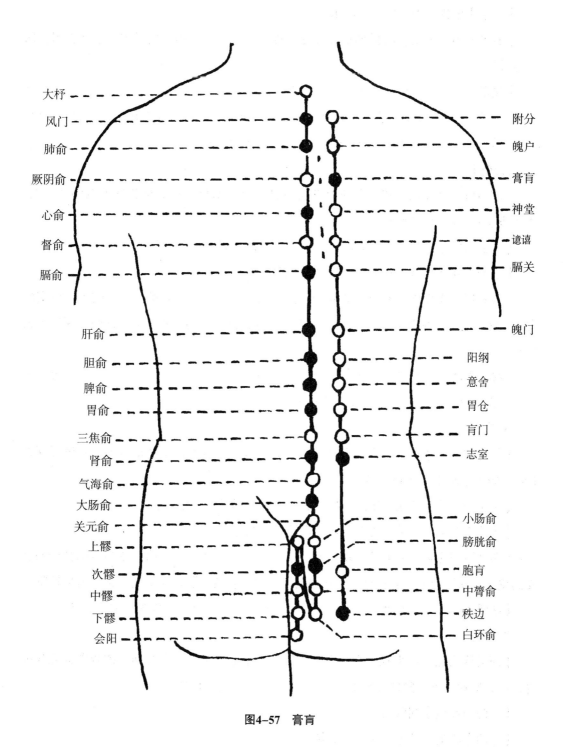

大杼

风门

肺俞

厥阴俞

心俞

督俞

膈俞

肝俞

胆俞

脾俞

胃俞

三焦俞

肾俞

气海俞

大肠俞

关元俞

上髎

次髎

中髎

下髎

会阳

附分

魄户

膏肓

神堂

谚谭

膈关

魄门

阳纲

意舍

胃仓

肓门

志室

小肠俞

膀胱俞

胞肓

中膂俞

秩边

白环俞

图4-57　膏肓

【手法与反应】常用按压法和按拨法。反应有局部酸、麻，可传到中指。

【主治】虚损、脾胃虚弱、咳嗽、气喘。

【参考资料】血管：有横颈动脉分支。神经：分布着背神经之后支。肌肉：斜方肌及菱形肌。

【按语】古人云此穴能治百病，是治虚损羸瘦之要穴。《针灸大成》："正坐屈脊，伸两手，以臂着膝令端直，手大指与膝头齐，以物支肘，毋令动摇取之。"古人如此重视取穴姿势及方法，可见取穴正确与否对疗效有很大的影响。

5. 风门

【简易取穴法】由大椎穴往下推两椎骨即为第二胸椎，由此椎棘突下双侧旁开 1.5 寸处即是本穴。（见图 4-57）

【手法与反应】常用按压法与按拨法，反应有局部酸、胀、麻感。

【主治】外感咳嗽、发热头痛、项强、胸背痛。

【参考资料】血管：有第二肋间动、静脉后支。神经：布有第二、三胸神经后支的皮支，深层为第三胸神经后支外侧支。肌肉：有斜方肌、菱形肌、上后锯肌、深层为最长肌。

【按语】本穴是督脉和足太阳膀胱经之交会穴。因风邪多由此门户而入，也为治风治气要穴，故名风门，配风池治外感表证。

6. 肺俞

【简易取穴法】由大椎穴向下推三个椎骨即为第三胸椎，由此椎棘突下双侧旁开处 1.5 寸处即是本穴。（见图 4-57）

【手法与反应】常用按压法与按拨法。反应有局部酸、胀、麻感。

【主治】咳喘、气喘、骨蒸潮热、盗汗、小儿龟背。

【参考资料】血管：有第三胸间动、静脉后支。神经：布有第三或第四胸神经的后支的皮支，深层为第三胸神经后支外侧支。肌肉：有斜方肌、菱形肌，深层为最长肌。

【按语】本穴是肺经之俞穴，配风门治外感咳嗽，配天突治咳喘，穴下为肺脏。

7. 心俞

【简易取穴法】由平双肩胛骨下角之椎骨（第七胸椎）往上推两个椎骨即第五胸椎骨，由此椎棘突下双侧各旁开 1.5 寸处即是本穴。（见图 4-57）

【手法与反应】同肺俞。

【主治】心痛、惊悸、失眠、心烦。

【参考资料】血管：有第五肋间动、静脉后支。神经：布有第五或第六胸神经后支的皮支，深层为第五胸神经后支外侧支。肌肉：有斜方肌、菱形肌，深层为最长肌。

【按语】本穴是心系在背之俞穴，凡有关心系之疾可治，是治冠心病之要穴。临床常用之治小儿数岁不语，此属儿科五迟症之——语迟，因心肾之气不足所致。心主气，《难经》有"言为心声"之说。

8. 肝俞

【简易取穴法】体位如上，由第七胸椎向下摸两个椎体，即第九胸椎棘突下旁开1.5寸处，即是本穴。（见图4-57）

【手法与反应】同心俞。

【主治】目疾、脊背痛、癫痫、肋痛。

【参考资料】血管：有第九肋间动脉后支的内侧支。神经：分布着第九胸神经后支的内侧皮支，深层为第九胸神经后支的外侧支及上位二至三个胸神经后支的外侧支。

【按语】本穴为肝之俞穴，肝藏魂，此穴治神经衰弱，失眠有效。

9. 脾俞

【简易取穴法】与肚脐中相对应处即是第二腰椎（命门），由第二腰椎往上摸三个椎体，即是第十一胸椎，由其棘突下旁开两横指（约1.5寸）处即是本穴。（见图4-57）

【手法与反应】常用按压法。局部有酸、胀、麻感。

【主治】腹胀、呕吐、泄泻、痢疾。

【参考资料】血管：有肋动静脉后支的内侧支。神经：分布着第十二胸神经后支的内侧皮支，深层为第十二胸神经后支外侧支及上位二至三个胸神经后支的外侧支。

【按语】此穴近脾脏，为脾经经气转输之处，又因主治脾脏的疾患而名。因脾统血，故此穴又为治脾虚不能摄血之出血症的主穴。脾又为生痰之源，故此穴又为治痰症常配之穴。

10. 胃俞

【简易取穴法】与肚脐中相对应处是第二腰椎（命门），由第二腰椎向上摸两个椎体，即为第十二胸椎，由其棘突旁开1.5寸处即是本穴。（见图4-57）

【手法与反应】同脾俞。

【主治】胃脘痛、腹胀反胃、呕吐、脾胃虚弱。

【参考资料】血管：有肋动、静脉后支的内侧支。神经：分布着第十二胸神经后支的外侧支及上位二至三个胸神经后支的外侧支。

【按语】脾主运化，胃主受纳，脾主升，胃主降。本穴与脾俞治疗消化系统疾病有协同作用，是治疗糖尿病的要穴。

11. 肾俞

【简易取穴法】先取命门穴，由命门穴旁开双侧，两横指（约1.5寸）处即是本穴。（见图4-57）

【手法与反应】与脾俞同。

【主治】遗精、阳痿、遗尿、肾虚腰痛、月经不调、白带。

【参考资料】血管：第三腰动、静脉后支。神经：分布着第一腰神经后支的外侧支，深层为第一腰神经后支的外侧支及上位二至三胸神经后支的外侧支。

【按语】此穴近肾，为肾气转运之处，有滋阴补肾之功，主治肾功能与生殖器功能之疾病。

12. 腰眼

【简易取穴法】患者伏位或正坐位，于第4腰椎棘突下旁开3.5寸，在腰部两边凹陷中取穴。（见图4-58 腰眼）

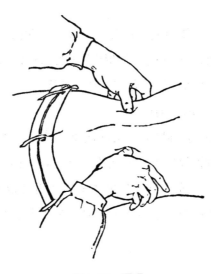

图4-58　腰眼

【手法与反应】常用点穴法及按压法或按拨法。反应有腰部酸、胀、痛感，且放射到腿部。

【主治】腰肌劳损、腰扭伤、月经不调、肾下垂等。

【参考资料】血管：有第四腰动、静脉后支。神经：第三腰神经后支的皮支分布，深层为第四腰神经后支的肌支。肌肉：有背阔肌、骶棘肌。

【按语】此穴是治腰部诸疾的有效穴，常人每天早起用两手指中节尖揉腰眼60次，可为腰肾的长期保健功，也是治下肢瘫痪要穴。

13. 腰阳关

【简易取穴法】俯卧，先摸及两髋骨最高点，平这两个最高点的脊椎即第四腰椎，此腰椎棘突下凹陷处即是本穴。（见图4-59 腰阳关）

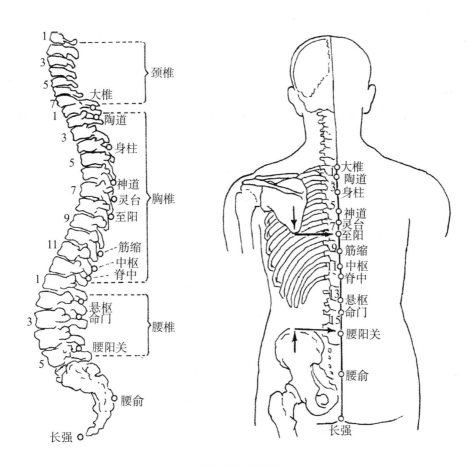

图4-59　腰阳关

【手法与反应】常用点法、按压法，反应有局部酸、胀麻感。

【主治】腰骶痛、下肢痿痹、遗精、阳痿。

【参考资料】血管：有腰动、静脉后支。神经：腰神经后支。肌肉：有腰背筋膜，棘上韧带及棘间韧带。

【按语】本穴位于命门之下二椎，是人体真气阳气到达命门所必须经过之关隘，配肾俞、环跳、足三里、委中，治腰骨痛及下肢痿痹，穴位注射时针尖微斜向上刺。

14. 命门

【简易取穴法】直立，由肚脐中画线环绕身体一圈，该线与后正中线之交点（第二、三腰椎棘突间）即是本穴。（见图4-59）

【手法与反应】常用按压法。反应有局部酸、胀、麻感。

【主治】腰脊挛痛，小便失禁、遗精、阳痿。

【参考资料】血管：腰动脉后支及棘突间皮下静脉丛。神经：有腰神经后支。肌肉：腰背筋膜，棘上韧带及棘间韧带。

【按语】本穴位于两肾中间，是人生命之气重要门户，是补肾壮阳之要穴。常配肾俞、关元、三阴交，治阳痿、遗精，配气海治夜尿频。

15. 夹脊

【简易取穴法】第一胸椎至第五腰椎各椎骨旁开五分处取穴。（见图4-60夹脊）

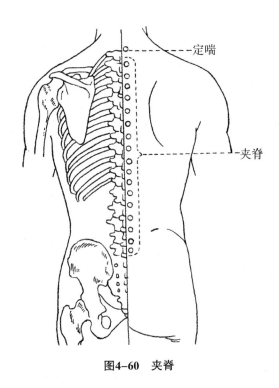

图4-60　夹脊

【手法与反应】常用点法、按拨法。反应有局部酸、胀、麻感。

【主治】T1～T3主治上肢麻痹；T1～T8主治胸部及胸腔内部疾患；T6～L5治胃脘痛、肝胆等疾患；L1～L5治下肢痿痹。（注：T为胸椎，L为腰椎）

【参考资料】此穴所在部位肌肉、血管、神经：浅层有斜方肌、背阔肌、菱形肌，中层有上、下后锯肌，深层有棘肌、横突棘肌及相应脊神经后支的内侧及其伴行的动、静脉。

【按语】本组穴是古今医学家用于治疗瘫痪的要穴。笔者用于小儿效果更佳，用点法及按拨法，每次按拨3～5遍。

16. 秩边

【简易取穴法】平第三骶骨孔，距背中线各旁开 3 寸处即是本穴。（见图 4-57）

【手法与反应】常用点法、按压法和按拨法。反应有局部酸、麻、胀，可传至腘窝。

【主治】下肢痿痹、腰痛、大便困难。

【参考资料】血管：有臀下动、静脉。神经：深层为臀下神经及股后皮神经，外侧为坐骨神经。肌肉：上层为臀大肌，下层为梨状肌。

【按语】本穴舒筋活络之力颇强，用于治坐骨神经痛，梨状肌损伤和下肢瘫痪效佳。

五、下肢常用穴位

1. 环跳

【简易取穴法】侧卧位，下面的腿伸直，屈上腿，以拇指指关节横纹按在股骨大转子头上，拇指指向脊柱，当拇指指尖所指处即是本穴。（见图 4-61 环跳、图 4-62 股骨大转子）

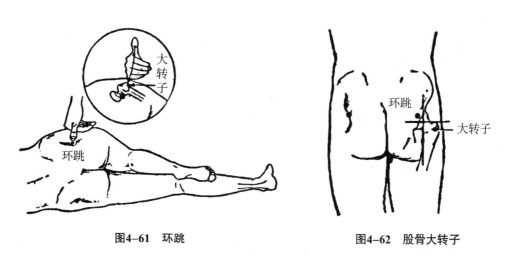

图4-61 环跳　　　　　　　图4-62 股骨大转子

【手法与反应】常用点法、按压法、按拨法。反应有局部酸、胀感并放射到腘窝或足趾。

【主治】坐骨神经痛、中风偏瘫、腰痛、腿股酸痛。

【参考资料】血管：内侧为臀下动、静脉。神经：起自脊髓腰 4 至骶 1 节段，浅层有皮下神经和臀下神经，深部有坐骨神经通过。肌肉：浅层为臀大肌。

【按语】本穴是足少阳胆经、足太阳膀胱经之交会穴，是治疗下肢瘫痪之要穴，配委中、昆仑、阳陵泉或用电针治坐骨神经痛。

2. 承扶

【简易取穴法】俯卧，于臀下横纹正中处取穴。（见图4-63 承扶）

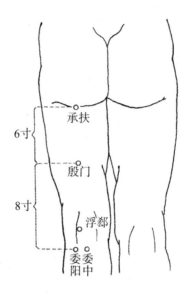

图4-63　承扶

【手法与反应】常用按压法、按拨法。反应有局部酸、胀、麻，可放射到足部。

【主治】下肢瘫痪，腰腿痛，大小便失禁，坐骨神经痛。

【参考资料】此穴内部分布有与坐骨神经并行的动、静脉；分布着股后皮神经，深层有坐骨神经通过，臀下神经司皮肤感觉；分布有臀大肌的下缘，股二头肌长头和半腱肌之间。

【按语】本穴疏调二便有殊功，故有"阴关"之称，常治二便失禁，配阳陵泉治坐骨神经痛。

3. 殷门

【简易取穴法】取臀后横纹中点及腘横纹中点之连线中央，由此往上二横指处即是本穴。（见图4-63）

【手法与反应】常用点法、按压法。反应有酸、麻、胀感，可传至足跟。

【主治】下肢瘫痪、痿痹、腰痛。

【参考资料】血管：外侧为股动、静脉分支。神经：浅层有股后皮神经，深层正当坐骨神经。肌肉：半腱肌与股二头肌之间。

【按语】常配环跳、阳陵泉、委中、绝骨治下肢瘫痪，配肾俞、委中治腰脊强痛，有"腰背殷门求"之说。

4. 委中

【简易取穴法】俯卧，微屈膝，腘窝横纹正中央，两筋之间即是本穴。（见图4-63）

【手法与反应】用点法、按压法及按拨法。反应有局部酸、胀、麻感，可传至足部。

【主治】下肢瘫痪、腰腿痛、坐骨神经痛。

【参考资料】血管：皮下有股静脉，深层内侧为腘静脉，最深层为腘动脉。神经：股皮神经，正当胫神经处。肌肉：腓肠肌外侧头与内侧头之间。

【按语】本穴是膀胱经之合穴，是有名的"四总穴"之一，治疗范围很广，疗效确实。取此穴时必下肢屈曲才准确，因此穴处于两块腓肠肌及一块跖肌中，伸腿时，三块肌肉构成闭合的紧张状态，取穴时则无陷下之处，难于深透入内，若强行取穴，必然招致痛苦，而屈腿时，三块肌肉松弛，至开陷空隙状态，取穴时能轻易深透至骨。

5. 承山

【简易取穴法】腘横纹中央至外踝尖平齐处连线的中点即是本穴。（见图4-64 承山）

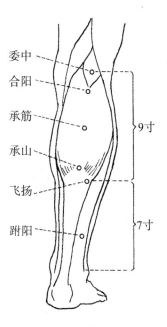

图4-64　承山

【手法与反应】常用点压法、按压法、按拨法。反应有局部胀感，可放射到足底。

【主治】下肢瘫痪、坐骨神经痛、腰痛、腿痛转筋。

【参考资料】血管：有小隐静脉，深层为胫后动、静脉。神经：分布着腓肠内侧皮神经，深层为胫神经。肌肉：对应腓肠肌肌腹。

【按语】本穴治疗范围广，功同委中而偏治小腿转筋。

6. 跟腱

【简易取穴法】于跟腱结节部取穴。（见图4-65 跟腱）

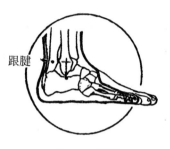

图4-65 跟腱

【手法与反应】常用按压法、点法，反应有局部胀痛至足底。

【主治】下肢瘫痪，小儿消化不良，足跟痛。

【参考资料】此穴内有胫后动脉的跟骨内侧支。分布着胫神经的跟骨内侧皮支，司皮肤感觉。

7. 风市

【简易取穴法】自立，两肩水平，两手下垂，大腿外侧正中线上，当中指尖端所到之处即是本穴。（见图4-66 风市）

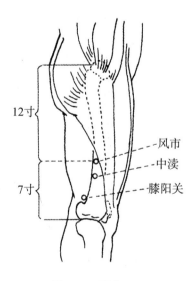

图4-66 风市

【手法与反应】常用点法、按压法。反应有局部酸、麻、胀，可传至足趾。

【主治】中风偏瘫，腰腿酸痛，下肢无力，脚气病。

【参考资料】血管：旋股外侧动、静脉肌支。神经：分布着股外侧皮神经、股神经肌支。肌肉：股外侧肌与股二头肌之间。

【按语】本穴治疗下肢瘫痪有良效，常配足三里、阳陵泉。用环跳取穴麻烦，笔者常取风市代环跳也获良效。

8. 阳陵泉

【简易取穴法】仰卧或坐位，于腓骨小头前下缘凹陷处取穴。（见图4-67 阳陵泉）

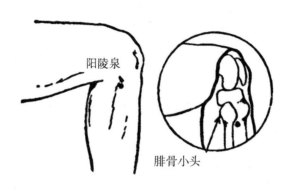

阳陵泉

腓骨小头

图4-67　阳陵泉

【手法与反应】常用点法及按压法。反应有局部酸、胀并放射至足。

【主治】下肢瘫痪、膝关节痛，坐骨神经痛。

【参考资料】血管：有膝上外侧动、静脉，胫前动脉的分支和胫后动脉。神经：起自脊髓腰4～骶1节段，当腓总神经和腓神经分支处。肌肉：腓骨长肌和伸趾总肌之间。

【按语】本穴是足少阳胆经之合穴，又是筋之会穴，治疗范围颇广。"筋会阳陵泉"。筋病多需用此穴，且此穴也是治疗半身不遂之要穴。笔者常用之治坐骨神经痛之足少阳胆经型。

9. 悬钟

【简易取穴法】由外踝尖直上量四横指，当腓骨前缘处即是本穴。（见图4-68 悬钟）

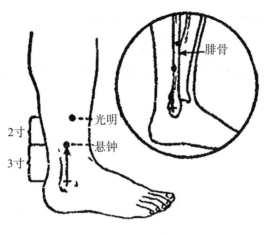

图4-68　悬钟

【手法与反应】常用点法、按压法。反应有局部酸、麻、胀，甚至可传至足趾。

【主治】手足不遂、头痛。

【参考资料】血管：胫前动、静脉分支。神经：分布着腓深、浅神经。肌肉：正当腓骨短肌和伸趾长肌分歧部。

【按语】本穴是足三阳经之大络，又是髓之会穴，八会穴之一，治疗范围颇广，尤有治髓病之特长。《内经》说"脑为髓海"，故此穴在临床常用于治疗脑性瘫痪及记忆力减退，神经衰弱，慢性骨髓炎，也善治瘫痪。

10. 丘墟

【简易取穴法】于外踝前下方，趾长伸肌腱外侧凹陷中取穴。（见图4-69 丘墟）

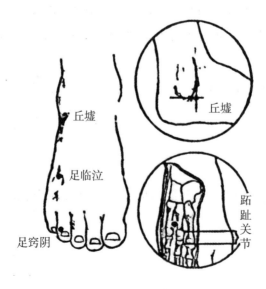

图4-69　丘墟

【手法与反应】常用点法与按压法。反应有局部酸、胀、麻,可传至足底。

【主治】下肢痿痹,足跟挛痛。

【参考资料】神经:分布着来自腓肠神经的足背外侧皮神经。血管:有胫前动脉的外踝前动脉。肌肉:趾长伸肌腱缘。

【按语】本穴是足少阳胆经之原穴,笔者用本穴治足内翻、足下垂,配解溪、太冲,屡获奇效。

11. 急脉

【简易取穴法】于耻骨联合下旁开2.5寸动脉应手处取穴。(见图4-70急脉)

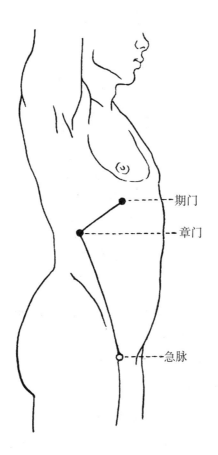

期门

章门

急脉

图4-70　急脉

【手法与反应】常用按压法、按拨法。反应有局部酸,胀,麻,热,且可传至足底。

【主治】下肢瘫痪,小腹痛,疝气。

【参考资料】此穴深层有股动、静脉通过。其外侧有股神经通过。由髂腹股沟神经司皮肤感觉。

【按语】笔者用两手大鱼际分别压在左右急脉片刻，突然放开时，患者自觉两下肢有两股暖流直冲足部，常治下肢麻木。

12. 髀关

【简易取穴法】仰卧，伸直下肢，髂前上棘与髌骨外侧缘相交于腹股沟处定为一点，由此点直下二横指处取穴。（见图4-71髀关）

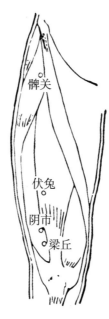

图4-71　髀关

【手法与反应】常用点法、按压法。反应有局部酸、麻、胀，可传到膝部。

【主治】下肢瘫痪，腰膝冷痛。

【参考资料】血管：深层有旋股外侧动、静脉分支。神经：有股外侧皮神经。肌肉：在缝匠肌和阔筋膜张肌之间。

【按语】本穴位于股四头肌上，股四头肌主要功能是提腿，笔者常用此穴并用重点手法治疗中风偏瘫，使患者早日恢复步行，本穴也为治股骨痹痛的要穴。

13. 足三里

【简易取穴法】患者正坐或仰卧屈膝，外膝眼直下3寸，距胫骨前缘外侧一横指处取穴。（见图4-72足三里）

【手法与反应】常用按压法、按拨法及点法。反应有局部酸、胀感，可传到足踝。

【主治】下肢瘫痪、腹痛、腹泻、膝关节疼痛。

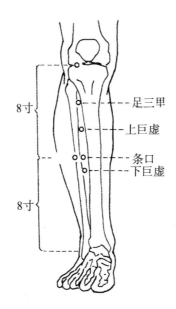

图4-72 足三里

【参考资料】血管：有胫前动、静脉。神经：起自脊髓腰 4～骶 1 节段。浅层有腓肠外侧皮神经及隐神经的皮支，深层有腓深神经通过。肌肉：对应胫前肌上部。

【按语】本穴是胃经的合支，属五输穴之一，又是四总穴之一（肚腹三里留），治疗范围甚广，且有保健作用。

14. 丰隆

【简易取穴法】于外踝前缘平外踝尖处与外膝眼连线之中点，距胫骨前缘约二横指处取穴。（见图 4-73 丰隆）

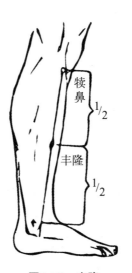

图4-73 丰隆

【手法与反应】常用点法及按压法。反应有局部胀、麻感觉。

【主治】小腿麻、痛，下肢瘫痪。

【参考资料】血管：有胫前动、静脉分支。神经：起自脊髓腰 5～骶 1 节段的腓浅神经，腓外侧皮神经，司皮肤感觉。肌肉：胫前肌肌腹之外缘。

【按语】婴儿瘫急性期常用穴。本穴是胃经之络穴，别走足太阴脾经，长于降逆祛痰，善治呼吸道疾病。

15. 解溪

【简易取穴法】平卧，足背伸，踝关节前横纹中两条大筋（趾长伸肌腱与踇长伸肌腱）之间的凹陷处，与第二足趾正对处取穴。（见图 4-74 解溪）

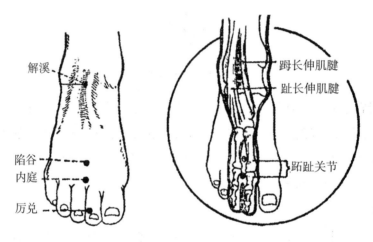

图4-74　解溪

【手法与反应】常用点法及按压法。反应有局部酸、麻感，可传至足趾。

【主治】下肢瘫痪，痿痹。

【参考资料】血管：有胫前动脉通过。神经：有腓深神经经过，腓浅神经司皮肤感觉。肌肉：踇长伸肌与浅趾长伸肌之间。

【按语】本穴是足阳明胃经的终穴，主要用于治疗踝关节炎，笔者用于治足下垂，每获良效。

16. 阴陵泉

【简易取穴法】坐位，用拇指沿小腿胫骨内侧内缘，由下往上推至拇指抵膝关节下时，胫骨向上方弯曲时之凹陷处即是本穴。（见图 4-75 阴陵泉）

【手法与反应】常用点法、按拨法及按压法。反应有局部酸、胀感，可传至足部。

【主治】下肢瘫痪、膝痛、月经不调。

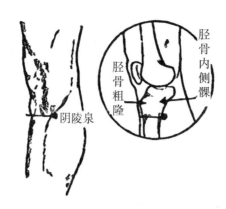

图4-75　阴陵泉

【参考资料】血管：前方有大隐静脉、膝上动脉，最深层有胫后动、静脉。神经：浅层起自脊髓腰 3～4 节段的隐神经发出的小腿内侧皮神经，深处有起自脊髓腰 5～骶 1 节段的神经。肌肉：深部有腓肠肌内侧头前缘。

【按语】本穴是脾经之合穴，主治脾胃二经之疾，配气海、三阴交治小便不利。

17. 三阴交

【简易取穴法】以手四指并拢，小指下缘紧靠内踝尖上，食指上缘所在水平线在胫骨后缘交点取穴。（见图 4-76 三阴交）

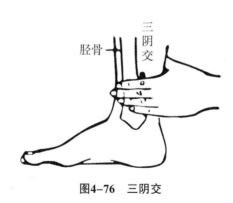

图4-76　三阴交

【手法与反应】常用按拨法及按压法。反应有局部胀、酸感，并传到足尖。

【主治】下肢瘫痪、遗尿。

【参考资料】血管：深部有胫后动脉通过。神经：深部有胫神经、隐神经司皮肤感觉。肌肉：对应比目鱼肌前缘内侧。

【按语】本穴是足太阴脾经、足厥阴肝经、足少阴肾经所经之处，为三阴经会穴，统治三阴之病，尤以治生殖器、泌尿系统之疾见长。笔者临床治中风病，如遇足内翻者，此穴不宜，否则有加重内翻之势。

18. 浮郄

【简易取穴法】委中直上1寸是委上穴，委上穴外旁，股二头肌之内缘凹陷处取穴。（见图4-77 浮郄）

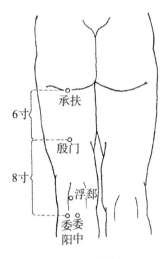

图4-77　浮郄

【手法与反应】常用点法、按压法、按拨法。反应有局部酸、胀、麻感，可传到足外侧。

【主治】下肢瘫痪，膝关节痛。

【参考资料】此穴内有股深动、静脉第三穿支，股后侧皮神经司皮肤感觉，股二头肌腱与肌外侧肌之间。

19. 昆仑

【简易取穴法】跟腱外侧，平外踝尖后凹陷处取穴。（见图4-78 昆仑）

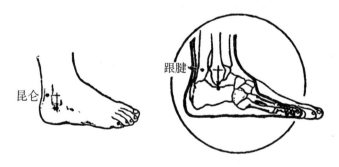

图4-78　昆仑

【手法与反应】常用按压、按拨法，按拨时向外踝尖方向用力。反应有酸、麻，可传至足底。

【主治】头痛，脚跟痛，腰腿痛。

【参考资料】此穴内部有小隐静脉及外踝后动、静脉，为腓肠神经所经处，有腓骨长肌短肌腱。

【按语】本穴是足太阳经之终穴，是治疗下肢瘫痪的必用穴。

20. 大趾间

【简易取穴法】于第一、二趾关节间取穴。

【手法与反应】按压时向第一趾关节方向用力，亦常用点法。反应有酸、麻胀传至下肢外侧。

【主治】上肢瘫痪，头痛。

【参考资料】此穴内有趾背动脉，分布着腓浅神经的足背内侧神经并有腓深神经的终支。

21. 小趾间

【简易取穴法】于第四、五趾关节间取穴。

【手法与反应】按压时向第五趾关节用力。亦常用点法。反应有酸、麻、胀传至下肢外侧。

【主治】下肢瘫痪，头痛。

【参考资料】此穴内有来自胫前动脉的足背动脉，分布着来自腓浅神经的足背中间神经。

22. 趾甲根和趾关节

【简易取穴法】于每个趾甲根部稍上方，及第二、三、四、五趾关节两侧及掌侧取穴。（见图4-79 趾甲根和趾关节）

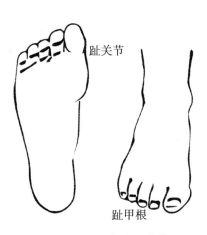

趾关节

趾甲根

图4-79　趾甲根和趾关节

【手法与反应】每处掐 3 ~ 5 次，可交替使用。反应有局部痛、热感。有些患者头部有热、胀感。

【主治】下肢瘫痪、中风、昏迷。

【参考资料】每一趾甲的根部分布有掌侧固有神经之末梢，每一趾关节两侧下有副韧带，均有趾掌固有神经通过。

【按语】常用此穴治中风下肢瘫痪，能使患肢迅速恢复功能活动。

23. 涌泉

【简易取穴法】于足底前、中三分之一交界处，卷足时呈凹陷中取穴。（见图 4-80 涌泉）

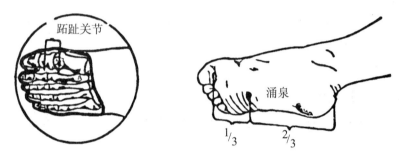

图4-80　涌泉

【手法与反应】常用点法、按拨法及按压法。反应有局部胀、酸感及痛感。

【主治】下肢瘫痪、休克急救、小儿惊风、高血压。

【参考资料】血管：深部有足底弓。神经：起自脊髓腰 3 ~ 骶 1 节段的第二趾底跖侧总神经，由跖外侧神经司皮肤感觉。肌肉：屈趾短肌、跖腱肌。

【按语】本穴是足少阴经之井穴，五输穴之一。该穴在人体最下面的足底部，有滋水壮火之功，传统针灸取穴是上病下取，左病右取，右病左取，以阴引阳，从阳引阴，故此穴可用于治神经性头病及高血压、中风。颜面潮红者，针灸此穴常可缓解症状，此穴还可治小儿急惊风，目上翻，妇女胎位不正。

六、背面和正面常用穴位

前面细述了人体各细分部位常用穴位，大略来说，人体正面和背面各有一些常用穴位，列简图如下（见图 4-81、图 4-82），不再一一赘述。

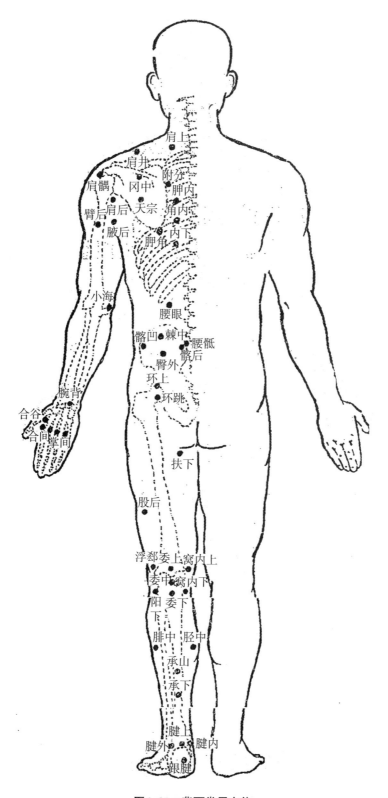

图4-81　背面常用穴位

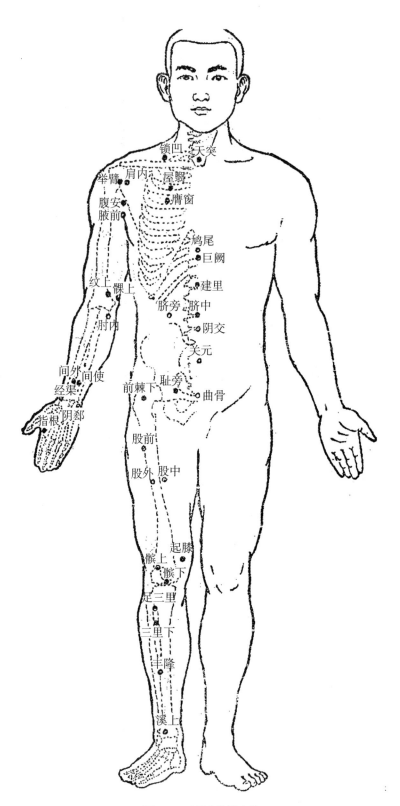

图4-82　正面常用穴位

第五节 常用刺激线——16条

一、上肢刺激线6条

第1条——起于掌侧横纹桡侧端，沿前臂桡侧经肱桡肌隆起线，止于肘横纹桡侧端（相当于手太阴经循行线的一部分）。

第2条——起于掌横纹中点，沿前臂中线经肘关节与肱二头肌，止于肩关节前方（手厥阴心包经循行线的一部分）。

第3条——起于掌侧腕横纹尺侧端，沿前臂尺侧，经肘关节，止于腋前纹头（相当于手少阴心经循行线的一部分）。

第4条——起于背侧腕横纹的尺侧端，沿前臂尺侧经肘内、上臂内侧，止于腋后肩贞穴（相当于手太阳小肠经循行线的一部分）。

第5条——起于二、三、四、五掌指关节背侧，各自沿伸指总肌腱经腕背中点，沿前臂背侧中线至肘关节（相当于手少阳三焦经循行线的一部分）。

第6条——起于背侧腕横纹的桡侧端，沿前臂桡侧，经肘关节外侧，沿肱二、三头肌间隙，止于肩峰（相当于手阳明大肠经循行线的一部分）。

二、下肢刺激线8条

第1条——起于踝关节前面，沿胫前肌经髌骨外侧，止于髂前上棘下缘（相当于足阳明胃经循行线的一部分）。

第2条——起于足五趾趾关节背侧，沿各伸趾肌腱经踝关节，沿胫前肌外缘、膝关节外侧、股外侧，止于髂前上棘后凹陷处（相当于足少阳胆经循行线的一部分）。

第3条——起于跟腱内侧，沿腓肠肌内侧，经膝关节内侧，沿股薄肌隆起线，止于此肌之止点（相当于足少阴肾经循行线的一部分）。

第4条——起于内踝后凹陷处，沿胫骨与腓肠肌间隙，经膝关节内侧，一条沿缝匠肌隆起线，止于髂前上棘之下；另一条沿内收肌隆起线，止于腹股沟（相当于足厥阴肝经和足太阴脾经循行线的一部分）。

第 5 条——起于跟腱止端，沿腓肠肌内侧隆起线，腘横纹内侧头、半膜肌和股二头肌间隙，止于坐骨结节（相当于足太阳膀胱经循行的一部分）。

第 6 条——起于跟腱止端，沿腓肠肌中线，经腘窝——半腱肌、半膜肌和股二头肌间隙，止于坐骨结节（相当于足太阳膀胱经循行的一部分）。

第 7 条——起于外踝，沿腓肠肌外侧隆起线至腘横纹外侧头，经股二头肌隆起线，过大粗隆上缘，止于髂后上棘。

第 8 条——起于外踝，沿腓骨长肌隆起线，抵腓骨小头前下方，过髌骨外缘经股外侧肌外缘，止于髂嵴中点（相当于足少阳胆经循行线的一部分）。

三、背腰部刺激线 2 条

第 1 条——起于后发际处，沿脊柱两侧 1 ～ 2 寸处向下，止于腰骶关节之两侧（相当于足太阳膀胱经循行背部第一侧线的一部分）。

第 2 条——起于第一胸椎两旁，沿脊柱两侧 3 寸处向下，止于骶骨上缘（相当于足太阳膀胱经循行背部第二侧线的一部分）。

点穴疗法的穴位共 100 多个，常用者 50 ～ 60 个，刺激线 16 条。其循行途径在某些部位与针灸十四经循行线相重，故相当于某经循行线的一部分。

附： 人体正面、背面、下肢内外侧点穴常用刺激线。（见图 4-83 ～图 4-86）

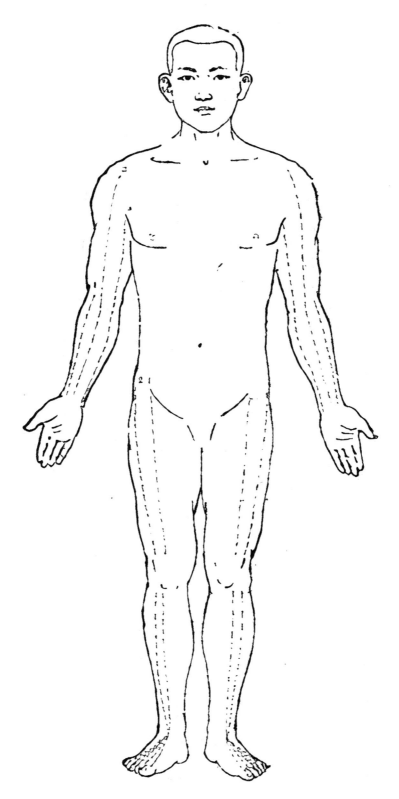

图4-83　点穴常用刺激线（正面）

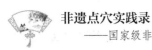

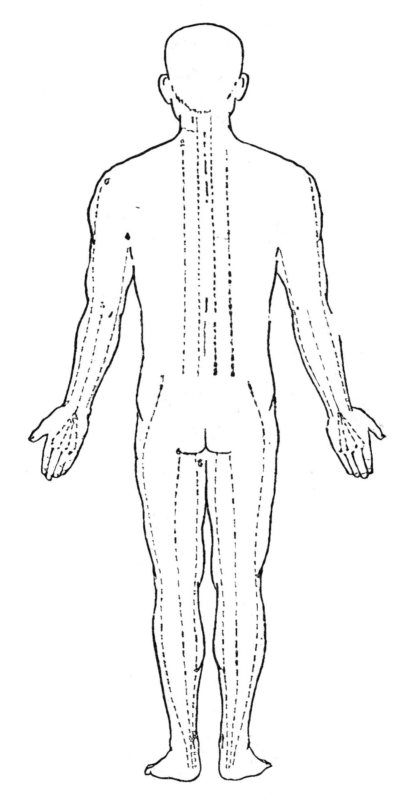

图4-84 点穴常用刺激线（背面）

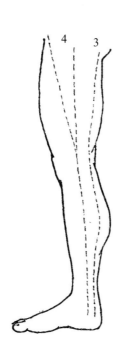

图4-85 下肢内侧刺激线

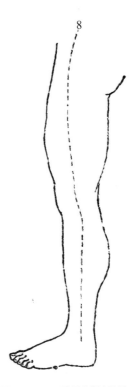

图4-86 下肢外侧刺激线

（陈耀龙　陈淑慧）

159

第五章　点穴疗法的临床检查与诊断

点穴疗法由于适应证比较广，临床涉及内、外、妇、儿科、骨伤科、神经科等多个学科。因此，要求医者要有比较扎实的中西医学基础，对疾病需要做深入细致的检查，方能做出正确的诊断，一般可按一看、二问、三摸、四对照、五定位的顺序进行。

【一看】

包括以下内容：

1. 看神色

主要观察患者面色、眼神、表情、语言、气息等方面的变化。

2. 看形态

主要看因病种病变部位的不同所出现不同的形态和步态。如共济失调型的脑性瘫痪呈酒醉步态，强直型的出现剪刀步态甚至角弓反张；小儿麻痹后遗症，臀大肌麻痹病者，行走时身体后仰；股四头肌麻痹重者手扶膝走路，臀中肌麻痹重者，行走时身体向患侧倾斜，腘绳肌麻痹重者，出现膝过伸，双侧均麻痹较重者可出现"O"形腿；痉挛性斜颈者，出现头颈部歪斜等。

3. 看局部

（1）看畸型：脑性瘫痪，脑炎后遗症，小儿麻痹后遗症等，肩、肘、腕、膝、踝等均有不同程度的畸形，如前臂内旋，足内翻、足外翻，足下垂，弓形足，膝过伸等，另外对各种瘫痪患者还应注意看其肢体肌肉萎缩的情况。

（2）看肿胀、瘀斑：人体损伤，多伤及气血，以致气滞血瘀，瘀不散，瘀血滞于肌表，则为肿胀，瘀斑。故需观察其肿胀的程度以及色泽的变化。新伤瘀肿较甚，陈旧伤肿胀和色泽不明显。

（3）看肢体功能：注意肢体的活动情况。

1）诸肌群肌力的检查：肌力分六级。

0级：肌肉无任何收缩现象（完全性瘫痪）。

1级：可见肌肉收缩而无肢体活动（接近完全瘫痪）。

2级：仅能引起关节活动，不能对抗重力（重度瘫痪）。

3级：能克服重力而动作，如肢体能从床上抬起（中度瘫痪）。

4级：能做抵抗阻力的运动（轻度瘫痪）。

5级：正常肌力。

2）姿势步态检查

姿势步态见表5-1。

163

表5-1 异常步态的种类、临床特点及其代表的疾病

异常步态	临床特点	代表的疾病
1. 偏瘫步态（见图5-1）	瘫痪侧上肢屈曲，内旋，下肢伸直，步行时下肢向内画圈圈，足内翻，下垂	脑性瘫痪
2. 截瘫步态（剪刀）（见图5-2）	瘫痪两下肢强直内收，步行时一前一后交叉呈剪刀状，步态小而缓慢，足尖擦地步行	痉挛性截瘫（脊髓疾病）先天性脑性瘫痪（Little）病
3. 小脑（蹒跚）步态（见图5-3）	行走时前仆后跌，躯干左右摇晃，基地增宽，不能走直线	小脑疾病、前庭疾病
4. 震颤性麻痹（慌张）步态（见图5-4）	行走时躯干强硬微前屈，双臂不动，步履细小，伴有突进现象	震颤性麻痹、老人散在性多发性小软化灶
5. 肌病（鸭步）步态（见图5-5）	登攀性起立，行走时步态缓慢，鸭步，挺腰，足尖步行	进行性肌营养不良症、先天性髋关节脱臼
6. 跨阈（鸡步）步态（见图5-6）	腓总神经麻痹时足下垂，行走时患肢抬得很高，以免足趾碰撞地面	腓总神经麻痹、弛缓性截瘫
7. 蹜步态（见图5-7）	行走时难以掌握平衡，步行不稳，足抬高，脚踵用力拍地	脊髓痨、共济失调
8. 跛行步态（见图5-8）	一侧臀中肌病变，行路时躯干向患侧弯曲，并左右摇摆	臀中肌麻痹
9. 间歇性跛行	行走时发生小腿酸、软、痛及疲劳感，有跛行，休息时则消除，再继续行走可发生	下肢的动脉慢性闭塞性病变，例如动脉硬化症、闭塞性血栓性脉管炎、短暂性脊髓缺血（腰膨大且供血不足）先天性腰椎管现在狭窄症

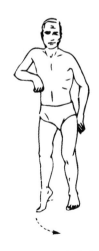

图5-1 偏瘫步态

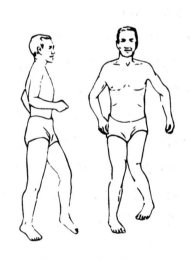

图5-2 截瘫步态

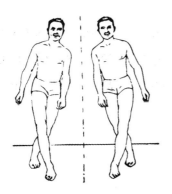

图5-3　小脑蹒跚步态

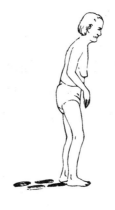

图5-4　震颤性麻痹步态

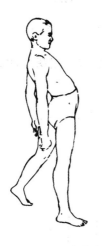

图5-5　肌病步态

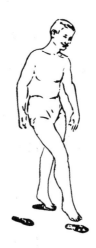

图5-6　跨阈步态

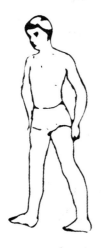

图5-7　踵步态

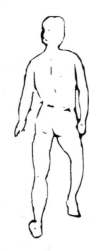

图5-8　跛行步态

3）足型检查

爪形足（槌足）：足趾基节高度背屈，中节与末节向足底跖屈。（见图5-9）

马蹄足（尖足）：由于胫前肌和足趾长伸肌麻痹引起麻痹性垂直型马蹄足（见图5-10）。若单纯是胫前肌麻痹，则马蹄足再加上足外翻，形成外翻马蹄足，相反，单纯是脚趾的伸肌群麻痹则形成内翻马蹄足。

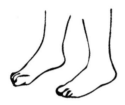 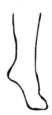

图5-9　爪形足　　　　　　　　图5-10　马蹄足

足下垂：在部分马蹄足中，由于弛缓性麻痹，下肢提高，足尖下垂，称足下垂。（见图5-11）

钩足：小腿三头肌萎缩，胫前肌和趾伸肌紧张度相对增高，因此足背屈，足跟下垂，形成钩足。（见图5-12）

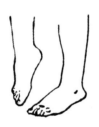 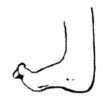

图5-11　足下垂　　　　　　　　图5-12　钩足

内翻足：足内缘向上，外缘向下的状态。（见图5-13）

弓形足：足弓的生理弯曲加大形成弓形足。（见图5-14）

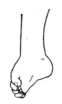 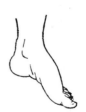

图5-13　内翻足　　　　　　　　图5-14　弓形足

足外翻：由于腓骨肌群收缩所致。（见图5-15）

扁平足：与弓形足相反，由于腓骨长肌、趾长屈肌麻痹所致，趾弓消失。（见图5-16）

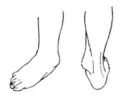 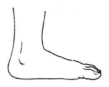

图5-15　足外翻　　　　　图5-16　扁平足

4）神经反射检查

皮肤的节段性支配脊髓分为31个节段（见图5-17）。每节段通过躯体感觉纤维管理一定区域的皮肤感觉。其节段性以躯干部最为典型，其中第二胸节段支配胸骨角平面皮肤，第四胸节段支配乳头平面皮肤，第十胸节段支配脐平面皮肤，第一腰节段支配腹股沟平面皮肤。当脊髓损伤时，可出现相应的皮肤感觉障碍。临床可依据这些障碍推断脊髓的受损部位。

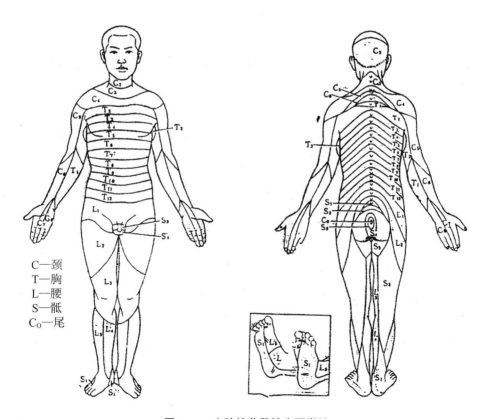

C—颈
T—胸
L—腰
S—骶
Co—尾

图5-17　皮肤的节段性支配脊髓

①深反射

肱二头肌反射（C5～6）：前臂屈曲，医生拇指置于肱二头肌腱上，然后用叩诊锤捶打拇指，则患者前臂屈曲。

肱三头肌反射（C6～7）：肘关节处于屈曲略呈钝角，叩击尺骨鹰嘴上肱三头肌腱，则前臂呈现伸直跳动。

桡骨膜反射（C5～8）：肘半屈，叩击桡骨茎突上方，引起肘屈，有时手指会有屈曲动作。

膝反射（L2～4）：仰卧位时下肢在膝关节处约屈成120º，坐位时两腿自然下垂，叩击髌骨前韧带，则股四头肌收缩使小腿呈伸直动作。

跟腱反射（S1～2）：仰卧位下肢外旋，膝关节微屈，检查者一手向背侧轻推患者足跖，使足背屈，并叩击跟腱引起腓肠肌和比目鱼肌收缩，使呈现足跖屈动作。

②浅反射

腹壁反射（T7～12）：患者仰卧，医者以棉花签分别由外向内轻划两侧腹壁，分上（T7～8），中（T9～10），下（T11～12）三部分而引起相应部位腹壁收缩。

提睾反射（S1～2）：患者仰卧分开两腿，自上而下或自下而上，轻划大腿内侧皮肤，引起同侧睾丸上提。

肛门反射（S3～5）：患者仰卧或侧胸位，医者以钝器或针轻划肛门附近皮肤，引起肛门括约肌收缩。

③病理反射

霍夫曼（Foffmann）征：检查者以食指、中指夹住患者半伸位的食指或中指，然后迅速弹此指甲，如引起拇指内收，其他诸指迅速掌屈运动，为阳性，临床意义为锥体束即大脑皮层脊髓束及皮层延髓束（或各中枢运动神经元或上运动神经元）损伤在上肢表现最重要的临床体征。

巴彬斯基（Babinski）征：以钝器划足底外侧皮肤，大脚趾背伸，其余四趾呈扇形分开且跖屈，为阳性，为锥体束损伤在下肢表现最重要的临床体征。

髌阵挛：患者下肢伸直，医者一手扶其足并背屈，另一手扶髌骨上缘并向远侧突然推动，引起痉挛收缩为阳性，为锥体束损害的体征。

踝阵挛：患者下肢伸直或微屈膝，医者一手扶其大腿前面，另一手扶足并突然背屈，引起踝部痉挛抖动为阳性，为锥体束损害的体征。

④脑膜刺激征

克尼格（Kernig）征：下肢髋、膝关节均屈曲成直角，然后抬起小腿，正常者可达

135º 以上，如遇抵抗不能超过此角度者为阳性。

布鲁斯基（Buryzinski）征：

颈征：患者仰卧，两腿伸直，医者将其颈前屈，双下肢自动屈曲者为阳性。

腿征：医者屈曲患者一侧膝关节后，再使同侧髋关节向腹侧强力屈曲，则引起对侧膝、髋关节自动屈曲，或一侧髋关节屈曲后再伸其小腿，亦可见对侧膝、髋关节屈曲。

耻背征：压近耻骨联合，引起双侧膝、髋关节自动屈曲。

⑤被动运动的检查：被动运动有无阻力，被动运动关节活动度，并可将主动和被动运动相对比。

（4）看舌

看舌主要分为观察舌质及苔色（详见高等中医药院校规划教材《中医诊断学》）。

4. 量法

（1）肢体长短，周径测量：测量肢体周径时须量其最大周径。双侧对比，肢体置于对称位置检查其周径。

（2）全身各关节可活动方向及范围的测量。

【二问】

1. 主要症状及发病时间

主要问患者的主要症状及发病的时间。伤科患者的主要症状，主要有几个方面：运动感觉功能的障碍疼痛，畸形（包括错位、挛缩）肿物，二便控制等情况。

2. 发病时长及病情关键

主要问发病时间的长短，是突然发病（伤科疾病为急性损伤）还是逐渐形成，病情是逐渐发展加重（疾病继续在发展），还是停止发展或有所恢复（疾病进入恢复或后遗症期）。

（1）检查伤科疾病应注意患者受伤时的原因和体位，如跌仆、闪挫、扭、堕、坠等，以及询问暴力的性质、方向和强度，损伤时患者当时所处的体位、情绪等。

（2）疼痛：详细询问疼痛的起始日期、部位、性质、程度。应问其是剧疼、酸痛或麻木；疼痛是持续性或间歇性，是加重或是减轻；疼痛的范围在扩大、缩小或是局限于固定部位，是否多发、游走，有无放射疼，放射到何处，服止痛药后能否减轻；各种不同动作（负重、咳嗽、喷嚏等）对疼痛有何影响；疼痛与气候变化有无关系；休息及白天、黑夜对疼痛程度有无改变等。

（3）遇伤科疾病患者有功能障碍时，应问其是受伤后立即发生的，还是过了一段时间以后才发生。一般骨折，脱位后活动功能多立即丧失；伤筋大多过了一段时间后症状随着肿胀而逐渐加重。

（4）遇神经科疾病患者，应问瘫痪的部位，即患者诉说无力的部位，是在全身还是半身，是在某个肢体还是仅涉及某种动作时，是在肢体的远端还是近端。对于功能障碍的程度，要了解是否影响坐起，站立，行走，上下楼，进食，构音，呼吸等动作，或仅影响手部的精细动作。对于其他伴发症状如麻木，疼痛，挛缩，萎缩，失语，排尿障碍，抽搐不自主的动作等，也要问及。

（5）麻木：患者诉说的麻木，可能泛指感觉减退，缺失，感觉异常，感觉性痫性发作，根据疼痛或瘫痪，需要确切了解，区别，需要注意其性质和范围、发展过程和发生前有无疼痛等。

3. 过去史，家族史

（1）过去史

1）生长发育史：患者母亲怀孕时的健康情况，有无严重感染、持续呕吐、营养缺乏、阴道出血、子痫等病症，怀孕时的年龄；出生时是否被施过麻醉或产钳，有无青紫，窒息，惊厥或黄疸，吮乳，发育是否正常。发育情况：发育里程，儿童期生过的疾病，学习能力等，这对儿童患者尤为重要。

2）个人史：个人生活记录，饮食习惯，有无烟酒等不良嗜好，职业及工作情况等。

3）过去病史：应注意外伤，感染，中毒，心血管障碍，过敏，肿瘤。

（2）家族史：特殊遗传性疾病，如遗传家族性共济失调、肌营养不良。对家庭成员中有无和患者疾病有关的癫痫、癌肿、周期性瘫痪、偏头痛等病史也应注意。

【三摸】

关于摸法的重要性及其使用方法，历代医学文献中有许多记载，如《医宗金鉴·正骨心法要旨》说："以手摸之，自悉其情。"

主要用途：

1. 摸压痛

根据压痛的部位、范围、程度，首先确定疾病是联属脊椎和其他关节，还是非联属脊椎和其他关节。

就联属脊椎的疾病而言，棘突、棘间一侧均有明显压痛，或有叩击痛，一般体位没有在受限体位方可出现。如腰椎椎管狭窄、腰椎间盘突出症，上身后伸时方可出现。如双侧出现压痛，除胸椎旋转性损伤、棘上韧带损伤外，一般为内脏疾病的反应，现代医学称其为海氏区，中医学称其为经络反应点，这与上述疾病是不一致的。在根据疼痛情况明确疾病分类的基础上，再确定具体疾病。如脊椎小关节综合征，棘突、棘间一侧有压痛，但一般无放射痛，或有放射痛也不过膝；如腰椎间盘突出症，一般有明显叩击放射痛，且放射痛过膝，叩击局部时全身出现抖动且压痛较局限，以压迫为主，反之以损伤反应为主。

就非联属脊椎和其他关节的疾病而言，压痛局限为损伤范围小，压痛弥漫为损伤范围大。一触即反应敏感，一般为损伤早期或病变位置表浅。

2. 摸畸形

与脊椎有关联属性的疾病患者，常常可被摸到棘突偏歪及一侧棘突间隙增宽，脊椎出现侧弯；先天性马蹄内翻足摆不到正常位置上，骶髂关节半脱时，髂后上棘可变高。

3. 摸肌肉的硬软

此即触摸肌肉在放松和受限时的紧张度，刺激状态和非刺激状态下的紧张度。弛缓性瘫痪，放松时肌肉是软的，主动运动或刺激后，保持一定功能的肌肉紧张度正常性增高；强直性瘫痪，放松时肌肉是硬的，主动运动或刺激后广泛的肌肉紧张度异常性增高。腰腿痛患者因疼痛的刺激也可出现患处或受限姿势下部与肌群紧张度增高。

4. 摸肤温

从局部皮肤冷热的程度，可以辨识是热证或是寒证，了解患肢血运情况。热肿一般表示新伤或局部瘀热感染；冷肿表示寒性疾患；肢体冰凉，麻木，动脉搏动减弱或消失，说明有神经损伤。

5. 摸异常活动

在肢体关节正常活动的范围，肢体出现活动受限或超出活动范围，说明出现了性质不同的瘫痪，或关节受损后因疼痛而肌肉紧张等。

6. 摸反应物

应注意摸清部位大小、范围，质地的硬软度等。如腰椎三横突综合征患者，可能在第三腰椎横突处被摸到圆块状反应物，病史越久质地越硬。如截瘫患者出现骨化性肌炎的早期，可被摸到广泛性偏硬的肿物（但与骨分开），后期则与骨相连。

【四对照】

在感觉、肌力、反射、痛点、肢体周径、关节活动度等方面做对照及一些检查动作，正常活动，进行病侧（包括上下、前后、左右）健侧比较。

【五定位】

在对照比较的基础上确定病变位置、疾病所在部位及疾病表现的部位，辨证治疗。

附：点穴测病

1. 定义

点穴测病是取传统点穴方法、全息穴位，作为临床确定病变部位的一种辅助诊断手段。

2. 探测方法

医者用自己的拇指端外侧缘在患者左、右手的第二掌骨侧全息穴群进行均匀用力点压探查，寻找反应点。当点压到反应点时，患者自感有明显酸、痛感觉，反应点所在的部位便反映了人体病变部位。

3. 测病机理探讨

（1）全息胚学说——全息胚是全息诊疗的生理学基础，生物全息医学认为，人体某些局部排列着全身各器官的反射区，张颖清教授在人体的缩影第二掌骨侧发现了"穴位全息律并认为全息胚是生物体一种过去未被发现和认识的统一的结构和功能单位。作为整体，全息胚都有其对应部位，当人体整体上生病时，全息胚同各部位必然也发生变化，即'头痛头穴痛，足痛足穴痛'"。

（2）生物泛控论——人体是一个泛控系统，在泛控系统中，性质相同的靶向同一种泛作用发生同一范式的认别响应，全息胚与其对应的机体相应部位生物学特性相似，那么对同一种泛作用也会发生相似的反应。

（3）导平说：从系统论与中医整体观理论看，疾病的发生在于阴阳失调，即系统失衡，治病在于调和阴阳，以平为期。点穴正是源于这种作用于局部、效应于全身系统失衡导平的方法，因而，点穴测病的过程也是一种治疗的过程，其临床效果有待进一步探讨。

4. 诊断效果的评定

点穴探测结束与最后诊断的符合率初步定为 3 级。

（1）相符合：92%。

（2）不确切：6%。

（3）不相合：2%。

这说明点穴测病不失为其他诊断方法的互补方式。

（陈淑慧）

第六章　点穴疗法的临床应用

第一节 瘫痪类疾病

一、周围性面神经麻痹

【病因】

周围性面神经麻痹，多由于面神经管内非化脓性面神经炎引起的患侧面部表情肌瘫痪。其发病原因，目前尚不十分明了。但是，部分患者常在感冒及头面部受冷风吹拂后发病，中耳疾患，带状疱疹等亦可导致发病。本病属于中医学"口眼歪斜""口僻""口㖞"等范畴，一般认为是中风中络，脉络失养所致。

【临床表现】

通常起病较急，由于患侧表情肌瘫痪，受健侧肌肉的牵拉，致使口角向健侧歪斜，患侧鼻唇沟变浅甚至消失，皱额、蹙眉、闭目、露齿、鼓腮等动作发生障碍，部分患者尚有耳鸣，听力障碍及患侧舌前 2/3 味觉减退或消失。病程长者，可因患侧面肌挛缩而嘴角歪向病侧，称为"倒错现象"或有面肌跳动等。

【诊断与鉴别】

根据起病突然，一侧面部表情肌麻痹等特点的临床表现，应与中枢性面神经麻痹鉴别。中枢性面神经麻痹，其症状表现仅限于脸面下部的肌肉瘫痪，故闭眼、皱额、皱眉等均无障碍，且常伴有肢体瘫痪。

【治疗】

1. 点穴，通经活络。

①掐指甲根，指关节 2～3 遍。

②用拇指在患侧局部做推摩 20 次，然后用拇、食、中三指捏拿患侧皮肤，并配合捻动使皮下有温热感为宜。

③轻点及按压内眦、迎香、四白、地仓、颊车、垂根、翳风、牵正、耳轮交感等穴位。

④"唇睑刺激"点穴：对于口角歪斜者，可用手挤捏患侧嘴角边缘；对上眼睑下垂者，用较重手法按压内眦后，一手将上眼睑捏起，另一手挤捏上眼睑下缘。

2. "网络透穴针刺"疗法。

3. 其他：用生姜汁涂擦患侧面部表情肌，以表皮红润为度，切不可擦破皮肤。

【病案举例一】

何某，女，52岁，本市某公司职工，门诊号：0058754，嘴角向右侧歪斜3个月，先后经深圳市某人民医院，深圳市某附属医院等中、西医治疗无效，经人介绍到我所就诊。治疗前检查：嘴角向右侧歪斜，左眼睑不能闭合，鼓腮时左侧漏气，左额横纹消失，左侧鼻唇沟变浅。属顽固性周围性面瘫，点穴9次，左眼睑即可闭合，口眼歪斜减轻，点穴配合"网络透穴针刺"治疗一个月而愈。（见图6-1 周围性面瘫案一）

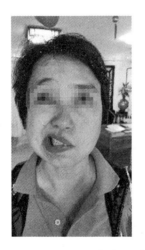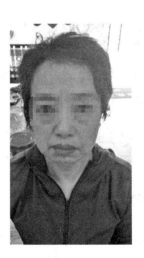

图6-1　周围性面瘫案一

【病案举例二】

李某：男，39岁，深圳市某公司员工，门诊号：0864382。患周围性面瘫，经多方治疗两个多月未效。经朋友介绍前来治疗，治疗前检查：嘴角向左侧歪斜，右眼睑不能闭合，鼓腮时右侧漏气，右额横纹消失，右侧鼻唇沟变浅。属顽固性周围性面瘫，采用"唇睑刺激"点穴配合"网络透穴针刺"治疗一个半月而愈。（见图6-2 周围性面瘫案二）

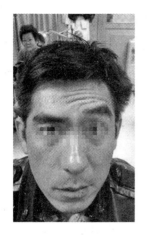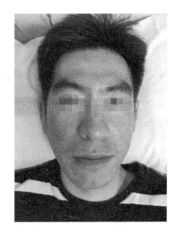

图6-2 周围性面瘫案二

【小结】

面神经麻痹用点穴治疗效果可靠，翳风穴、牵正穴、耳轮交感等穴位为敏感点，特别是捏挤唇睑能使口眼歪斜较快纠正。对顽固性周围性面瘫配合"网络透穴针刺"治疗效果更好。该研究是2013年度广东省中医药局科研项目（20131044），"网络透穴"针法是笔者在长期的针灸临床中根据中医经络学说、面部神经肌肉解剖、神经生理学等理论为基础总结发展起来的一种新型的针刺方法。面瘫是由面部表情肌为主的肌肉弛纵缓不胜收所致。面部肌肉结构不同、分布位置及功能也各不同。"网络透穴"针法，是将各个单一的穴位，如同网络一样连接起来，最大效应地发挥疏通经络、行气活血的作用，其功效远远大于单个穴位的简单相加。注意，该病应及早治疗，若误治失治留下后遗症，可出现面肌痉挛、面肌萎缩、倒错（可采用左病右治或右病左治）。教患者配合自我按摩，配服中药牵正散，内外结合疗效更佳。

二、中风偏瘫

【病因】

临床上很多疾病可以并发偏瘫，而以脑血管疾病（如脑溢血、脑血栓形成、脑栓塞）引起最为多见。

1. 脑血栓形成

脑血栓形成是老年人最常见的一种脑血管疾病，占中风患者的一半以上。由于脑血管管壁受损，血管内腔表面粗糙，进而管腔狭窄，再加上血流缓慢，血液黏稠，血的凝固性增高等情况，使脑动脉血液流通受阻，而形成血栓。发病较为缓慢，病情渐渐进展，发病以前可能有过肢体麻木等脑供血不足的病史。患者的症状因损害部位和损害的程度不同而相异，如昏迷，伴有一侧面瘫或舌头偏斜的，一侧肢体瘫痪或单独的偏瘫，一侧肢体的感觉障碍，偏盲（视野的半侧缺损），失语等。多数患者的半身瘫痪并不伴有意识障碍，血压不高，脑脊液的压力不高而且没有血液成分。

2. 脑出血

脑出血（脑溢血）发病率在脑血管意外中占第二位，是一种脑组织内的血管破裂，血液外溢而致的脑损伤。本病的主要致病因素是脑动脉硬化、高血压。其他如动脉瘤、血管畸形等血管病变和一些血液病等也可以造成脑出血，但为数较少。脑内动脉血管硬化，血管壁脆弱或损伤，再加上血压骤升是最常见的发病原因。这种病一般常见于50～60岁，体格健壮，素有高血压病史、吸烟、嗜酒者。而发病亦见于喜、怒、惊、恐等情绪波动及噩梦等情况下，或精神紧张、体力活动以及酗酒之后。

此病发病急骤，病情凶险、严重，多突然仆倒，昏迷，一侧偏瘫。昏迷持续时间和深浅因病情轻重而不同，昏迷可以是数小时，数天，甚至死亡。度过昏迷期以后的患者可有头痛、呕吐、偏瘫、偏盲、失语、口眼歪斜、半身感觉障碍等部分或全部症状。血压高或波动大，脑脊液压力高，呈血性。

3. 脑栓塞

在中风中本病所占的比例在1/10以下，为数不多。这是身体其他部位的静脉或心脏内脱落的栓子（如凝血块、细菌栓子、赘生物、气栓、脂肪栓子等）梗阻于脑内的血管中造成脑组织供血障碍。本病多发于年轻人，多伴风湿性心脏病、产褥感染等病史；起病骤然，昏迷较轻，持续时间较短；主要症状为偏瘫、失语等。患者不一定有血管疾病病史，血压也不高，脑脊液正常。

中医学称其为"中风""偏枯"，多因脏腑阴阳平衡失调，忧思恼怒，导致肝阳偏亢，或饮酒暴食后，生痰化热而引动内风，或平素气血亏虚所致。

【临床表现】

上述三种脑血管疾病都有一个共同的特点，即患者一侧肢体运动或感觉障碍，同时伴有口眼歪斜、流涎水、语言不清或失语等。患肢一般为痉挛性瘫痪。（发病初期以软瘫为主要表现）

【治疗】

通经活络，点穴治疗一般应在病情稳定的情况下开始，此处列举之方法为瘫痪类常规治疗方法。

1. 开穴治疗

掐指（趾）甲根各 3～5 遍，点按灵龟八法之公孙（父）——内关（母）、足临泣（男）——外关（女）、后溪（夫）——申脉（妻）、列缺（主）——照海（客）3～5 遍。

2. 常规治疗

用终始穴位治疗法：医者一手掐患肢指端甲角穴，一手叩患肢对侧头部运动区下三分之一处；一手掐患肢趾端井穴，一手叩患肢对侧头部运动区上三分之一处。

【辨证】

选取患肢刺激线：上肢以第 1、2、5、6 条为主，下肢以第 1、2、4、6、7 条为主，均用轻点，遇穴位手法加重，次数要多，对上肢瘫者以较重手法点其胸背部刺激线，对下肢瘫者，以较重手法点其腰背部刺激线，并沿华佗夹脊穴按拨。

上肢常用穴位：合谷、阳溪、外关、手三里、臂臑、尺泽、血海、极泉。

下肢常用穴位：解溪、足三里、伏兔、髀关、丘墟、悬钟、阳陵泉、风市、环跳、照海、三阴交、阴陵泉、血海、承山、委中、承扶、浮郄。

头颈部常用穴位：百合、四神聪、风池、哑门、风府、大椎。

腰部常用穴位：肝俞、脾俞、肾俞、腰阳关、腰眼、华佗夹脊。

对面瘫者，可参照周围性面神经麻痹治法；对失语者，指压舌根数次，再以纱布包住舌体向外牵拉；对发不出音者，压天突、人迎穴；对关节僵硬者，予以松筋利关节。

【其他治疗】

功法训练：太极拳中的无极功、站桩功、升降功、开合功、虚实功等对中风病的康复有积极的意义。这些功法具有平衡阴阳、调和气血、疏通经络的作用，促使已经发生障碍的功能活动得以恢复。

功能训练：患者应及早配合功能锻炼，以防患肢肌肉萎缩及关节变形，卧床时，健侧在下，患侧在上。能自行运动后，可进行扶物站、扶物走、独自逐渐行走的锻炼。血压偏高者，可配合中、西药物治疗。

【病案举例一】

王某，男，51岁，汽车司机，一个半月前因突发中风，经江苏太仓市某中医院急诊抢救，诊断为左侧基底节脑出血，住院康复治疗一个半月后右侧半身活动受限，无法站立。为进一步诊治，于2021年3月12日来华武堂国医馆就诊，病后纳可，睡眠较差，大便干结。脉弦滑，舌质暗红，苔黄腻。（见图6-3中风偏瘫案一）

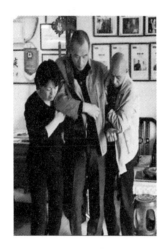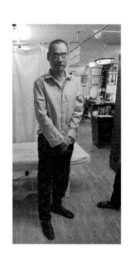

图6-3　中风偏瘫案一

专科检查：

右侧上肢肌力3级，右侧手前臂内侧挛缩，手指背伸受限，右侧肩关节外展10°。Hoffmann（霍夫曼）征（阳性）。左侧下肢肌力5级，右侧足下垂，右侧下肢肌力2+级。右足趾屈肌肌力1级，足背伸肌肌力1级，右下肢肌张力增高（++），直腿抬高5°。右侧巴彬斯基征（阳性）、右侧踝阵挛（阳性）。血压：142/90mmHg。

【诊断】

西医：左侧基底节脑出血。

中医：中风病——中经络（肝阳上亢）。

【治疗】

1. 非遗点穴。

2. 电针。

3. 指导康复训练。

【治疗经过】

定期改变体位，保持良好坐姿，坚持功能锻炼，保持乐观积极的态度面对疾病，观察血压，清淡饮食，注意保暖，不适随诊。

首诊记录：从原来的无法抬动，经第一次非遗点穴治疗后，右下肢直腿抬高可达25°，右手腕抬高15cm。

治疗第八次后患者可自行起身站立。

第十次治疗后在医生的鼓励下，无人扶的情况下，可独自行走十多步。

治疗二十天后患者可自行坐位起身，无搀扶独自行走，治疗进度满意。

治疗一个月后在无搀扶状态下可独自行走20米，内翻改善，脚步平整，开始练习走楼梯，可上下走10个台阶。

治疗一个半月后站立起身平稳，可手抓扶手行走上下20个台阶。

【病案举例二】

张某，男，70岁，上海歌剧院离休干部，两年前患中风，经抢救脱险后遗一侧肢体瘫痪，生活不能自理，1991年11月25日，在上海召开的91′上海国际医学气功医用研讨会现场演示上，张同志坐着轮椅由家属推着前来求医，本人（陈荣钟，下同）根据"治瘫重治节"的理论，采用松筋利关节手法，经点穴一次，患者当即站了起来并能在场里来回走动，全场轰动，国内外学者无不拍手称奇，吾嘱其加强功能锻炼，一月后他已能赴美国探望儿女。

【病案举例三】

潘某，男，68岁，常熟市百货公司退休职工，两年前因中风而偏瘫，经CT检查：一是双侧基底节区多发性腔隙性脑梗死，二是老年性脑萎缩。至今不能站立及走路。1995年6月1日，本人应江苏常熟市第五人民医院、市气协邀请赴常熟市讲学，在现场医疗演示会上，潘老由人背来会场经本人点穴治疗10分钟后，当即独自走了十几步，此时全场爆发出热烈掌声，后经四天点穴四次，潘老已能自己上下十级楼梯。

附：治瘫十法

1. 意识障碍
治法：采用开天门治疗法、头部特定区叩击法。
作用：开窍醒脑。

2. 语言不利

治法：压舌拉伸法。

作用：解语开音。

3. 指趾拘挛

治法：运用甲指（趾）背刺激法。

作用：松解手指、足趾痉挛。

4. 足下垂、足内翻

治法：压膝整足法。

作用：纠偏。

5. 患肢关节挛缩

治法：摇关节法。

作用：松解关节挛缩。

6. 脊柱强直、行走失衡

治法：不倒翁治疗法。

作用：维持身体平衡。

7. 患肢肌肉松弛、萎缩

治法：循经点穴法、捶打法、金鸡独立训练法。

作用：增肌健力。

8. 口眼歪斜

治法：唇睑刺激法。

作用：牵正。

9. 偏身感觉障碍

治法：点叩头部特定部位，华佗夹脊。

作用：神经促通。

10. 半身不遂

治法：终始穴位治疗法、循经点穴法。

作用：疏通经络。

【偏瘫患者康复预测】

中风偏瘫后，患者很关心肢体将来能康复到什么程度。若手始终能保持向各个方向运动的能力，估计上肢可以基本恢复正常功能；如在中风后一个月内手指恢复活动，大部分患者可恢复正常功能；如发病后三个月手指才能活动，仅有少数人能恢复部分功能；如发病后六个月以上手指还不能活动，那么以后手的功能将难以恢复了。

预测偏瘫下肢的康复程度，可让患者躺平，将瘫痪下肢伸直，离床向上直抬，如能悬空并做膝关节屈伸动作，估计将来可康复到独立行走；如不能做膝关节屈伸动作，估计能康复到扶杖行走；如患者不能离床，仅能沿床面蜷曲膝关节，估计只有少数患者能恢复到扶杖行走。

【小结】

点穴治疗中风偏瘫的临床研究，已中标深圳市科创委2012年科研课题，2015年结题。点穴治疗中风偏瘫之所以取得较好疗效主要是因为：针对疾病不同阶段的病理特点，制定出不同的治疗措施。

中风初期：以肌力差（特别是股四头肌）为主要矛盾，临床表现为肢体软弱无力，肌肉松弛。我们根据《内经·痿论》"治痿独取阳明"的理论，和足阳明胃经循行通过股四头肌的生理特点，采用重点手法直接点按阳明经在股四头肌循行部位，特别寻找敏感点，尤重髀关下一寸许的提肢穴，从而提高了股四头肌的肌力（股四头肌主要功能是屈髋伸膝），使偏瘫患者在较短时间内恢复了步行。

中风恢复期：患者已具备一定的肌力，而以肢体逐渐趋于强直挛急及功能障碍为主要矛盾，临床表现为患肢强直挛急，髋、膝、足、指、趾、肘、肩等关节僵硬，活动功能受限。我们在《内经·痿论》"宗筋主束骨而利机关"的指导下，提出"治瘫重治节"的观点，采用旋髋法、屈伸膝法、摇肩法、指趾关节拔伸法等松筋利关节的手法，恢复关节的功能活动，而收到显著的疗效。

在提高肌力方面，除重点阳明经在股四头肌循行部位外，我们还根据"用进废退"的原理，注重加强患肢的锻炼，如练独腿站立（开始可独腿靠墙站立，陪护人员按住其膝关节），并结合"搥震"治疗，既防止肌肉废用性萎缩，又提高了肌力。

根据中风的主要病变在脑部，在治疗过程中采用终始穴位治疗法，直接叩击患肢对侧头部足运动区和掐切患肢指（趾）甲根，起到活血开窍、疏通经络的作用。

为使患者早日康复，在病情稳定情况下，尽早进行坐、站、走锻炼，上台阶锻炼，固定式功率自行车、踏步机、拉沙袋等的锻炼，遵循动静结合、循序渐进的原则进行。根据临床观察，偏瘫上肢的功能恢复比下肢慢，手指技巧动作比整肢慢，我们配合眼针疗法，效果更加理想。由于偏瘫肌肉松弛，容易出现肩关节半脱位，起床行走时，一定要用三角巾悬吊，防止变成习惯性肩关节脱位。患有风湿性关节炎、类风湿性关节炎、强直性脊椎炎等是中风偏瘫功能恢复的重要障碍，临床疗效也较差，需积极治疗原发病。

中风病病程长，容易留下后遗症，鼓励患者树立战胜疾病的信心十分重要。

三、小儿脑性瘫痪

小儿脑性瘫痪是母亲妊娠期至新生儿期高危因素导致的婴幼儿先天性脑损伤，以运动功能障碍和姿势异常为主要表现。严重者常伴有癫痫，智能落后及感觉、性格、行为等异常。

【病因】

引起本病的原因可发生于产前及产后，常见的原因有以下几方面：

1.缺氧： 先兆流产，前置胎盘，胎盘早期剥离，脐带脱垂，产程过长等均可引起胎儿缺氧。羊水、胎粪吸入及产前孕妇不恰当的使用镇静剂、麻醉剂等可抑制胎儿及新生儿的呼吸而造成窒息。

2.颅内出血： 难产、产伤、脑血管疾病或全身出血性疾病均可引起颅内出血。长期缺氧亦可引起脑部点状出血。

3.早产： 脑性瘫痪中约 1/3 的病例是早产。出生体重在 1500 克以下者更易出现脑室旁及脑室内出血。

4.感染： 妊娠 10～18 周为脑发育迅速阶段，孕妇患病毒感染者易影响胎儿脑的发育。

5.脑发育畸形： 可由妊娠早期孕妇营养缺乏、放射线照射、糖尿病、服用药物等因素引起。

6.其他： 极少数小儿脑性瘫痪由核黄疸引起。

根据我们研究的 60 例脑性瘫痪，将病因分析如下：

①滞产缺氧 16 例占 26%；②助产器械损伤及缺氧引起占 52%；③接生操作不当致伤者 1 例占 2%；④早产 6 例占 10%；⑤脐带绕颈致使缺血缺氧 3 例占 5%；⑥臀位引产 3 例占 5%；⑦胎盘早期剥离出血 0 例占 0%。

【临床表现】

根据运动障碍的表现可分为痉挛型、运动障碍型、共济失调型及混合型四种类型，各型的表现如下：

1. 痉挛型：脑性瘫痪中大多数属此类型，主要病变在锥体束。一般会出现肌张力增高，肌力差，肌腱反射亢进，锥体束征阳性，两侧上肢内收，肘关节、手腕部及指间关节屈曲。两下肢伸直，站立时足尖着地，大腿内收肌紧张，两下肢呈剪刀样姿势，根据受损的范围一般可分以下几种：①偏瘫：为一侧上、下肢瘫痪，瘫痪程度以下肢较上肢为严重。②四肢瘫痪：有的下肢瘫痪比上肢严重，有的表现为上肢瘫痪比下肢严重。③截瘫：两下肢瘫痪。④单瘫：仅一个肢体瘫痪。

2. 运动障碍型（又称锥体外系型）：主要病变在锥体外系，出现不自主、无目的、自己不能控制的动作，常于睡眠时症状消失。在新生儿期表现为弥漫性肌张力降低，随着年龄的增长，锥体外系的症状越早出现，提示脑功能影响较重，迟于三岁左右出现下列症状：如肢体的手足徐动，舞蹈样动作，肌张力障碍，震颤及强直，由核黄疸引起的脑性瘫痪，临床上属此型。

3. 共济失调型：此型少见，病变在小脑，但有时大脑也有畸形，婴儿时期首先表现为肌张力降低，肌腱反射不易引出，一般到第二年才逐渐出现意向震颤、步态不稳等小脑受损症状，但眼球震颤不明显，智能轻度障碍。

4. 混合型：任何二型或二型以上症状的混合出现，常提示脑部病变广泛。临床上以痉挛型与共济失调型混合为多见。

5. 其他症状：严重的病例还可出现下列症状。

（1）癫痫：约25%～30%的患儿可有癫痫，当合并感染时抽筋更为频繁，可有各种类型的癫痫发作。

（2）智能发育迟缓：约25%～75%的患儿有不同程度的智能发育迟缓，尤以混合型脑性瘫痪中为多见，依次为痉挛型、运动障碍型及共济失调型。在痉挛型中以四肢瘫痪者智能障碍尤为严重。

（3）其他：当额叶、颞叶、顶叶或枕叶有病损时可出现视觉、听觉功能障碍、侵犯性行为及失语等。当网状结构有病变时可出现注意力不集中，动作过多等。

6. 共同的临床表现：综上所述，小儿脑瘫的临床症状比较复杂，简单概括如下：婴儿出生后窒息，呼吸困难或不规律，皮肤颜色青紫或苍白，哭声细微或尖叫，颤抖，体温低，呕吐，脉速或慢。根据损伤部位的不同程度，症状轻重各异。

其共同的临床表现：

早期可疑症状：拒食、吸吮及吞咽困难，多哭多吐，易激惹，运动发育迟缓等。

早期可疑体征：

①出生6周后俯卧时，两腿屈至腹下而无交替伸屈动作，从俯卧位被托起时，颈项

完全无力。

②出生 4 个月以后，握持反射阳性，下肢被快速伸展时，出现内收肌痉挛，或患儿仰卧，用手提起下肢，另一只下肢跟着上靠。

③6 个月后颈紧张反射阳性。

④扶立时，髋、膝关节伸直，足尖着地，两腿交叉。

⑤拇指经常内收紧贴掌心。

随着年龄的增长，强直性瘫痪更明显，肌张力增高，腱反射亢进，皮肤浅反射减退或消失，病理反射（如巴彬斯基征、霍夫曼征、髌阵挛及踝阵挛等征）阳性，一般无肌萎缩。

病程严重者有智力障碍、语言障碍、流口水及大小便失控、不能坐、站及走路。四肢肌肉痉挛，影响功能活动，如上肢呈屈肘贴胸壁，前臂旋后，腕下垂，手脚活动不协调，手部功能丧失或部分丧失，下肢的股内收肌群痉挛或呈剪刀步态，部分患者颈部强硬，角弓反张，也有全身性、局限性癫痫发作者。

【辨证】

肾为先天之本，藏精，主骨，生髓，脑为髓海，肝藏血，主筋。根据病史及临床表现，小儿脑性瘫痪系肝肾亏损，脑髓不充，窍闭筋脉失养所致，属于中医"经筋拘挛"及"五软五迟"范畴。故治则应补益肝肾，健脑开窍，活血通络解痉。

【治疗】

用终始穴位治疗法：医者一手掐患肢指端甲角穴，一手叩患肢对侧头部运动区下三分之一处；一手掐患肢趾端井穴，一手叩患肢对侧头部运动区上三分之一处。

【辨证】

选取患肢刺激线：上肢以第 1、2、5、6 条为主，下肢以第 1、2、4、6、7 条为主，均用轻点，遇穴位手法加重，次数要多，对上肢瘫者以较重手法点胸背部刺激线，对下肢瘫者，以较重手法点腰背部刺激线，并沿华佗夹脊穴按拨。

上肢常用穴位：合谷、阳溪、外关、手三里、臂臑、尺泽、极泉。

下肢常用穴位：解溪、足三里、伏兔、髀关、丘墟、悬钟、阳陵泉、风市、环跳、照海、三阴交、阴陵泉、血海、承山、委中、承扶、浮郄。

头颈部常用穴位：百合、四神聪、风池、哑门、风府、大椎。

腰部常用穴位：肝俞、脾俞、肾俞、腰阳关、腰眼、华佗夹脊。

流口水、语言障碍者：取迎香、承浆、夹承浆、廉泉、颌角、垂根等穴，压舌根。

失明者：按压翳上、扶明、睛明、内眦。

耳聋者：按压翳风、听宫。

颈软者：点颈后两大筋，按拨胸椎两侧。

合并畸形者：针对不同畸形，以矫形法矫形。

【疗程】

每日或隔日一次，30 次为一疗程。

【康复训练】

小儿脑性瘫痪临床以运动功能障碍和姿势异常为主要矛盾，要改善脑瘫患儿的运动功能，不能单靠药物，更重要的是针对瘫痪肌肉的功能训练，一般可分三个阶段进行训练。首先是刺激治疗，通过按摩、点穴、捶震等可以防止肌肉萎缩，促进瘫痪肌肉功能恢复，方法简单易行，家长自己可做。第二阶段是根据小儿生长发育规律进行训练，如坐、爬、扶物站立、独行、跑，特别强调患肢的主被动运动。偏瘫者，应特别注意患肢的锻炼。对小儿患者，可用纱布将健侧手包住，促使用患肢抓拿持物。患儿学走路时，家长不要牵着其手走路，应用毛巾围住患儿腰部，在其背后握住毛巾两头或持患儿衣领让其学走路，让患儿两手能平衡。学走路过程一般是先学站再学走，对那些小脑共济失调者可让其先学行后学站，然后通过训练使其身体各部相互协调，如身体前倾取物、弯腰拾物。第三阶段是日常生活训练，如吃饭、行走、洗脸等日常生活最简单和基本的技能，以减轻家长负担，使患儿将来生活能自理，总之功能训练是长期的过程，主要靠家长的耐心和信心，并把训练贯穿于孩子的日常生活中。

智能差者：根据接受能力进行耐心的教育，语言困难者要进行发音的训练。

易受惊者：采用"以惊治惊"方法，如坐高台、荡秋千、行平衡木等训练。

【小结】

《点穴疗法治疗小儿脑性瘫痪》1990 年获广东省中医药科技进步三等奖，经中、西医专家鉴定：达到国内同类先进水平。小儿脑瘫是母亲妊娠期至新生儿期高危因素导致的婴儿先天性脑损伤，以上运动神经元损伤为主要临床表现，属中医"五迟""五软"范畴，为先天肾精不足的证候。依据"肾主骨，骨生髓，脑为髓海"的理论，应以补肾健脑开窍为主，佐以活血通络，缓解痉挛。直接点击头部运动区及其主要刺激线，并辅以局部患肢的整复，达到健脑，开窍，血脉流通，障碍肌群得以协调运动的目的。

小儿脑瘫肢体功能障碍比较突出，上肢多表现：抬举困难，肘关节屈曲挛缩，拇指内收对掌，手指僵硬，以致手不能持物或持物不稳。下肢多表现：剪刀腿，内收肌紧张，足下垂，跟腱挛缩，足内翻或足外翻，以致足不能行或行走姿势不好。点穴治疗的目的正在于如何解决患儿的肢体功能障碍。《素问·痿论》指出："治痿独取阳明"，"阳明主润宗筋，宗筋主束骨而利机关也。"我们在选穴治疗时，多以阳经为主，在阳经中又重点选用部分阳明经穴，如肩髃，曲池，手三里，合谷，髀关，足三里，解溪等。结合现代医学，阳经所分布之肌肉，多为伸肌，有利于舒展肢体恢复功能，此外，又辨证选取部分阴经腧穴，如：尺泽、曲泽、大陵、急脉、血海、委中、解剪、脑清、跟平等，按中医理论，这些穴位均可治肢体屈曲，挛缩。结合现代医学，这些穴位所分布之肌肉多主管屈曲内收。上述阴阳两经腧穴之选穴，符合中西医结合之论点。对那些肢体畸形比较严重者，在点穴手法矫形的基础上，创制一些简单实用的辅具矫形，可收到更为满意的效果，可避免手术矫形给患儿带来的痛苦。另者，指导家属配合对患儿进行四肢功能训练，对巩固疗效有十分重要的意义。

在临床中，我们发现：90%患儿有怕惊现象，一旦受惊，则惊恐不宁，肢体挛缩，坐，站，走不稳。这是患儿中枢神经受损所致。中医认为：小儿脏腑娇嫩，形气未充，阳常有余，阴常不足，藏精，主骨，生髓，脑为髓海，肝藏血，主筋，为风木之脏，肝肾同源，精血互化。患儿因受外界刺激而出现惊恐不安、肢体疼挛，均为肝肾之病变。针对"十个儿瘫九怕惊"的病症，我们从日常生活中一个有趣的现象受到启迪，当人第一次爬上楼房之脊顶或到危险的地方时往往心慌惊恐，甚至四肢发抖，但多爬几次便适应了，受此现象以及中医反治法的启发，我们采用"以惊治惊"的方法，收到显著的疗效。如一些经治疗已具备独自走路能力的患儿，因胆小怕摔，不敢迈步，经过让其坐高台，荡秋千，携手走平衡木等训练，即逐步恢复了独立行走的能力。

另者，不少患儿由于瘫痪时间较长，而出现四肢冰冷，肌肉废用性萎缩，均是经络阻滞，气血运行不畅的表现，我们采用"捶震"治疗后，患儿肌肉明显变发达，四肢转温。

为了提高疗效，在临床上，除点穴为主，我们还采用乙酰谷酰胺或脑活素穴位注射，口服自制益脑片、痉瘫片等中药。

【病案举例一】

张某，男，3岁，安徽省安庆市人，门诊号：005005。患儿因羊水早破三天，8个月便被产下，出生后因早产儿体弱，暂被放保温室喂养。出生至一岁半前经常感冒，发烧。至两岁时还不能站立，曾到皖南医学院某医院检查，诊断为"脑发育不全"。又到上海某大学附属儿科医院进一步检查，符合"脑发育不全"诊断。但治疗效果甚微。后转安庆市某头针医院治疗 3 个月，疗效亦不佳，经人介绍，于当年 6 月 2 日到我科点穴治疗。治疗前检查：面黄肌瘦，3 周岁体重才 8 千克，纳差易受惊，不能独自站立及走路，双下肢呈剪刀脚，经点穴 15 次和采用"以惊治惊"方法训练，患儿开始能放手走几米远，经近 1 个月治疗，患儿已能独自站立及走路，能上落床，食欲增进，面色红润，体重也增加 1 千克。

【病案举例二】

陈某，男，6 岁，江苏省徐州市人，门诊号 004176。患儿出生时难产，有窒息史，至 6 岁时双下肢呈剪刀样步态，双足下垂，不能站立及走路。左手握固，手指不能屈伸，不能拿东西，自出生至今先后在江苏徐州地区某人民医院，中国人民解放军某医院，总后某医院，国际某咨询中心，广州某医院，汕头市某医院等处求医，确诊为：小儿脑性瘫痪。并做 CT 检查：颅内多发软化灶，拟缺氧后遗改变，先后经中医、西医、针灸、放血、按摩等治疗均不见好转。1987 年在北京某研究院治疗 2 个月也只稍见好转。当年 4 月来我院治疗，经 2 个月点穴治疗，左手已基本恢复功能，能抓拿东西，双足下垂及双下肢交叉已纠正，并能迈步。（见图 6-4 小儿脑性瘫痪案一）

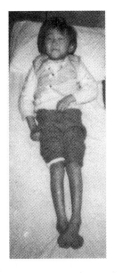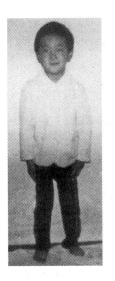

图6-4　小儿脑性瘫痪案一

【病案举例三】

陈某，女，5 岁，广东省汕头市人，门诊号 0004167，患儿为双胞胎（另一胎是死胎）。出生后被发现双眼斜视，右足外翻，右侧肢体无力，至 3 岁多仍不能走路，坐不稳，左手不能持物，智力较同龄儿童低下，只能说短句。在某大学医学院第二附属医院诊为"脑发育不全""先天性心脏病"，经治疗未见好转，又经汕头盲人诊所按摩及请人在家按摩长达二年多，来我科治疗前在汕头某保健中心治疗 1 个半月均未见好转，遂来我院治疗。治疗前：双膝屈曲不能直立，右腿比左腿短 1.5 厘米，不能独自站立及走路，需靠背才能坐稳。右手指不能伸屈。不能持拿东西，胆小易惊，经近三个月点穴治疗和采用"以惊治惊"训练方法，右手已能抓拿东西，能独立走路。

四、脑炎后遗症

【病因】

这里所述者，主要是指因病毒引起的流行性乙型脑炎，麻疹合并脑炎，腮腺炎脑炎、细菌引起的化脓性脑膜炎，流行性脑脊髓膜炎，结核菌引起的结核性脑炎等引起的后遗症，属中医学"温病"范畴。

【临床表现】

此症临床表现比较复杂，可有不同程度表现：意识障碍，表情痴呆，反应迟钝或躁动不安，智力减退或丧失，病理反射阳性，部分患者有偏瘫、面瘫、震颤以及其他各种不自主动作，视力、听力减退，语言不利，流口水，肢体痉挛，双下肢可呈剪刀样步态。腱反射消失，重症病例有肢体强直，角弓反张或共济失调，或全身性、局限性癫痫发作等。

【治疗】

健脑，开窍，解痉，通络。

【方法】

点穴治疗：参照"小儿脑性瘫痪"常规点穴方法，合并严重癫痫者，一般不适应点穴治疗。

矫形治疗：针对不同畸形，选用不同矫形方法。

【小结】

脑炎后遗症是目前医学界难治病症之一。脑炎后遗症患儿普遍存在意识障碍，表情痴呆，智力减退等大脑功能失常现象，在治疗中，我们采取直接点击大脑皮层在头部投射区，有开窍醒脑的作用，但手法要由轻到重，刚柔适中。

患儿肢体畸形也比较突出，在手法矫形时注意防止操之过急，以免造成骨折或筋腱损伤，在手法矫形基础上，我们自制一些简便矫形辅具，提高了疗效，缩短了疗程。

【病案举例一】

流脑后遗症（脑萎缩）：

郑某，男，四岁，潮阳县金浦人，门诊号：0604272。患儿出生15个月患流脑，经地区医院抢救，后经省人民医院头部CT检查诊断为"脑萎缩"。治疗前：表情呆痴，反应迟钝，智力丧失，不会认父母，不会笑，失语，不会翻身，四肢瘫痪，点穴15次，已有意识，能站立3分钟，点穴1个月，能懂人意，能站立30分钟。

【病案举例二】

病毒脑后遗症：

饶某，男，9岁，某市西新一巷四楼，门诊号：064365，患孩出生9个月时因发热，一侧肢体无力，经地区医院、解放军某医院诊断为"病毒脑"，经中、西医及针灸治疗无效，治疗前：语言不利，不会识字，流口水，左眼睑下垂，左侧肢体活动不遂，左上肢内旋，腕下垂屈曲，左足内翻成钩形，肌肉萎缩，髌骨下10cm围径：左23cm右27cm，髌骨上5cm围径：左24cm右27cm，膝反射、跟腱反射活跃。经点穴八次，流口水明显减少，语言较前流利，点穴20次时，下肢足内翻基本纠正，经三个月的治疗，病情好转，现可扶着走路，能识200余字。（见图6-5病毒脑后遗症案）

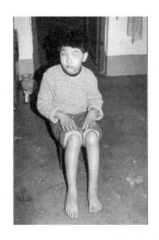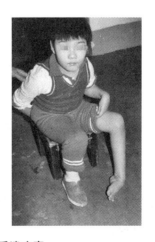

图6-5　病毒脑后遗症案

五、大脑损伤后遗症

颅脑损伤是一种平时或战时常见的外伤疾患，随着社会发展，车辆日益增多，交通事故时有发生，在交通事故中引起颅脑外伤的有较高比例，除部分治疗及时、损伤程度较轻者可完全康复外，还有部分患者遗下不同程度的后遗症。

【临床表现】

颅脑损伤后遗症，部分患者表现为痴呆，记忆力差、头痛、头晕、耳鸣、视力障碍甚至失明，偏瘫，语言障碍甚至失语，癫痫发作等器质性后遗症。

【定位诊断】

锥体束受损后产生的中枢性瘫痪，其分布是按受损部位而不同：

1. 损伤在中央前回运动区皮层，其损害性病灶可以产生对侧瘫痪。如一侧上肢或一侧下肢的瘫痪。尚可伴有运动性失语症及局限性癫痫，杰克逊（Jackson）癫痫。

2. 损伤在内囊部位：可产生对侧的半身瘫痪。其上肢的瘫痪较下肢为严重，肢体远端较近端严重。偏瘫侧的颜面下部肌肉及舌半部肌肉也瘫痪。其他受颅神经支配的肌肉及躯干肌肉并不发生瘫痪，其原因是这些肌肉受到两侧大脑半球神经支配。内囊的锥体束后方有感受束和视觉纤维通道，如损伤波及时，即出现偏身感觉消失和偏盲。

3. 脑干（中脑、桥脑、延脑）损伤时，产生损伤对侧的中枢性偏瘫和损伤同侧的周围性颅神经麻痹，如损伤扩大侵及内侧丘系、脊髓丘系，这种交叉性瘫痪尚可伴瘫侧的偏身感觉障碍。

4. 脊髓损伤：在颈膨大以上的完全横断性损害，产生四肢瘫痪，在颈膨大与腰膨大之间横断时产生截瘫（两下肢瘫痪），同时并发损害平面以下的传导束型感觉缺失和大小便功能障碍。脊髓半侧横断性损害，产生布朗－卡氏综合征，即病灶同侧肢体的中枢性瘫痪及深感觉缺失和对侧躯干的皮肤痛、温度觉缺失。

【诊断】

有明确的颅脑损伤史，存在上述各种症状，明确颅脑损伤后遗器质性病变与颅脑损伤遗留综合征之鉴别。

【治疗】

　　点穴治疗：按脑性瘫痪治疗常规操作。

　　矫正畸形：针对不同畸形选用不同矫形方法。

　　穴位注射：乙酰谷酰胺注射液穴位注射（本品能促进脑和脊髓组织的活动，又能通过血脑屏障进入神经细胞，是中枢神经组织的中间代谢物，有利于大脑功能，促进脑组织的活力，并维持良好的神经应激机能）。常用注射穴位：大椎，哑门，风池，命门，肾俞等穴，辨证选用四肢穴位。每次选用两个穴位，每穴 1 ～ 2mL，隔天注射一次，30 天为一疗程，休息 7 ～ 10 天再继续下一个疗程，由于该药没有什么副作用，可坚持连续数个疗程的治疗，直至症状明显缓解或消失。

【病案举例】

　　郑某，男，33 岁，广东省潮州市官塘镇后房乡溪头村人，门诊号：0005032。（见图 6-6 大脑损伤后遗症案）

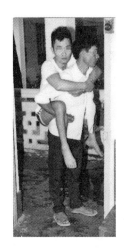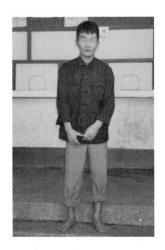

图6-6　大脑损伤后遗症案

　　患者于 1988 年 11 月 26 日清晨被大型货车撞伤头部，出血甚多，昏迷不醒，被送至我院外科进行抢救，诊断为：严重脑挫伤（硬膜下出血）。行气管切开吸氧、插胃管鼻饲、输血等措施抢救，患者仍处于昏迷状态，后又合并肺部感染，持续高热十多天，经多方组织抢救，患者于持续昏迷 105 天之后终于复苏，但处于瘫痪状态，智力严重减退，失语，脾气暴躁。又经 5 个多月的中医、西医、针灸治疗后病情好转，但进展缓慢而转我科治疗。点穴前检查：智力较差，言语不清，只讲单字，右侧瘫痪，右手不能持物，右侧上下肢肌肉萎缩；尺骨鹰嘴上 8cm 围径：左 26cm，右 23cm；尺骨鹰嘴下 3cm 围径：左 23cm，右 21cm；髌骨上 10cm 围径：左 37cm，右 35cm；髌骨下 10cm 围径：左 28cm，右 26cm；右足严重下垂，踝关节僵硬。经点穴及手法矫形 4 次（隔天治疗一次），严重足下垂即基本纠正，患者能独自站立，点穴八次后，患者便能扶物迈步，点穴十五次后，患者已能独自走十几步，语言较清晰，智力明显改善，再经 1 个月余的点穴治疗，走路姿势基本正常。

【小结】

大脑损伤经抢救后，遗下不同程度的后遗症，除意识障碍外，肢体功能障碍也比较突出。人们在抢救过程中，往往只注重生命的救治，而较少考虑病后的康复，忽视患者正确的体位姿势，结果造成肢体的畸形和关节功能活动的障碍。因此，必须把康复医疗贯穿到整个抢救过程中去，以期能最大限度减少四肢功能障碍，使患者早日康复。

六、多发性神经炎

多发性神经炎是指各种病因引起的全身周围神经的对称性损害，主要表现为四肢远端呈手套、袜子型分布的感觉障碍，下运动神经元瘫痪和营养障碍。

【病因】

以感染和中毒为多见，如菌痢、伤寒、感冒、肠炎症，也有因砷铅、一氧化碳、甲醇、有机磷农药类、异烟肼、呋喃类、磺胺类等化学、金属药物的中毒，亦可因代谢、营养障碍所致。神经根及周围神经的病理改变主要为轴突变性，节段性脱髓鞘和间质变化之类，炎症反应可有可无，预后取决于麻痹的部位及疾病发展速度。

中医学认为：本病属于"痿症"范畴，与脾脏关系密切，脾主肌肉，主四肢。脾失健运，则湿浊流注肢体，使经络不通，气血瘀阻，经筋失养，导致筋肉废痿弛缓而发生本病。

【临床表现】

起病多为手指或足趾疼痛麻木，病区皮肤痛觉过敏、刺痛、灼痛，感觉异常，如蚁走虫行，随后出现肌肉压痛，运动障碍。病情严重时，受损区可向上扩散至腕、肘、踝、膝部等，肌张力减退，腱反射减弱或消失，后期手足部肌肉明显萎缩，可出现手足下垂，以及肢体屈肌挛缩而引起畸形。部分患者可出现皮肤发冷、光滑、变薄或干裂，出汗过多或无汗等营养障碍，也有在急性期发生中毒性心肌病及呼吸肌麻痹等危急病症。

【治疗】

1. 点穴治疗，按瘫痪常规治疗，对肌肉萎缩用"捶震法"治疗，对足下垂者用压整足手法矫形。对膝关节挛缩用屈伸膝法治疗。

2. 其他治疗：针灸，电疗或穴位注射维生素 B1、B6、B12（任选一种或几种合用）。

【病案举例】

林某，女，7 岁，汕头市郊歧山镇人，门诊号：0006427，4 月 14 日因腹泻、发热后出现双下肢逐渐瘫痪，末梢感觉障碍，二便失禁，在某医院诊为"多发性神经炎"，经中医、西医、针灸治疗近两个月后脱离危险。出院时双下肢肌力 0～1 级，感觉障碍平面在腹平面以下，二便失禁，出院后又经草药医治两月余，病情基本如旧。治疗前，肌肉萎缩，肌力 2 级，腱反射消失，腹壁反射消失，双下肢足下垂，踝关节僵硬，右足内翻，不能站立，右侧臀部褥疮半年不能收口，血色素（血红蛋白）9 克 /100 毫升血液，红血球（红细胞）315 万个 / 立方毫米血液；经点穴加手法矫形后，即能站立，点穴 8 次能被扶着走路，点穴半月后，褥疮愈合，血色素（血红蛋白）提高到 10.5 克 /100 毫升血液，红血球（红细胞）370 万个 / 立方毫米血液，经一个半月治疗，已恢复步行。（见图 6-7 多发性神经炎案）

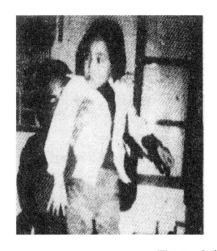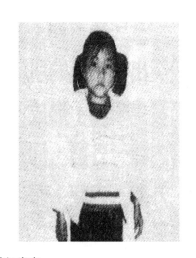

图6-7 多发性神经炎案

七、脊髓灰质炎（小儿麻痹症）

【病因】

脊髓灰质炎的流行期一般在夏秋两季，其症状可分三期。

1.急性期：起病时患者有急性病毒感染症状，有不同程度发热及呼吸道和胃肠道症状，发热 2～5 天后，出现肢体弛缓性瘫痪，瘫痪呈不对称性，下肢瘫痪较上肢多。

2.恢复期：在此期内，瘫痪的肌肉可有不同程度的恢复，在病后 1～6 个月内如不能完全恢复，常有后遗症。

3.后遗症期：此期内瘫、软、细、凉、畸形等特点比较突出，瘫痪的肌肉处于弛缓性状态，日益萎缩，相应关节发生挛缩，形成不同的畸形。常见的畸形：足部的马蹄内翻，外翻，仰趾，高弓，爪形趾；膝部有屈曲，反屈，外翻，内旋；髋部的屈曲，外展，外旋；脊柱的侧弯。

【治疗】

1.点穴治疗

对急性期、恢复期的患者，掐切患肢的指（趾）甲根，指（趾）关节，由轻到重，持续时间要长；对麻痹肌及其周围的穴位，点的手法要重，次数要多。以患肢能缩动为佳。

后遗症期：应详细检查瘫痪肌群的肌力，针对因肌群肌力失衡所造成的肢体畸形，分别进行矫形。

足外翻者：连续按拨点压三阴交、阴陵泉等穴位及小腿内侧刺激线。

足内翻者：按拨加点刺丘墟、丰隆、悬钟等穴及小腿外侧刺激线，配合按压足背法以矫正弓形足和足内、外翻畸形。

足下垂者：是因胫前肌、伸趾长肌麻痹，腓肠肌、比目鱼肌挛缩所致，可用较重手法点下肢第 1、2 条刺激线及用滚揉手法松解，或点揉跟腱、承山、委中等穴位；并用压膝整足法或推足按膝整足法矫形；必要时用特制铁鞋，矫正效果更好更快。

膝过伸者：主要由于腘绳肌和腓肠肌、比目鱼肌松弛所致。治疗时应重点刺激下肢第 5、6、7 条刺激线，按拨承山、委中、委阳、承扶等穴位。治疗后用胶皮箍固定矫形，或在膝窝处放置胶球，用膝护带束紧。

膝关节屈曲挛缩者：用按拨手法松解粘连的肌腱并结合屈膝拔伸法治疗。

髋关节挛缩者：用按压臀法整治。

髋关节松弛者：重点下肢第 3、4 条刺激线及急脉、曲泉、血海等穴位。对患肢肌萎缩者用"捶震"疗法。

2. 其他辅助治疗

配合针灸、电疗、穴位注射加兰他敏或维生素 B1、B12、肌生注射液等。并加强功能锻炼，如爬扶物站立，扶拐走，独自走，独脚跳等。嘱咐家属经常捶打患肢，上肢：以肩部、肘外为重点；下肢：以臀部、大小腿周围、关节周围为重点；每天捶打 2 ～ 3 次，每次 200 ～ 300 下为宜。教会家属矫形手法，坚持在家矫形治疗。对于后遗症严重者、年龄大者，可行手术矫正。

【小结】

小儿麻痹后遗症临床以患肢瘫、软、细、凉及畸形为特征。瘫：指患肢瘫痪。软：以患肢肌肉、关节松弛，严重者下肢可搭在肩上，可谓软如面条。细：指患肢肌肉萎缩，径围小。凉：指肢体皮温低于正常，特别肢端尤甚。下肢畸形以足下垂，弓形足，膝过伸，髋关节屈曲为重点，严重者脊椎也变形。这在中医学属于"痿症"范畴。根据"治痿独取阳明"理论，取下肢第 1、2 条刺激线为主，手法宜重，并结合"捶震"疗法，刺激萎缩肌肉，临床疗效更好。该病年龄越小，病程越短，疗效愈佳。此外，还应配合功能训练，如患肢单腿站，跳，并配合穴位注射，疗效更好。我们在临床上选用"肌生"注射液作穴位注射，起到针刺与药物的双重作用。

八、桡神经损伤

桡神经是臂丛神经最大的一支，在肱三头肌深面紧贴肱骨体中部后面，沿桡神经沟向下外行到肱骨外上髁前方分为浅、深两支。桡神经在臂前部发肌支支配肱三头肌。

【病因】

直接暴力造成肱骨干骨折，最易引起桡神经损伤。此外，刀枪直接损伤及睡眠以手代枕头压迫，战时上止血带不当均可引起桡神经损伤。

【临床表现】

因损伤部位不同，临床表现并不相同。临床表现主要为运动障碍，在肘以上受伤时手背桡侧有麻木区、腕下垂、拇指不能背伸和外展，感觉丧失，主要表现在第一、第二掌骨间伸侧皮肤区。桡骨小头损伤可引起深支麻痹，但由于桡侧伸腕长肌腱的功能尚存在，故腕不下垂。

【治疗】

1. 点穴治疗

（1）掐指甲根、指关节3～5遍。

（2）用较重手法点上肢5、6条刺激线及合谷、外关、手三里、曲池、手五里、臂臑、肩俞等穴位。

2. 其他治疗

可配合针灸电疗及功能锻炼，为了防止垂腕，可用三角巾悬吊，使腕关节保持伸直位。

【病案举例】

王某，女，二十一岁，潮州市工商银行职工。门诊号：006493。

患者一月前踩单车时扭伤右手拇指、食指，经伤科敷药治疗不愈，后引起手指酸痛不能伸直，不能写字。经点穴一次，拇指即能伸直，点穴两次基本正常。

九、正中神经损伤

正中神经在上臂部内侧沿肱二头肌内侧沟，随肱动脉下降至肘窝。从肘窝向下走行于前臂中线上，于指浅、深层肌肉之间达手掌，分支为肌支和皮支。

【病因】

正中神经位于深部，一般不易遭受外伤。常见的原因主要是利器割伤，战时枪伤，肱骨髁上骨折及腕部受伤偶可引起压迫性损伤。

【临床表现】

运动障碍表现为不能旋前，屈腕能力减弱、大鱼际肌萎缩，感觉障碍以桡侧三指的远节最为明显。若合并尺神经损伤时，大鱼际肌和小鱼际肌均萎缩，整个手掌变平坦，类似"猿手"。

【治疗】

1. 点穴治疗： 掐指甲根、指关节 3～5 遍。点上肢第 1、2、3 条刺激线，点按内关、间使、曲泽、极泉等穴。

2. 辅助治疗： 针灸电疗，针对性功能锻炼，如前臂旋前、屈腕、拇指外展及对指练习。

十、尺神经损伤

尺神经在上臂上部内侧，沿肱动脉内侧向下至上臂中部，逐渐向内后侧到达肘部。在肘关节平面分肌支、皮支二支，支配尺侧腕屈肌和第 4、5 指的指深屈肌。在手部支配小鱼际肌群，全部骨间肌，第 3、4 蚓状肌，拇收肌和拇短屈肌的内侧头。

【病因】

尺神经在尺神经沟部位置最浅，易受损伤。损害的原因有刀枪伤，肘关节部骨折及脱位，肘外翻畸形，屈伸活动时屡受挫伤，以及麻风病侵犯。

【临床表现】

屈腕能力减弱，小鱼际肌萎缩，各掌指关节过伸，第 4、5 指的指间关节屈曲，表现为"爪形手"，感觉障碍区以手的内侧缘为主。

【治疗】

1. 点穴治疗： 掐指甲根、指关节 3～4 遍。用较重手法点第 2、3 条刺激线，及后溪、养老、少海、肩贞等穴。对第 4、5 指关节屈曲者用捻拔法治疗。

2. 辅助治疗： 配合针灸电疗及功能锻炼，如做手指开合，握拳等。

【病案举例】

陈某，男，二十六岁，饶平县新墟食品站会计，门诊号：0008845。

患者十年前曾摔倒致右手骨折，十天前工作过劳，出现右手掌麻痹无力，4、5指关节屈曲，呈爪形手，不能写字。经点穴6次，4、5指即能伸直，能写字。点穴10次，基本恢复手指功能。

十一、坐骨神经损伤

坐骨神经是全身最粗大的神经，经梨状肌下孔出骨盆，在臀大肌深处，过大转子与坐骨结节之间至大腿后面，多在腘窝上角附近分胫神经和腓总神经二终支。（有些人的坐骨神经在骨盆腔内即分开为胫神经和腓总神经。）

【病因】

髋关节后脱位，腰骶部脊膜膨出症，股骨骨折及不正确的臀部注射，刀刺伤或战争时子弹穿通伤，均可损伤神经。

【临床表现】

1.坐骨神经总干受损伤时：下肢膝关节屈曲，运动丧失，步行困难，足尖下垂，小腿及足部肌肉全部瘫痪，运动丧失。小腿后外侧及足部浅感觉丧失。

2.腓总神经损伤时：足及趾均不能背屈，形成足下垂，足不能外翻。感觉丧失主要表现在小腿前外侧及足背。

3.胫神经损伤时：足不能跖屈，内收及内翻困难，感觉丧失主要表现在足跖部。

【治疗】

1.点穴治疗

（1）坐骨神经损伤：用较重手法点下肢第2、5、6、7条刺激线及环跳、髎后、秩边、承扶等穴位。

（2）腓总神经损伤：用较重手法点第1、2、8条刺激线及阳陵泉、足三里、丰隆、悬钟、丘墟、足临泣等穴。

（3）胫神经损伤：用较重手法点下肢第 5、6 条刺激线及殷门、髂后、委中、承山、浮郄、趾间等穴位。

2. 其他治疗

可配合针灸、电疗，疗效更为满意。应针对损伤部位及出现的症状，配合功能锻炼。对畸形者辅以手法或工具矫形，必要时手术治疗。

总之，点穴对不完全性坐骨神经损伤有一定的疗效，应尽早治疗。笔者经常碰到因注射青霉素损伤坐骨神经而来治疗的，可在大腿根部出现敏感带，随着治疗的进展，此带缓缓下移至消失，这是观察疗效的一个好指征。

十二、坐骨神经痛

坐骨神经痛是由坐骨神经通路上的各种刺激所引起的一种神经痛的综合征，并非一个独立的疾病。

【病因】

1. 原发性坐骨神经痛：由扁桃体、牙齿等病灶感染，经血液侵及神经外膜所致。

2. 继发性（症状性）坐骨神经痛：脊椎疾病（脊椎骨关节病、骨结核、骨肿瘤等），及椎管内病变（如椎管内肿瘤、腰椎间盘脱出等）引起的根性坐骨神经痛，多见于男性青壮年。关节炎、糖尿病、臀部药物注射刺激神经等也可引起干性坐骨神经痛。

【临床表现】

坐骨神经痛以单侧为多，好发于中青年人。沿坐骨神经通路，即腰、臀、大腿后外侧、足背等处出现放射性烧灼样或刀割样疼痛。每当咳嗽，打喷嚏或用力时疼痛加剧，并沿坐骨神经走向放散，比较常见的压痛点在环跳、大肠俞、委中、阳陵泉、承山、昆仑等穴附近，直腿抬高试验为阳性反应。

【治疗】

1. 点穴治疗：患者取俯卧位，以按压法寻找痛点、痛线及痛区。沿痛线、痛点以轻、中手法点 5～10 遍，跟腱、浮郄、承山、委中、阳陵泉、承扶、环跳、腰眼、腰骶穴点按手法宜重，数量宜多。

取受限姿势，按压痛点、痛线及紧张之肌肉 5～10 遍，以期解痉止痛。对麻木、乏力者用中度手法，在趾甲根、大趾间、小趾间、解溪、胫中、腓中、臀外等穴位点按。

2. 其他治疗：主要针对病因，给予合理的治疗，使继发性坐骨神经痛的症状尽快缓解。并可配合针灸、电疗及药物治疗。后期要叮嘱患者加强腰肌及下肢功能锻炼，如弯腰、蹲起、捶打腰部及患肢等。

【病案举例】

张某，女，40岁，本市果子厂职工，门诊号0004837。

患者一个月前不明原因左侧腰痛，在潮州某医院及潮安某医院经X光、CT等检查，诊为"坐骨神经痛"，治疗后未见好转，病情日益加重，因夜间疼痛严重影响睡眠，继而出现左下肢肌肉萎缩，走路跛行。经半个月点穴治疗，疼痛消失，走路正常。

第二节　脊柱部位疾病

一、颈椎病

颈椎病，又称颈椎综合征，是由于颈椎椎间盘、颈椎骨关节及其相关的肌肉、韧带、筋膜等所发生的退行性改变及其继发性改变，刺激或压迫了周围的脊髓、神经、血管等组织，由此产生的一系列临床症状和体征所组成的综合征。

颈椎间盘非特异性病变引起的头、颈、四肢、上胸背及内脏综合征，统称为颈椎病或称为颈椎综合征。

【病因】

常见有颈椎肥大性关节炎，颈椎间盘突出或变性，椎小关节功能紊乱等引起颈神经根或神经干的刺激与压迫。一般来说，4/5、5/6和6/7颈椎为好发部位，临床多见于40～60岁患者，男性为多。

【临床表现】

根据临床表现，颈椎病可分为颈型、神经根型、脊髓型、椎动脉型、交感型和混合型六型，其中以神经根型最为常见。随着手机电脑的广泛应用，颈椎病越来越年轻化。下面介绍其中三种较常见的类型。

1. 神经根型

症状：多见于中老年，男多于女，重体力劳动者较多，一般为单侧，也可为双侧。主诉有头痛，颈、肩痛合并患侧上肢放射样疼痛，重者影响工作及睡眠，有时可并发头晕及耳鸣，肩痛和手部针刺或电击样痛，握力明显减弱，精细动作困难。

检查：颈部活动明显受限，僵硬，下部颈椎棘突、患侧肩胛骨内上角、胸大肌区有压痛。臂丛牵拉试验、转头加力试验、压顶试验、棘突指压头后仰试验均可阳性。此外还可出现感觉异常，肱二头、肱三头肌腱反射消失或减退；所属神经支配区肌肉有压痛等。

2. 脊髓型

症状：常因椎体后缘骨赘、椎间盘、后纵韧带突入椎管压迫脊髓，或因继发黄韧带肥厚重叠，小关节增生向前压迫脊髓，脊髓血管受慢性摩擦而发生器质性病变，导致血液循环障碍所致，表现以脊髓束受压症状为主，多同时合并有神经症状，早期出现下肢沉重、无力、步态不稳、尿频、尿急、腰酸、排便无力，或仰头低头时加重，常并发头痛、耳痛、眼痛或吞咽困难，面部出汗异常等交感神经症状；逐渐发展为下肢痉挛性瘫痪，大小便失禁，有时出现四肢瘫、三肢瘫、偏瘫、交叉瘫等多种类型。如病变位于颈1～4，则四肢为上运动神经元瘫痪；如发生在颈膨大，则上肢为下运动神经元瘫痪，下肢为上运动神经元瘫痪；如有感觉分离，需与脊髓空洞症相鉴别。

检查：颈部活动受限不明显，压头试验和牵拉试验多为阴性，棘突无压痛，表现有不规律的躯干和下肢感觉障碍，肱二头、肱三头肌，膝、跟腱反射亢进，肌张力增高。病理反射阳性，行走困难，不能站立。X光片显示颈椎变直或向后成角，椎间隙变窄，骨质增生，椎间孔缩小，钩椎关节骨质增生等。脊髓碘油造影有横断型梗阻，有吞咽困难者经食道钡餐造影可显示椎体前缘有较大骨刺压迫食道。脑脊液动力学检查：显示完全或部分梗阻，脑脊液蛋白量中等程度增加，肌电图显示所属神经根支配的肌肉病变的性质，有助于诊断。

3. 椎动脉型

病因：造成椎动脉供血不足的原因是颈椎间盘发生退行性狭窄后，颈椎长轴缩短，而椎动脉的长度相对增加。椎动脉因受骨赘的刺激，血管壁发生慢性损伤、硬化、血栓形成，老年人椎动脉硬化，弹性减低，故椎动脉又可变长，造成扭曲，影响血液循环。

症状：同时有神经根或脊髓症状，或伴有交感神经刺激症状，眩晕、视幻觉、视野缺损、复视、内脏感觉异常、枕部痛、晕厥、听幻觉、意识障碍及小脑症状是较常见的。此外如睡眠障碍，情绪不稳，烦躁、耳鸣、短暂失明、恶心、呕吐亦常见。如发生急性或间歇性供血不全即可出现猝倒。

检查：绝大多数患者有颈部阳性体征，颈椎侧弯后伸到一定位置可诱发头晕加重，躯干可有不规则的感觉改变，有时生理反射亢进，间或有病理反射出现。X线检查，钩椎关节有骨刺，向侧方突出，椎动脉造影可见迂曲、变细或梗阻。手法检查时多用到颈椎拔伸法。（见图6-8颈椎拔伸法）

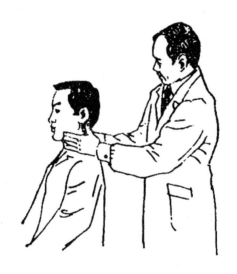

图6-8　颈椎拔伸法

【专科检查】

主要有颈项肌紧张度，压痛，颈椎活动度，前屈/后伸/左转/右转/左侧屈/右侧屈，击顶试验，臂丛神经牵拉试验，压颈试验（Spurling 试验），Hoffmann（霍夫曼）征，肢体是否出现麻木，如左上臂外侧、前臂、虎口区、手指等，肌肉容积，肌力，肌张力，肱二头、肱三头肌反射，桡骨膜反射，膝腱反射。

【治疗】

1. 点通穴道——活血通经，改善血液循环

（1）开穴：掐十指甲角穴。

（2）循经点穴。

手阳明大肠经：合谷、手三里、曲池、臂臑、肩髃。

手少阳三焦经：阳池、外关、支沟、天井、肩髎。

手太阳小肠经：养老、支正、小海、肩贞、天宗。

2. 太极推揉——放松肌肉肌腱，疏通经络

揉按斜方肌、头夹肌、胸锁乳突肌、冈下肌、肩胛提肌等。

3. 旋提正骨——纠正颈椎小关节错缝（见图6-9颈椎拔伸旋转法）

（1）定位：三步定位诊断法。

（2）角度：颈椎上、中、下段不同角度。

（3）发力：在定位、角度基础上，站稳马步，双足发力，带动上臂，上提颈椎达到正骨目的。最后空拳捶打上背部收功。

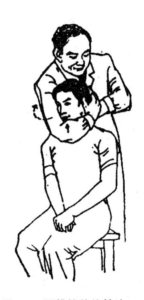

图6-9　颈椎拔伸旋转法

4. 针通经络——疏通经络，解除痹阻

【病案举例一】

姓名：Tyrrnt Melny，男，38 岁。

国籍：奥地利。

职业：维也纳音乐学院教授。

就诊时间：2016 年 12 月 26 日。

主诉：左上肢麻痛半年，伴肌肉萎缩 3 个多月。

现病史：患者是小提琴音乐教授，半年前开始出现左上肢疼痛，病情逐渐加重，3 个多月来上肢麻痛、无力，并开始出现肌肉萎缩，经医院检查确诊为颈椎间盘突出症，要求患者立即实施手术。后经其中国留学生介绍前来就诊。

检查：左上肢肌肉松弛萎缩，左手握力↓、颈椎屈伸、左转功能障碍，左臂丛神经牵拉试验（＋）、击顶试验（＋）、双霍夫曼征（－）、椎旁 C4～7 压痛明显。MR 提示：颈 4/5、5/6、6/7 椎间盘向后突出，C5/6 尤为明显，左侧 C4～7 椎间孔不同程度变窄。

诊断：

西医：颈椎间盘突出症。

中医：项痹（气滞血瘀型）。

治疗：

1.推拿点穴正骨：①开穴：通畅穴道。②点穴：疏通经络。③太极推摇：松解筋骨。④摸准歪点。⑤提拨正骨。

2.针灸：天柱、夹脊、肩井、肩髃、曲池、外关、合谷。

患者经 20 天 12 次治疗后左上肢麻痛基本消失，肌肉停止萎缩，握手有力。为表感激，临回国前专门为陈教授演奏意大利名曲，并留言感谢，请求有空到维也纳开诊。（见图 6-10 维也纳音乐学院教授为陈教授赞神奇，拉名曲，留感言，表谢意）

颈椎是联络头颅与胸椎的骨性结构，其作用除支持头颅外还有维持其内部的脊髓及椎动脉、神经的稳定性。颈椎椎体小，活动度最大，稳定度低，故相对易受伤。如牙签细小容易折断，故宜牵提不能横扳正骨。

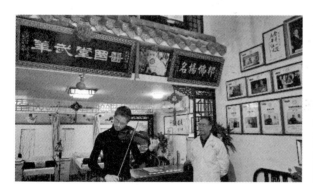
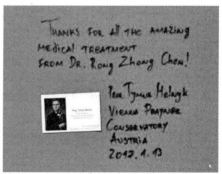

图6-10　维也纳音乐学院教授为陈教授赞神奇，拉名曲，留感言，表谢意

【病案举例二】

姓名：张某；性别：男；年龄：50；职业：商人。

就诊时间：2021 年 3 月 2 日

主诉：颈部酸痛伴左上肢发麻 4 年余，加重伴肌肉萎缩 2 年。

现病史：患者诉 4 年前无明显诱因下出现颈部酸痛不适，伴左侧手指麻痹，遂在深圳市某医院经 CT 检查提示颈椎病，当时未做系统治疗，时隔一年半因运动后症状突然加重同时出现左上肢无法抬举，上肢及胸大肌肌肉萎缩。遂到某人民医院系统检查，同时又到深圳市某人民医院、深圳市某骨伤科医院就诊。均诊断为颈 4/5 ～ 6/7 颈椎间盘突出症（中央型），在当地中医诊所针灸推拿治疗，病情有所缓解，但左侧手指麻木、肌肉萎缩、胸大肌肌肉萎缩未见明显好转，今来我馆就诊。发病后纳可，眠差，二便正常。

既往史：既往体健，否认重大外伤史。

辅助检查：

颈椎 X 线片：颈椎生理曲度变直，颈椎椎体 5 ～ 7 骨质增生，寰枢关节未见异常，C4/5、C5/6、C6/7 椎间隙变窄，项韧带钙化。颈椎 MRI：C4/5、C5/6、C6/7 椎间盘中央型突出，左侧神经根受压。

诊断：

西医：颈椎病（神经根型）。

中医：颈痹（肝肾亏虚型）。

治疗：

1. 非遗点穴。

2. 定点旋转提拉正骨法。

3. 电针。

4. 电脑中频。

经一个多月治疗，左上肢麻木感消失，活动自如，上肢及胸大肌肌容积较前增加。

医嘱：

定期改变头颈部体位，保持良好坐姿，嘱伏案工作 1 小时左右，活动颈部 5 分钟，避免卧床看手机、看书，保持良好的睡姿，保持乐观积极的态度面对疾病，注意保暖，不适随诊。

【病案举例三】

许某，男，52 岁，住本市磷溪镇英山村，门诊号：0008776，主诉颈项及上臂酸痛 2 年余，2 年前因扭伤致颈项酸痛，病情逐渐加重，牵涉到左上臂酸痛，最近右上臂也开始酸痛、麻木，当年 7 月 30 日来我科治疗，检查时发现左侧第 5 颈椎旁有明显压痛点，予以扳颈复位，治疗 1 次，症状消失。

【小结】

颈椎病已被世界卫生组织列为影响人类健康十大疾病之首，又是常见病、多发病，由于工作压力大，手机、电脑的普及，颈椎病越来越多，越来越严重，越来越年轻化，再不是老年人的"专利"。有媒体报道：2021 年 9 月 6 日山东有一名 9 岁小儿因长时间斜着脖子看手机导致脑梗。在几十年的临床实践中，我们还发现相当一部分青少年近视眼也是颈椎问题引起的。孩子写字时，眼睛注视着笔尖，造成头向左倾，脖子向右歪，影响颈内动脉供血，因为睫状体、视网膜、视神经等视力的重要组织结构都需要眼动脉滋养，眼动脉的供血又来自颈内动脉，所以颈内动脉供血不足会引起视物模糊、视疲劳、头晕，这才是青少年近视的主因。颈椎细长状如牙签，横扳正骨损伤风险大，我们在西医牵引方法的启发下，创"牙签理论"及技艺，安全速效治疗颈椎病。

颈椎病是一种退行性病变，点穴配合推拿正骨效果显著。我们根据"肾主骨"的理论，配合中药内服，本人临床常用"白芍木瓜汤"加减治疗，疗效比较满意。处方：白芍 30 ～ 60 克，木瓜 15 克，威灵仙 12 克，丹参 15 克，鸡血藤 30 克，葛根 12 克，大便溏者加白术 10 克。

二、腰椎间盘突出症

腰椎间盘突出症是指因腰椎间盘（由髓核、纤维环及软骨板组成）的退变，同时纤维环部分或全部破裂，髓核突出刺激或压迫腰骶神经根、马尾神经所引起的一种综合征，也是临床上常见的一种脊柱退行性疾病。

【病因】

最基本的病因是腰椎间盘的退行性改变。正常椎间盘富有弹性和韧性，具有强大抗压能力，可承担 450 千克的压力而无损伤。但人在 20 岁以后椎间盘即开始逐渐退变，髓核含水量逐渐减少，椎间盘的弹性和抗负荷能力也随之减退。在这种情况下，因各种负荷的作用，椎间盘易在受力最大处，即纤维环的后部，由里向外产生裂隙，在此基础上，某些因素可诱发后部纤维环部分或全部破裂，导致髓核组织突出或脱出。

【病理变化】

突出前期：髓核因退变和损伤变成碎块状物，或呈瘢痕样结缔组织；变性的纤维环因反复损伤而变薄变软或产生裂隙。

椎间盘突出：外伤或正常的活动使椎间盘压力增加时，髓核从纤维环薄弱或破裂处突出。

突出晚期：病程较长者，椎间盘本身和邻近结构发生各种继发性病理变化；椎间盘突出物纤维化或钙化；椎间盘整体退变；神经根和马尾神经损害；黄韧带肥厚；椎间盘退变与增生；继发性椎管狭窄。

【临床表现】

（1）腰痛：数周或数月的腰痛史，反复发作，休息后一般可缓解。

（2）脊柱侧弯：多数患者有不同程度的脊柱侧弯，可弯向健侧或患侧，是椎间盘突出的重要体征。

（3）下肢放射痛与麻木：病变部位的棘突、椎间隙及棘旁压痛，并向同侧臀部及下肢方向放射。一般从下腰部至臀部、大腿后方、小腿外侧及足部放射。呈刺痛或电击样痛，常伴有麻木。疼痛及麻木多数为一侧，少数为双侧。若查不到明显压痛点，叩击下腰部也可引起放射痛。

（4）感觉异常：患肢可有发凉发胀等自主神经受累的表现。

（5）大小便障碍：当椎间盘组织压迫马尾神经时可出现大小便障碍，鞍区感觉异常。

【鉴别诊断】

能引起类似腰椎间盘突出症表现的疾病很多，例如脊柱肿瘤、腰椎结核、化脓性脊柱炎、股骨头坏死、坐骨神经炎、梨状肌损伤、下肢动静脉血栓、腰椎管狭窄、腰椎滑脱、骨质增生或骨质疏松等。需要根据病史诱因、临床症状、体征以及影像学检查结果，综合分析判断，才能明确诊断。

【治疗】

（1）点穴：点环跳、风市、阳陵泉、悬钟、委中等穴位 2～3 遍，点足太阳膀胱经循行线。

（2）按摩：腰臀部及患侧下肢。

（3）正骨：腰椎椎小关节、骶髂关节。

（4）针灸：华佗夹脊、贴骨穴、眼针疗法。

（5）中药外敷：活血通络。

（6）理疗：中频、红外线。

疗程：每天或隔天一次，15 天为一疗程，休息一周后可进行第二疗程。

【日常防护】

1. 养成良好的坐姿。
2. 练习燕子飞。
3. 加强体育锻炼，注意营养，增强体质。

【病案举例一】

2005 年 6 月，有一天我院解放路一门诊放射科罗技师带一个加拿大的朋友来找我，他这位朋友，患腰椎间盘突出症多年，经整脊、理疗、针灸等保守治疗后仍反复发作，又不愿意做手术，经人介绍专程从加拿大来深圳找我诊治。原来他跟罗技师是好朋友，在一次电话中谈到他最近腰痛又发作，走路一瘸一拐，严重影响日常生活起居，听罗技师介绍同院有个搞点穴正骨的陈医生很厉害，所以慕名而来。随后我给他做检查发现，腰 4～5 椎旁压痛明显，4 字试验阳性，双侧骶髂关节处压痛，长短腿 3 厘米，X 光检查显示骨盆明显不对称，耻骨联合高低不平。

诊断：

西医：①骶髂关节错动。②腰椎间盘突出症。

中医：腰痛（肝肾亏损、气滞血瘀）。

治疗：点穴疏通经络，正骨手法调整骨盆，治疗 3 次后长短腿纠正，4 字试验阴性，腰痛明显改善，再治疗数次，腰痛消失。回国之前他特地制作两面锦旗，一面送给我，一面送给罗技师，以表谢意。

【病案举例二】

姓名：陈某。性别：男。年龄：46。职业：厨师。

就诊时间：2021 年 8 月 12 日。

主诉：反复腰部疼痛不适 10 年，加重伴左下肢麻痛 1 年。

现病史：患者自诉 10 年前因劳累后开始出现腰部酸胀痛，反复发作，近 1 年来病情加重，曾到广州、东莞常平、揭阳等多处诊治未见好转，在平湖某医院诊断为腰 4/5 椎间盘突出症，以手法推拿、针灸治疗未见好转，后转市某正骨医院建议手术治疗，因经济拮据负担不起高昂的手术费用，后经朋友介绍到我中医馆诊治，发病后胃纳不佳，睡眠差，二便尚调。

既往史：既往有 2 型糖尿病病史，一直服用降糖药，血糖控制尚可，否认重大外伤史。

专科检查：脊柱四肢无畸形，肌容积正常，关节无肿胀，双下肢无水肿。腰 4/5 棘突左侧压痛，叩击痛，并向左下肢放射。左 / 右 "4" 字试验阳性，直腿抬高左 30°，右 40°，膝腱反射正常，跟腱反射正常，双下肢肌力 V 级，左下肢肌张力下降，左大脚趾背伸肌力减弱。

辅助检查：

腰椎 X 线片：腰椎生理曲度变直，L4 ～ 5 椎体边缘骨质增生。

腰椎 CT/MRI：L4/5 椎间盘左侧型突出，左侧隐窝变窄。

诊断：

西医：①腰椎间盘突出症。②骶髂关节错缝。

中医：腰腿痛（肝肾亏虚型）。

治疗：

1. 非遗点穴。

2. 弓箭复位法。

3. 电针。

4. 电脑中频。

医嘱：治疗后 2 ～ 3 天内局部有轻微酸痛不适感，属正常手法后反应，可外敷陈氏膏药（急性期），治疗期间及治疗后 1 周内避免剧烈的跑、跳运动，避免久坐、久行、久站，避免坐矮凳子和软沙发，避免搬提重物，注意保暖，不适随诊。

首次治疗后：患者自诉腰痛减轻，直腰走路较好。治疗三天后，患者自诉腰酸痛感明显减轻，直腿抬高由原来的 30° 提高到 70°，右侧 4 字试验仍为阳性，睡眠恢复正常。后经 20 多天治疗基本恢复正常，免遭手术之痛苦。（见图 6-11 腰椎间盘突出症案）

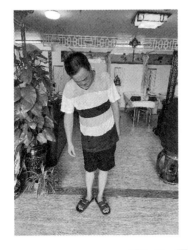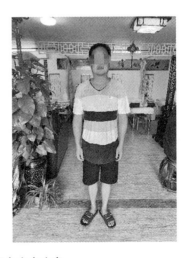

图6-11　腰椎间盘突出症案

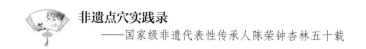

【病案举例三】

姓名：陈某，男，40 岁。

职业：画家。

首诊时间：2019 年 8 月 25 日。

主诉：左下肢麻痛 4 个多月。

现病史：患者因职业因素，需长期久坐，4 个多月前开始出现左下肢麻痛，步行 100 米左右疼痛加剧，需停片刻才能行走，2019 年 4 月，抬重物后症状加重，被北京某大医院确诊为腰突症，经治疗后好转。2019 年 5 月 25 日复发，病情加重，辗转北京多家医院治疗，疗效不佳。经朋友介绍前来就诊。

专科检查：身体向右侧倾斜，髂后上棘右高左低，双下肢不等长，左下肢比右下肢长 2.5cm，左右骶髂关节处均压痛，左髋关节屈曲，内、外旋受限，左 "4" 字试验、床边试验（＋）、左直腿抬高试验（＋）、左 L4/5、L5/S1 椎间隙压痛、叩击痛并诱发左下肢放射痛，左足大脚趾背伸肌力↓，患者自述很怕冷，夜间常因腰腿痛而醒，影响睡眠，白天无精神。消瘦，面目青白无华，呈痛苦病容，纳呆，大便干，小便清长，舌淡紫暗，薄白苔，脉弦细。

腰椎 MRI：L4/5、L5/S1 椎间盘向左突出，合并椎管狭窄。

诊断：

西医：①腰突症。②椎管狭窄。③左骶髂关节错动。

中医：腰痛（气滞血瘀型）。

治疗：

1. 调整骨盆：点穴、推拿、正骨、针灸，每天一次。

2. 调理腰椎：采用弓箭复位法，拉腿咳嗽复位法，隔天一次。

3. 中药外敷：活血化瘀。

经 26 次治疗后，腰腿基本不痛，步行亦无诱发疼痛，基本康复。（见图 6-12 北京画家患腰突症来深圳得康复，以人民大会堂珍藏的小件书画赠陈教授）

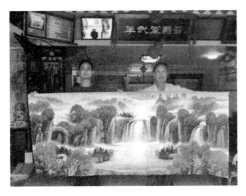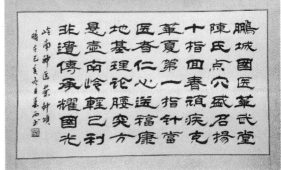

图6-12　北京画家患腰突症来深圳得康复，以人民大会堂珍藏的小件书画赠陈教授

【小结】

这三个病例都是骨盆不正（骶髂关节错动）而引起腰椎间盘突出，许多医生只考虑CT或MRI报告中显示腰椎间盘突出，而忽视骨盆不正这个隐藏的主要病因。笔者在长期临床实践中发现约有60%～70%腰突症患者伴有骶髂关节错动，调整好骶髂关节可收到事半功倍之效果。骶髂关节是骨盆重要的组成部分，骨盆犹如地基，腰椎犹如柱子，地基不平，柱子不稳，俗语说"万丈高楼平地起"，我们把它称为"地基理论"。在"地基理论"的指导下，通过调整骶髂关节，可大大提高腰突症的疗效，缩短疗程，减少复发。

三、腰椎后关节紊乱症

【病因】

腰椎后关节紊乱症是腰椎后关节错缝、滑膜嵌顿及后关节炎症之统称，是一种常见病，多发病，多见于青壮年，可因急性扭挫伤、跌伤直接引起，也可由慢性劳损以及炎症引起。

【临床表现】

临床表现为单侧或双侧腰部酸痛，可向臀部、大腿或骶尾部牵涉痛（非腰腿串麻痛），劳累后或晨起翻身时加重，轻微活动后症状减轻，腰腿部可有不同程度的功能障碍，病位棘突和椎旁关节压痛，一般不伴有放射痛。

【X线检查】

一般无明显阳性发现，后关节炎时，可见小关节面变硬，或呈羽毛状，关节间隙变窄等。

【鉴别诊断】

注意与腰椎间盘突出症、梨状肌损伤综合征、脊柱骨折、结核、肿瘤等区别。

【治疗】

1.轻点腰部第1、2条刺激线，结合擦法，揉按法，使疼痛减轻，缓解肌肉痉挛。

2.复位治疗：坐位腰椎旋转手法，以期使小关节错缝、滑膜嵌顿复位。手法复位后，一般疼痛及功能障碍很快解除。若椎旁关节突仍有压痛，说明错缝小关节未归位，可再行手法复位（见图6-13扭转法、图6-14腰椎旋转复位法）

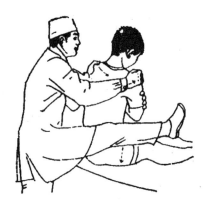

图6-13　扭转法

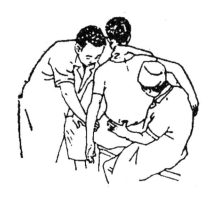
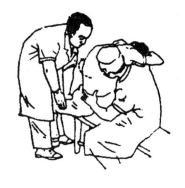

图6-14　腰椎旋转复位法

3.对后关节炎患者，以2%普鲁卡因6～8毫升加醋酸泼尼松龙1.5毫升，封闭患椎后关节，每周一次，为巩固治疗，患者要常做腰背功能锻炼。

【病案举例一】

林某，男，27岁，泰国华侨，门诊号000843，患者8年前不明原因腰腿疼痛，反复不愈。X光拍片诊为：腰椎退行性病变，这次随泰国旅行团到中国观光，腰腿痛又发作，经人介绍，到我院治疗。经检查：腰椎4左侧压痛及叩击痛，诊断为腰椎后关节错缝，予以复位，一次后上症即消失。

【病案举例二】

陈某，男，31岁，潮州市某厂工人，门诊号0004725，患者2个月前不明原因腰痛，在潮州市某医院以腰肌劳损治疗2个月余不愈，病情反复并加剧，于去年8月10日经亲戚介绍，前来治疗。经检查：腰椎4右侧压痛，叩击痛，诊为：腰椎关节紊乱症，予以复位一次，2个月余疼痛消失，一年后随访，未见复发。

【小结】

腰椎后关节紊乱症，在腰痛患者中占较大的比例，而且多发于腰4～5椎关节之间。从脊椎的生理特点及力学角度，腰4～5容易患病，该症容易被误诊为腰肌劳损，若不用手法正位，单靠服药很难奏效，而以手法复位往往可立竿见影。

第三节　骨关节疾病

一、肩关节周围炎

肩关节周围炎亦称粘连性肩关节炎，俗称冻结肩，五十肩（日本）。本病多发于40岁以上中年和老年人，女性患者多见，一般与老年性软组织变性、合并慢性损伤和受凉有关，是肩关节周围的肌肉、肌腱、关节囊、滑囊等软组织的慢性炎症，形成关节内外粘连，影响肩关节活动。这在中医学属于"痹症"范畴，一般称为"漏肩风"或"肩痹"，认为多由于风、寒、湿、邪侵入肩部，致使经络阻滞，气血不畅，经筋作用失常而发病。

【病因】

1.肩部因素：肱二头肌长头、短头肌腱炎，冈上肌腱炎，肩袖撕裂，肩峰下滑囊炎等五种常见病因。

肩部因素中引起肩周炎的软组织有三类：

（1）肌肉和肌腱：肩周肌肉和肌腱可分为内、外层，外层为三角肌，内层为冈上肌、冈下肌、小圆肌、肩胛下肌。内层有关节囊紧密相连，附着于肱骨上端，状如袖筒，故称为肩袖。肩外展90°～120°时，肱骨头内旋，冈上肌被挤压在肩峰下和肱骨大结节之间，将肱骨外旋解脱挤压，方可继续外展。冈上肌腱炎和肩袖损伤，均在此动作中发生，即所谓疼痛弧。超越此范围时，因不受挤压，故无疼痛。

肱二头肌有长、短二头，长头经过结节间沟中的骨纤维管，这段肌腱和腱鞘在肩关节内，容易发生腱鞘炎，继而引起关节内炎症。短头肌肌腱较短，位于关节外，发生损伤的机会亦不少见。

（2）滑囊：可分为肩峰下滑囊，三角肌下滑囊和喙突下滑囊。

肩峰下滑囊位于肩峰和冈上肌之间，有时与三角肌下滑囊通连，冈上肌腱损伤或发炎，亦将累及此滑囊，原发性肩峰下滑囊炎也可波及冈上肌。

（3）关节囊：肱骨头与肩胛盂表面积约3∶1。因此肱骨头大部分被关节囊包绕，肩部软组织发炎均可累及关节囊或关节内，造成关节内外广泛性粘连，影响功能。

2.肩外因素：颈神经根受压迫或受刺激，如颈椎病、颈椎间盘纤维环破裂症，可引起肩关节周围疼痛，肌肉挛缩，活动受限，进而引起肩关节粘连。

【临床表现】

肩痛，活动受限，严重者肩关节周围肌肉萎缩。

病史常为几个月或1～2年，开始有肩部和上臂痛，并向颈、背、前臂和手放射，疼痛为阵发性或持续性，常在某一动作时（大部为施转或上举后）疼痛难忍，有时影响休息。早期以痛为主，晚期以功能障碍为主。肩部外展、上举、用手梳头、穿脱衣服均感困难。

检查时病肩有明显的肌肉萎缩。胸大肌、背阔肌有痉挛，肩周肌肉有广泛性压痛，其中以肱骨大结节、结节间沟、肩峰下、喙突、肱二头肌短头肌腱，肩后大、小圆肌抵止处，肩胛骨外侧缘等处压痛显著。患肩外展、外旋受限，患者外展患臂时需侧身耸肩。

【诊断与鉴别】

肩部外旋、外展、后伸等受限，"三摸征"阳性（即摸对侧耳征、摸对侧肩征、摸肩胛骨征）。但应与肩部骨折、脱臼及颈椎小关节综合征相鉴别。

【治疗】

点穴配合滚、捏、牵、拉、揉、摇、拨搓等手法。（见图6-15握手摇肩法、图6-16肩关节拔伸法、图6-17搓法）

掐上肢指关节、指甲根，轻点上肢第3、6刺激线。

按拨天宗穴，边按边活动患肢，用同样手法按拨举臂、肩髃、肩井穴及痛点、痛线3～5遍。

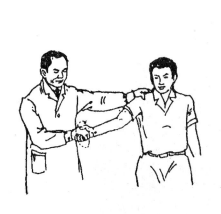 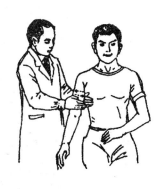

图6-15　握手摇肩法　　　图6-16　肩关节拔伸法　　　图6-17　搓法

选取"三摸征"阳性姿势按拨、牵拉、滚捏。

其他治疗：对急性病例，配合封闭注射。进行功能锻炼，如弯腰晃肩、爬墙活动（双手沿墙壁缓慢上爬），体后拉手，外旋及甩手等锻炼，并捶打患肩。

对肩外病因引起的肩痛，首先应治疗原发病，方可收到良好效果。

【病案举例一】

李某，女，52岁，汕头市金陵路36号，门诊号：008844。

患者1988年1月往泰国探亲，下楼梯时摔倒，致右腕骨撕裂性骨折。经伤科治疗两个月后，又出现右肩疼痛活动障碍。在汕头某医院经中、西医及理化治疗一月不效而来我科点穴治疗。治疗前：肩峰下，三角肌外缘处有明显压痛，三角肌萎缩，"三摸征"阳性。经点穴1次，手即能举过头顶，梳头、洗脸、穿脱衣服等日常生活如常，治疗4次痊愈。

【病案举例二】

饶某，男，60岁，本市上水门街13号，门诊号：001799。

患者一年前发现右肩酸痛，继而出现右手不能高举，梳头、洗脸、穿脱衣服等日常生活受影响。夜间疼痛影响睡眠，经中西药治疗无效，于1988年7月13日来我科治疗。治疗前：右肩峰下压痛，三角肌外缘压痛，"三摸征"阳性。经点穴1次，手即能举过头顶，治疗3次痊愈。（见图6-18肩关节周围炎案二）

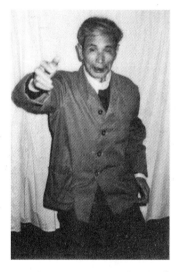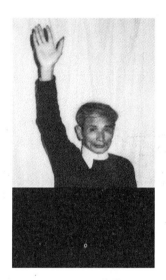

图6-18　肩关节周围炎案二

【小结】

肩关节周围炎是中老年人的多发病、常见病。晚期多出现肩关节功能障碍，究其原因，多数患者开始出现肩部和上臂酸痛，因怕痛而不活动，久而久之，肩关节周围的软组织发生粘连而影响肩关节的活动功能。故治疗的关键在于松解粘连，可采取受限姿势的痛点、痛线进行按拨以松解粘连。为提高疗效，在治疗过程中指导患者进行晃肩、甩手、爬墙活动等功能锻炼也是非常必要的，同时也是巩固疗效的保证。

二、骶髂关节损伤

【病因】

骶髂关节损伤是指腰骶部受外力的作用而引起的。但也有少数病例并无明显外伤史，即觉一侧下腰部突然疼痛，活动立即受限，走路跛行。患者常以为坐骨神经痛而就诊。

【临床表现】

急性损伤者，骶髂关节处疼痛，同时感觉患侧腰臀部疼痛，特别是站立或走路时疼痛加剧，转动困难，患肢不敢着地，疼痛可向下肢放射。直腿抬高试验阳性，"4"字试验阳性，咳嗽时症状加重，症状类似坐骨神经痛。慢性损伤者腰部过伸或突然旋转时疼痛加重，检查时可发现骶髂关节处压痛明显，并有叩击痛，盘腿、坐立、侧卧屈曲均受限制。检查时可用腰椎斜扳法。（见图 6-19 腰椎斜扳法）

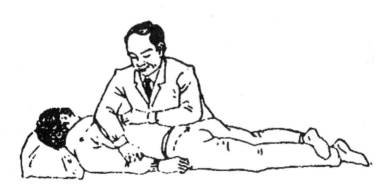

图6-19　腰椎斜扳法

【治疗】

先用滚揉法使骶髂关节周围组织放松。

再复位：

拉单腿或双腿按压复位法：患者俯卧，腰部以下稍倾斜，医者手掌按压于患侧骶髂关节处，助手可连续拉 3 ～ 5 次，以掌下听到响声为佳。（见图 6-20 拉单腿按压复位法、图 6-21 拉双腿按压复位法）

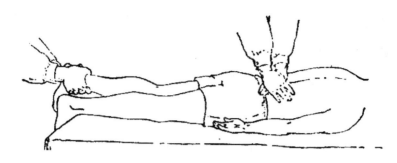

图6-20 拉单腿按压复位法

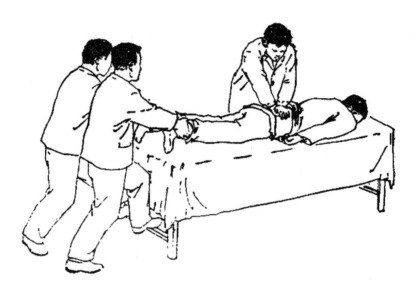

图6-21 拉双腿按压复位法

侧卧扭转法：患者侧卧，健侧在下，患侧腿屈曲，医者立于患者腹部前侧，一手抓好髂前上棘向下推，一手抓住肩关节前方向前推，当听到腰骶部"嘎巴"一声，说明已复位。

【注意事项】

严重者复位后，3～5天内基本应以卧床休息为主。一般采用仰卧位，也可采用侧卧位，健侧在下，患肢可屈曲。特别要注意翻身或下床时勿再度引起骶髂关节错位，可采取如下方法：

1.令患者全身伸直放松，医者一手扶肩，一手扶臀，双手同时用力向对侧翻去，使患者能俯卧或仰卧为止。

2. 患肢屈曲，医者一手扶肩，一手扶患肢膝关节外侧，双手同时向对侧翻去，使患者至侧卧位为止。

3. 下床时：患者骨盆与胸廓始终处于同一平面，患肢屈曲，健肢伸直，先向健侧转至侧卧位，再屈曲双膝，并将双小腿和膝盖伸出床沿，最后让患者手推肘顶，慢慢坐起再下地。下床后，不要做弯腰或扭转动作。

【病案举例一】

姓名：徐某。性别：男。年龄：10 岁。职业：学生。

就诊时间：2021 年 12 月 16 日。

主诉：双侧髋部疼痛伴走路歪斜两月余。

现病史：患者家人自诉两个月前，无明显诱因出现双侧髋部疼痛，无外伤跌仆史，双下肢无红肿，无瘀肿瘀斑，遂到博罗某中医院求诊，经 CT 显示双髋关节腔积液，诊断为双侧髋关节滑膜炎，在门诊经理疗后未见明显好转。11 月 6 日再到东莞市某医院门诊中药外敷和口服消炎止痛药，症状反复，12 月 7 日东莞市某医院拟"双侧髋关节滑膜炎"收住院治疗，经制动、理疗五天后，症状稍减轻出院，为进一步治疗，经朋友介绍来我中医馆就诊，发病后精神欠佳，纳可，二便调。

既往史：既往体健，否认重大外伤史。

专科检查：脊柱四肢无畸形，肌容积正常，关节无肿胀，双下肢无水肿。

腰 L4、L5 棘突有压痛，双侧骶髂关节处有压痛，无下肢放射痛，无叩击痛。

左 / 右 "4" 字试验阳性，膝床距 20cm。

直腿抬高左 / 右 30°，膝腱反射正常，跟腱反射正常。

双下肢肌力 V 级，肌张力正常，左 / 右大脚趾背伸力正常。

辅助检查：

腰椎 X 线片：右侧髋臼对位不正。

MRI：双侧髋关节少量积液，股骨颈前间隙稍增宽，内见液性暗区，左侧深约 1.2mm，右侧深约 1.1mm。

诊断：

西医：①双侧髋关节滑膜炎。②骶髂关节错缝。

中医：伤筋病（气滞血瘀型）。（见图 6-22 骶髂关节损伤案一）

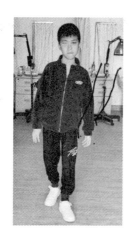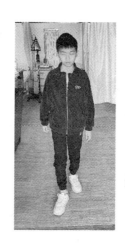

图6-22　骶髂关节损伤案一

治疗：

1. 非遗点穴。

2. 定点旋转扳按法。

3. 电针。

4. 电脑中频。

5. 中药外敷。

经三次手法调整骨盆，4字试验回到正常位置，双下肢直腿抬高70°，走路平稳，双髋关节无明显疼痛。

医嘱：治疗后2～3天内局部有轻微酸痛不适感，属正常手法后反应，可外敷陈氏膏药（急性期），治疗期间及治疗后1周内避免剧烈跑、跳运动，避免久坐、久行、久站，避免坐矮凳子和软沙发，避免搬提重物，注意保暖，不适随诊。

【病案举例二】

赵某，女，34岁，汕头市公交公司职员，门诊号：000721，患者20年前上山下乡海南岛，在一次抬杉条时不慎扭伤腰部，在卫生队处理后稍微好转，但反复发作。20年来腰痛缠身，绵绵不愈，去年2月来我科点穴治疗。经检查：左骶髂关节压痛，叩击痛及放射痛，放射到左下肢，直腿抬高试验＜70°，阳性。诊断为骶髂关节损伤，经复位1次，疼痛顿时消失，一年半来，没有再发作。

【小结】

骶髂关节是微动关节，除非遭受向前或向后的旋转暴力，否则一般情况下，不容易损伤或错位。笔者在临床中发现，不明原因的腰腿痛大多数是由骶髂关节错位引起，也遇到不少产后的女同志常诉说产后休息不好引起腰腿痛，若医生没有认真进行检查，只是简单地认为产后气血虚而滥用补品，往往病不见减轻反而加重。经认真检查，其中相当大部分是骶髂关节错缝，压迫骶丛神经所致，估计是产育过程中骨盆受胎儿挤压所造成。

骨盆由骶骨、尾骨及左右髋骨借关节和韧带连接而成，在女性是胎儿娩出的产道。不少女同志由于骨盆较小，或胎儿过大，产育时容易扩挤产道而引起骶髂关节的错位。

骶髂关节损伤，除临床检查时发现骶髂关节处压痛、叩击痛、放射痛、直腿抬高试验阳性、4字试验阳性外，还有一个重要体征：患者蹲下反而舒服，蹲起则疼痛难忍。有些患者由于发病时间久，患肢比健肢稍长，走路跛行。临床多采用侧卧扭转法，效果甚佳。

三、踝关节扭伤

【病因】

多因在不平的路面上行走、跑步、跳跃或下楼梯、下坡时的跖屈位突然内翻或外翻，超过了运动的生理范围所致。轻者韧带损伤或部分撕裂，重者韧带完全断裂或伴有踝部骨折。

【临床表现】

1. 急性扭伤病史，是诊断本病的依据，应注意询问扭伤时是足内翻还是外翻，以便决定治疗措施。

2. 踝部疼痛，走路时加剧，跛行，严重者不能走路。

3. 局部肿胀，明显压痛，皮下瘀斑，皮肤呈紫色，尤以足背外侧多见。

4. 如怀疑骨折时，应进行 X 线检查，不宜做点穴治疗。

【治疗】

1. 患者仰卧。医者一手托起足跟，抬高患肢，另一只手按揉肿胀及疼痛部位，手法要适中，缓慢进行，至局部明显消肿和疼痛减轻。

2. 寻找最痛的地方，边点揉边活动踝关节。

3. 患者健肢站于矮椅，患肢悬空，医者一手握住患肢足后跟，一手握住患足背，先使患肢膝关节屈曲，然后用力向下斜拉，可听到"咔、咔"声，连续抖拉 2～3 次。

4. 肿胀明显者可结合外敷消炎止痛膏或用酒醋熏洗。

四、足跟痛

足跟痛是指患者足跟底部在站立或行走时发生疼痛的病症。

【病因】

1. 足跟皮下脂肪纤维垫部分消退，由于体虚或久病后足跟的皮肤变软，跟底皮下脂肪纤维垫部分萎缩。

2. 跖筋膜劳损或伴跟骨骨刺，肾气亏损或长期负重或在硬地行走，长途跋涉，局部挫伤等各种急性外伤，或寒湿入侵均可引起跖筋膜劳损及促进其退行性变，使跟骨骨刺形成。

3. 伴急性滑囊炎，各种原因引起的足跟部外伤均可引起。

【临床表现】

患者在站立或行走时足跟发生疼痛，休息时疼痛减轻。跟底皮下脂肪纤维垫部分消退者，足跟疼痛是暂时性的，患者恢复正常的机能后，症状就能逐渐消退。跖筋膜劳损者，足跟下或足心疼痛，足底有紧张感，不能长行，每遇劳累后加剧，得热则舒，遇寒增痛。伴骨刺增生者，疼痛的程度与骨刺的大小不一定成正比，但与骨刺的方向关系很大。X 光跟骨侧位片可协助诊断，伴有急性滑囊炎者多于足跟后三分之一处可触及囊状样阳性物。

【治疗】

1. 从足跟部沿跖筋膜按揉，并弹拨跖筋膜，再顺跖筋膜方向用力擦，以透热为度。

2. 在跟骨周围按压，按拨痛点如然谷穴等。

3. 轻点或按拨小腿内侧痛点痛线。

4. 用滚跟法治疗，方法是患者将足跟最痛部位踩在直径 5 厘米左右的棒球上，使棒球在足跟下旋转滚动，称之为滚跟。开始滚跟时足跟疼痛，一会儿疼痛减轻，这时可逐渐增加足跟对球的压力，持续用力滚 10～15 分钟后，用足跟最痛部位在棒球上踩

10 ～ 20 下，用力的大小以患者能忍受为度。（滚跟法的治疗机理：由于棒球与足跟软组织用力揉挤，可促使增生粘连的松解，足跟用力跺棒球，并非将骨刺撞掉，而是使粘连的条索状结节或滑囊破裂平复，而达到治疗的目的。）

5. 点按风池穴，是根据"阳跷脉者起于跟中，循外踝上行于风池，阴跷脉者，亦起于跟中，循内踝上行至咽喉交贯冲脉"和二跷"气并相还"及"病在下者，高取之"的理论来治疗足跟痛。

6. 隔姜灸法：将生姜（大者为宜）切成厚约 0.3 ～ 0.5 厘米的薄片，中间以针刺数孔，另将艾绒揉捏成塔形炷放在姜上，灸患者患侧足跟部。待艾炷将烧尽，脚跟感到灼痛时，医者用姜片摩擦局部，每次灸 3 ～ 4 壮，每日 1 ～ 2 次。

第四节　先天性疾病

一、先天性肌性斜颈

【病因】

大多数是由一侧胸锁乳突肌损伤病变后引起，故又称肌性斜颈。其原因是分娩时一侧胸锁乳突肌因受产道或产钳挤压，牵拉，肌纤维出血机化，并造成萎缩；或因胎位不正阻碍一侧胸锁乳突肌的供血，引起缺血性萎缩，临床以产伤引起者多见。

【临床表现】

婴儿多在出生后数天或十多天被发现斜颈，患儿头部向患侧倾斜，脸面朝向健侧。家属开始认为患儿是睡眠时头部姿势未摆正，予以转动拨正，则引起患儿哭闹，并又转回原位。经检查，胸锁乳突肌处紧张萎缩，按之坚硬。严重者还可发现脸部肌肉发育不对称，患侧面部肌肉萎缩，颈椎侧凸，头部运动受限。

【治疗】

患儿一般由家长抱着治疗。

1. 用拇指在患侧胸锁乳突肌处自上而下地做拉、推、揉 20 ～ 40 次。注意力量要均匀，轻柔，并用滑石粉做介质，防止擦破表皮。

2.将患儿头部向健侧轻轻牵引，并同时将脸面朝向患侧转动 10 ～ 15 次，以牵拉萎缩的胸锁乳突肌。

3.指压缺盆、肩井、中府。

4.嘱咐患儿家属，于患儿熟睡后注意摆正其头颈位置，必要时用毛巾堵塞，防止头部倾斜。

【病案举例】

林某，男，14 个月大，出生后两个月，家属才发现抱着时患儿头部偏歪，开始以为是姿势不好，又过了 2 个月症状如旧，才抱来我中心治疗，经点穴 1 个月，斜颈基本纠正。

二、先天性马蹄内翻足

【病因】

主要是由于胚胎早期受到内外因素的影响引起发育异常所致，也可能与胎儿的足在子宫内的位置不正确有关。

【临床表现】

出生时即有一侧或双侧足部出现跖屈，内翻畸形，足的前半部内收，内翻，跟骨内翻，跖屈，跟腱挛缩等。畸形的程度不一，随着年龄的增大，畸形程度越重，步态更异常，单侧者跛行，双侧者摇摆，严重者足背着地，负重处产生滑囊和胼胝。

【治疗】

首先用按揉法使足内侧肌肉、韧带及足跟腱松弛，再用压膝整足法矫正足下垂和足内翻，以手法矫形时使足关节尽量背屈，外翻外展。手法操作要由轻到重，循序渐进，切忌操之过急，一蹴而就，否则会使踝、足部软组织损伤，延误治疗工作。每次矫正后均用铁制矫形鞋固定，固定时间开始为一周，以后每天点穴及以手法矫形后再固定，这样有利于患足的血液循环保持正常。

【病案举例】

陈某，女，2岁，出生后被发现右足内翻，妇产科医师予平硬纸板矫形，由于家属未予重视，没有认真护理，矫形失败。患儿至 2 岁时还不能独自站立，扶立时右足外侧着地，足跟悬空不能踏平站立。经手法治疗并结合外固定矫形，右足畸形被矫正，一年内复查，患儿步态正常，右足能踏平行走。

第五节　内科疾病

一、感冒

感冒是因风邪侵袭人体而引起的疾病。临床上以头痛、鼻塞、流涕、喷嚏、恶寒、发热、脉浮等为主证。一般病程三至七天，在整个病程中很少传变。

【病因】

感冒是由于风邪乘人体御邪能力不足之时，侵袭肺卫皮毛所致。当气候突然变化，寒暖失常之时，风邪病毒最易侵袭人体，风邪虽为六淫之首，但在不同季节，往往挟四时不正之气入侵。临床以风寒、风热两种证候最多，有夹暑、夹燥等不同兼症。

【临床表现】

1. 风寒感冒：鼻塞声重或鼻痒喷嚏，流涕清稀，喉痒，痰多稀薄，甚则发热恶寒，无汗，头痛，肢体酸痛，舌苔薄白，发热时脉浮数，如恶寒甚则见浮紧。

2. 风热感冒：发热，微恶风寒，或有汗出头痛，鼻塞涕浊，咳痰黄稠，口干欲饮，咽喉红肿疼痛，苔薄黄，脉滑数。如夹暑则是生热汗出不解，心烦口渴，尿赤，苔黄腻。

【治疗】

1. 用快手法掐指甲根、指关节 3～5 遍。

2. 点按合谷、曲池、大椎、肺俞、风门。

3.用较重手法点脊椎双侧刺激线。

4.头痛剧烈者加揉按印堂、太阳、率谷、百会；项强者推摩颈肩部，点揉肩井；鼻塞者点迎香、鼻通。

治疗时以微微汗出为佳。

【病案举例】

陈某，女，13岁，潮州市某小学学生，因穿衣服单薄，气候变冷而感冒，见恶寒发热、无汗、身酸、头痛、鼻塞、流涕、脉浮。治疗前测体温39℃，予以点穴治疗，患者边接受治疗边津津汗出，治疗一次体温降至37.5℃，鼻已通、身轻、头痛解。隔天再治疗一次而痊愈。

二、咳 嗽

咳嗽是肺系疾患的一个常见证候，外感或内伤的多种病因，导致肺气失于宣发、肃降时，均会使肺气上逆而引起咳嗽。

【病因】

1.外感咳嗽：由于风、寒、暑、湿、燥、火六淫之邪犯肺。

2.内伤咳嗽：肺脏虚弱，或他脏有病累及于肺，引起咳嗽，故有"五脏六腑皆令人咳，非独肺也"之说。

【临床表现】

外感咳嗽，起病较急，咳嗽可由轻到重；初则阵发，甚则整日不停。初期多半有外感表证；内伤咳嗽，起病较缓，咳嗽发作在早晨或晚间较多，多无表证。临床上根据病因症状分型辨证，外感咳嗽分风寒、风热、燥热三种，内伤咳嗽分痰湿、痰热、阴虚、气虚、阳虚、肝火犯肺。

【治疗】

用升清降浊调气法治疗，外感咳嗽加点按双孔最、双大杼、双风池、双肺俞各穴1～2分钟，天突2分钟。

【病案举例一】

外感咳嗽：

张某，女，45 岁，机关干部，半月前感冒头痛、咽痛，伴咳嗽。经服药治疗，感冒症状消失，但咳嗽反而加剧，干咳无痰，昼夜不停，夜间尤甚，喘息不得卧，久咳还导致胃部痉挛性疼痛。经注射链霉素，口服消炎止咳药片近 10 余天罔效，经用升清降浊调气法治疗一次，当夜即无咳嗽，第二天神清气爽，同她一起工作的同志均觉神奇。

【病案举例二】

顽固性咳嗽：

李某，女，71 岁。就诊时间：2020 年 5 月 25 日。

主诉：反复咳嗽 2 月。

现病史：患者患病前 1 天因水管爆裂，全身湿透，隔天感冒发热伴咳嗽，经吃药后，发热退了，但咳嗽更严重，昼夜不停，2 个月来咳嗽不止，先后在某医院、某人民医院诊治。诊断：支气管炎，但经中西医药治疗均无效果，出现咳嗽伴气喘，经邻居介绍前来治疗。

来诊时，面色苍白、愁眉苦脸、无精打采，自诉头晕、咳嗽夜甚、气喘，食欲不振，大便溏，舌淡，苔白厚，脉细滑。

辨证：肺气不宣则咳嗽，老妇人年事已高，肾气不足，肾不纳气，则喘促，脾为后天之本，气血生化之源，脾虚不运，气血不足，则面色苍白、头晕，整天愁眉苦脸乃肝气不舒，肝木克脾土则食欲不振，肺、脾、肝三脏同病。

治疗：经脏腑点穴调气法治疗 1 次之后，隔天患者自诉，基本不咳，昨晚睡了一晚好觉，愁容尽消，家属觉得神奇。第 2 天再点穴治疗一次，总共点穴治疗 3 次而治愈，点穴就是如此神奇，此次治疗全过程、患者治疗前后的自述均有视频录像保存。

三、头 痛

头痛是临床上常见的自觉症状，可以出现于多种急慢性疾病之中。

【病因】

头痛之病因多端，但不外乎外感和内伤两大类。

外感头痛：多因起居不慎，坐卧当风，感受风、寒、湿、热等外邪，而以风邪为主。所谓"伤于风者，上先受之""巅顶之上，惟风可到"。

内伤头痛："脑为髓之海"主要依赖肝肾精血濡养及脾胃运化水谷精微，输布气血上充于脑，故内伤头痛发病原因责之于肝、脾、肾三脏。

现代医学认为：头部本身的疾病，固然能引起头痛，但牵涉其他部位的疾病如眼、耳、牙、齿、咽喉的五官疾患，高血压，颅内疾病，神经官能症，颈椎病，以及脑震荡，妇女更年期综合征，月经前后症等，均可导致头痛。

【临床表现】

外感头痛，一般发病较急，痛势较剧，多表现掣痛，跳痛，灼痛，胀痛，重痛，痛无休止，多属实证。内伤头痛，一般起病较缓慢，痛势较缓，多表现隐痛，昏痛，痛势悠悠，遇劳加剧，时作时止，多属虚证。

从头痛的部位与经络的关系上划分：前头痛为阳明经；偏头痛为少阳经；头顶痛为督脉和足厥阴肝经；后头痛为太阳经。

从头痛部位上可划分：前头痛，多为眼、鼻、咽喉等疾病引起，也可见于部分贫血患者；偏头痛，多为耳病、牙痛、妇科病引起；头顶部痛，多为神经官能症和神经机能性病；后头痛，多为高血压、颈椎病、脑部肿瘤引起；全头痛，多为动脉硬化，脑震荡和感染中毒引起。

【治疗】

掐指甲根 3～5 遍。

点按双列缺、双合谷、双风池，各 1 分钟。

用开天门治疗法，以微出汗为宜。伤风感冒引起的头痛、神经性头痛者，除点穴外还需要以重手法点叩脊柱及两侧之刺激线。前头痛者点太阳、印堂、合谷等穴。后头痛者点风池、颈后等穴位，叩压枕颈部。属于颈椎病引起的头痛，施行颈部旋转手法，依痛区所在部位按压相应穴位。全头痛及头胀者按压百会穴，并用指尖叩打法叩击头部。

必须注意，头痛是一个症状，点穴治疗的作用在于减轻一时的症状，临床方面应针对病因给予相应治疗。

【病案举例】

俞某，女，32 岁，职工，每逢月经前即头痛，严重时伴呕吐，不能进食，食则呕，已有十多年病史，每次头痛便不能上班，靠服止痛片缓解，月经过后则一如常人。这次来经之前患感冒，头痛如劈，伴呕吐，滴水不进，卧床不起，经点穴一次头痛顿失，进食不呕，连续治疗三次，月经来潮一切正常。吾嘱其每次月经来潮前先来点穴治疗，又经二次月经前的点穴治疗，一年随访未复发。

四、眩晕

眩是眼花，晕是头晕，二者常同时并见，故统称为眩晕。轻者闭目即止，重者如坐车船旋转不定，不能站立，或伴有恶心，呕吐，汗出，甚则昏倒等症状。

【病因】

气血亏虚，肝肾阴精不足，肝阳上亢或痰湿中阻所致。历代医学有"无虚不作眩""无痰不作眩""髓海不足""诸风掉眩皆属于肝"之说。现代医学认为：眩晕是由内耳迷路神经水肿引起的一种症状；一般认为是由变态反应、水液代谢紊乱或内耳血管痉挛等，导致淋巴液分泌过多或正常吸收障碍，从而产生内耳迷路神经的水肿，出现眩晕。

【临床表现】

突然发病，患者有房屋在旋转之感，耳鸣有时为单侧，眼球震颤，常伴有恶心，呕吐，面色苍白，甚至出冷汗。发作时间长短不一，一般在几小时或几天后恢复正常。

【治疗】

1. 用开天门治疗法。
2. 升清降浊调气法。

五、鼻炎

鼻炎是指鼻腔时流浊涕，经年累月不止，甚则涕出腥臭的一种疾病。常伴额头胀痛，鼻塞不利，香臭难辨等症状。

【病因】

多因六淫外侵，胆热上犯，脾虚湿热，正气亏虚。通常分急性和慢性两种，急性鼻炎多见于上呼吸道感染，急性鼻炎处理不当，加之患者正气素虚，容易转变为慢性鼻炎。

【临床表现】

1.急性鼻炎：鼻塞、鼻流清涕，旋即转浊，不闻香臭。初起可伴有恶寒（风），发热，头痛，喷嚏。

2.慢性鼻炎：常见于伤风感冒反复发作而引起。主要表现为鼻子间隙性不通气，流出较多的黏稠或浓性鼻涕，常倒流入口内。嗅觉减退，常伴有头痛。

3.萎缩性鼻炎：自觉鼻内干燥，鼻涕分泌物有恶臭，呈暗绿色干痂，嗅觉减退，常伴有头痛。

4.过敏性鼻炎：对某种物质过敏，在天气变化的时候容易发生。主要症状是常年不断发作，突然鼻塞，鼻内发痒，打喷嚏，流清水样鼻涕，甚至流泪，头胀闷，经过一段时间自行暂时缓解。

【治疗】

本治疗主要针对慢性及过敏性鼻炎。

1.用终始位治疗法：点按迎香及商阳穴。

2.点按：双侧风池、肺俞、合谷，头痛加点按印堂、太阳。

3.用双拇指搓揉鼻翼两侧，以鼻腔内发热为度。

4.用拇指揉按头部。

【病案举例】

刘某，女，24岁，潮州市某工厂职工，患过敏性鼻炎一年多，长期服鼻炎丸，千柏鼻炎片等药物，但每逢季节交换即病情加重。近几日又出现鼻塞，鼻流清涕，打喷嚏，头痛，予以点穴治疗一次，鼻即通，连续治疗三次，上述症状已除，教其平常自我按摩治疗，一年来未复发。

六、牙痛

【病因】

牙痛原因较多，一般多因龋齿所引起，亦有由于牙周炎、冠周炎、急性根尖周围炎、牙本质过敏等引起，每遇冷、热、酸、甜等刺激时疼痛加剧。

中医学认为：手阳明大肠经入于下龈，足阳明胃经入上龈，齿为骨之余，髓之所养，故牙痛分虚实，实痛多因胃、大肠积热引起；虚痛多因肾虚所致。

【临床表现】

牙痛起病突然，持续时间长短不一，且遇冷热等刺激易诱发疼痛。由胃火引起者，常伴有牙龈红肿、口臭、便秘、苔黄厚；由肾虚引起者，牙痛隐隐，时痛时止，常伴有牙齿浮动，腰酸，脉细等。

【治疗】

掐切商阳穴1～2分钟，按压合谷、风池、太阳穴。

上牙痛按下关、颊车、鼻隔，下牙痛按迎香、垂根、承浆，按压时用力由轻到重，并持续至患牙有麻木感为止。

有牙髓炎、牙周炎、牙龈红肿者应同时服用消炎药。

【病案举例】

杨某，男，15岁，潮州市某中学学生，由于过量进食油饼，突然右下牙痛，并引起右侧头痛，大便秘结、口臭、苔黄厚、脉洪数。先掐切商阳穴，按压合谷穴、风池穴、垂根穴，疼痛立解，再内服"清胃散"三剂以巩固。

七、呃逆

呃逆以气逆上冲，喉间呃呃连声，声短而频，令人不能自制为主证。

【病因】

呃逆主要是胃气上逆动膈所致。引起胃气上逆的原因：饮食不节，过食生冷或寒凉的药物；过食辛热或过服温燥的药物；精神刺激，情志失调；此外，还有老年体弱，久病重病，误下耗伤中气等。

【临床表现】

呃逆，又称膈肌痉挛，以气逆上冲，喉间呃呃连声，声短而频为主要表现。不因疾病而偶然发作的，大多可不治而愈，有因疾病而持续发作的，也有因病情严重而出现的。

【治疗】

1. 捏拿双人迎穴，注意边捏拿边放（该处为颈动脉窦，血管感受器所在之处，捏拿太久太紧可引起脑缺血）。

2. 点按腹安、内关、足三里、中脘、膻中或乘其不备拍打其背部。

3. 用升清降浊调气法治疗。

【病案举例一】

林某，女，19岁，广东省博罗柑橘厂职工，2年前因食过量柑子后开始呕吐清水及呃逆，后又患胃病，经常胃痛呃逆并作，呃呃连声，连年不愈，多方医治无效，经升清降浊调气法治疗一次，呃逆明显减少，治疗二次后仅偶见而已，连续治疗十余天，绵绵二年之顽疾既不药而愈，家人皆喜颜于色。

【病案举例二】

杨某，女，39岁，已婚已孕，初诊：2016年12月21日。

主诉：反复打嗝近2年。

现病史：患者自述约两年前曾患有胃病，经治疗后开始出现打嗝。症状逐渐加重，午饭后尤为明显，嗝声连续不能自止。时有心情郁闷，两胁胀痛。行经有血块，头晕，眠差，面色萎黄，舌淡，脉弦细。曾在深圳某大医院及香港多家知名医院就诊，按照"返流性胃炎"治疗，具体情况不详，未见好转，至今已近2年。

病机分析：脾为后天之本，气血生化之源。长期脾胃不好，造成气血不足，症见面色萎黄，眩晕，血不养心则心悸失眠。由于肝木克脾土，肝气横逆犯胃则见呃逆，两胁胀痛。气机不畅，气滞血瘀，心情郁闷，月经有血块，舌淡，脉弦细均为肝气犯胃之证。

诊断：

西医：返流性胃炎。

中医：呃逆（肝气犯胃，胃气上逆）。

处置：升清降浊点穴法。

治疗经过：

采用升清降浊点穴法，经两次治疗后，患者自述症状已经减轻一半。继用前法治疗第九次后，症状基本消失。

附:【止嗝方法】

1. 按摩

取一根细棒，一端裹上棉花（如手边无棒，可用竹筷的细端包上棉花代替），放入患者口中，用其软端按摩前软颚正中线一点，此点的位置正好在硬、软颚交界处稍后面。一般按摩 1 分钟就能有效地控制呃逆。

2. 喝水弯腰法

将身体弯腰至 90° 时，大口喝下几口温水，因胃部离膈肌较近，可从内部温暖膈肌，在弯腰时，内脏还会对膈肌起到按摩作用，缓解膈肌痉挛，瞬间达到止嗝的目的。

3. 惊吓法

趁不注意猛拍一下打嗝者的后背，也能止嗝。因为惊吓作为一种强烈的情绪刺激，可通过皮层传至皮下中枢，抑止膈肌痉挛。但有高血压、心脏病的患者应慎用。

4. 纸袋呼气法

用一个小塑料袋罩住自己的口鼻，进行 3 ～ 5 次的深呼吸。用呼出的二氧化碳重复吸入，增加血液中二氧化碳的浓度，可抑制打嗝。

5. 伸拉舌头法

打嗝不止时，用一块干净纱布垫在舌头上，用手指捏住舌头向外伸拉。此时，会感到腹部有气体上升，打嗝自然消除。

6. 喷嚏止嗝法

打嗝时，如果想办法打个喷嚏，就可以止嗝，可以用鼻子闻一下胡椒粉，即可打喷嚏。

八、眼睑下垂

眼睑下垂是指上眼皮下垂而不能自主上提，同时影响视力的病症。

【病因】

1.先天性：多为双侧，由于提上睑肌发育不全，或与遗传（如重症肌无力）等因素有关。

2.后天性：多为单侧，由于动眼神经或提上睑肌受伤和局部病变所致。

【临床表现】

上眼睑不能充分提起，以致遮盖部分或全部瞳孔而发生视力障碍。患者因眼裂变窄，常皱起前额皮肤，以提高眉部，用前额肌开大眼裂，双侧下垂者常把头仰起视物。

【治疗】

患者仰卧，医者站于头侧。

1. 用拇指在前额部及上眼眶周围揉擦，并用拇、食指捏提眉弓 15～20 次。

2. 用拇、食、中指在眉弓处做捏提法 15～20 次，可向上方用力。

3. 一手将上眼睑提起，另一手挤捏上眼睑下缘。

4. 点按阳白、鱼腰、睛明、攒竹、丝竹空、风池、垂根。

5. 其他：配合药物治疗，如补中益气汤加减，或配合针灸、电疗。

九、胃下垂

【病因】

胃下垂是指胃的正常位置下降而言。本病多由腹肌发生变化，腹壁脂肪缺乏和肌肉松弛，腹压减低所引起。

从现代医学看主要是由于支配内脏的植物神经失调所致，因长期的过度疲劳，强烈的神经刺激，精神紧张，不断地作用于大脑皮层，使大脑皮层兴奋与抑制过程功能失调，久而久之使大脑皮层功能减退，对于皮层下中枢的控制失灵，因而影响了植物神经的调节功能，出现了胃下垂。

中医学认为胃下垂多由于脾胃虚弱，中气下陷所致。

【临床表现】

食欲减退，胃胀、嗳气、胃痛或隐痛并有下坠感，饭后或行走时症状加剧。平卧时则减轻，伴有消瘦、头晕、全身乏力、心慌、失眠、腹泻或便秘等，上腹部平坦，下腹部膨胀，腹部肌肉松弛，肌力降低，稍按压可触及腹内动脉波动，常有振水声。

【治疗】

1. 用升清降浊调气法治疗，以补法为主。

2. 自我手法治疗。

（1）用手揉拿腹部 15 ～ 20 次，提拿腹肌 15 ～ 20 次。

（2）配合仰卧起坐的腹肌锻炼，次数逐渐增加，以加强腹肌的力量。以上方法，每天早晚各一次。

【病案举例】

陈某，女，26 岁，潮州市某厂工人，已婚，门诊号：0007412，两年来因工作紧张，出现食欲减退，脘腹胀痛，大便干结，经中西医治疗略有好转，但仍反复不愈。近半年来病情逐渐加重，出现嗳气、胃胀、食后腹胀甚，伴四肢乏力、头晕、消瘦，经 X 线钡餐透视确诊为胃下垂。使用升清降浊调气法治疗一月半，上述症状消失，体重增加 2 千克，钡餐复查正常。

十、胃痛

【病因】

胃痛又叫"胃脘痛""心口痛""胃气痛"，以上腹部近心窝的地方疼痛为特征。多见于消化道疾病，凡受凉、受热，饮食没有节制，精神过度紧张，肝气郁滞，都可以引起胃痛。胃与脾有表里关系。因此，胃痛与胃、肝、脾三脏腑有关。本病多见于急性胃炎，胃、十二指肠溃疡病，胃神经官能症等。

【临床表现】

常见有虚寒胃痛，血瘀胃痛，气滞胃痛三种。

虚寒胃痛：胃痛隐隐，喜用手按，喜热饮，进食痛减，泛吐清水或酸水。身体倦怠，四肢不温，面㿠白，大便溏泄，小便清长，舌质淡，脉弦缓。

血瘀胃痛：气滞日久而致瘀血凝滞，胃脘疼痛，痛有定处而拒按，痛为针刺或刀割，舌质紫暗，脉涩。

气滞胃痛：情志不舒，肝气郁结，横逆犯胃。症见胃脘胀满，攻撑作痛，脘痛连胁，嗳气频繁，大便不畅，每因情志因素而痛作，苔多薄白，脉弦。

【治疗】

用升清降浊调气法加带脉与三阴交齐放法。胁痛者加用"放腋下法"即患者手臂伸直，医者先点两合谷穴，再按拨两腋下大筋，食欲不振加点幽门，用泻的方法。

【病案举例】

萧某，男，42岁，本市枫溪镇人，陶瓷厂职工，陶瓷徒工出身，每天坐着工作十多个小时。16岁起患胃痛，开始未予重视，20多岁时一次大便潜血，发现胃出血，经住院治疗好转，但过几年后，旧病复发，经常胃痛，食欲减少，泛酸，痛势绵绵，喜按，得热食痛减，面色黄，大便溏，舌淡苔薄白，脉弦缓。医院诊断：胃十二指肠溃疡。接受点穴治疗一月半，症状消失。半年后钡餐透视检查正常。

十一、返流性胃炎

返流性胃炎即胆汁返流性胃炎（bile reflux gastritis，BRG），又称碱性返流性胃炎，是由于含有胆汁的十二指肠内容物异常地返流入胃，引起的胃黏膜炎症。患者一般会有腹部不适、烧心、呕吐等症状，后期可能会出现贫血、机体消瘦，若不积极治疗，有发生胃癌的可能。中医将其归属于腹痛、呃逆、呕吐范畴，多因肝气犯胃，胃气上逆所致。

【病因】

1. 胃肠道手术

正常的幽门具有约 1.5cm 左右的高压带，可以阻止十二指肠液返流入胃，当手术破坏幽门结构后可致胆汁返流。毕Ⅱ式手术后因胃肠道生理结构被改变，更容易发生返流。

行胃迷走神经切断术后因迷走神经破坏，可引起胃肠动力学及激素分泌改变引起返流。

2. 胆系疾病

胆囊炎、胆结石等疾病时，胆道系统的充血、水肿、疼痛等刺激可导致胃肠神经兴奋性改变及胃肠激素的分泌紊乱，胃肠蠕动功能改变及胆汁分泌过多，可促使胆汁返流的发生。胆囊切除术后，胆汁失去正常的浓缩及存储作用，大量无规律地排入十二指肠内，也可导致胆汁逆流入胃。

3. 幽门螺旋杆菌感染

对于幽门螺杆菌感染是否会引起胆汁返流目前尚有争议。但大多数学者认为幽门螺杆菌感染会增加胆汁返流的发生。不论哪种情况，幽门螺杆菌和胆汁返流都是造成慢性胃炎的重要病因，两者有协同作用，长时间可能导致萎缩性胃炎、肠上皮化生甚至癌变等。因此，胆汁返流性胃炎合并幽门螺杆菌感染时要积极进行根除幽门螺杆菌治疗。

4. 精神心理因素

焦虑、抑郁、恐怖等不良精神状态会影响内脏的敏感性和胃肠动力，导致胃肠蠕动和胆汁排泄改变，引起胆汁返流性胃炎的发生。

5. 其他

糖尿病、肝炎、胰腺炎、消化性溃疡、长期服用阿片类药物等都可引起胃肠蠕动功能失调，促使胆汁返流的发生。

吸烟、酗酒、缺乏运动、暴饮暴食、高脂饮食、睡前加餐、浓茶咖啡等可能诱发或加重胆汁返流性胃炎。

【临床表现】

1. 腹痛

疼痛以中上腹疼痛为主，表现为胃部的烧灼感，无规律性。伴有食管返流者食管也会有烧灼感，以及吞咽不适，吞咽时哽咽感等。常常在餐后加重，服用碱性药物后症状不轻反而加重。

2. 腹胀

腹胀系消化不良或胃排空障碍等引起，主要表现为腹部的饱胀感，或有饥饿感但进食不久就有饱腹感。

3. 恶心呕吐

呕吐物中有黄绿色的胆汁是胆汁返流性胃炎的特异性症状，呕吐一般发生在晚间或半夜，呕吐物可含少量食物和血液。

【治疗】

采用脏腑经络点穴调气法治疗。

【病案举例】

蒋某，性别：男，年龄：14岁。就诊时间：2020年某月某日。地址：深圳市布吉某半山4栋某房。

主诉：反复发作腹痛，呕酸，厌食5年

现病史：患者5年来因腹痛，泛酸，食欲减退，消瘦，精神不振等症，先后在某儿童医院、妇幼保健院、某人民医院就诊检查，诊断：胃食道返流性胃炎，但中西医药治疗均无效果。学习成绩下滑，不得不休学两年治疗休养，经朋友介绍前来治疗。（见图6-23返流性胃炎案）

来诊时消瘦（身高160厘米但体重仅30多千克），无精打采，愁眉苦脸，面色苍白，自诉脘腹隐隐作痛，反酸，一餐吃不到一碗饭，总觉困倦，四肢无力，头晕，大便溏，查舌淡，苔薄白，脉细弱。

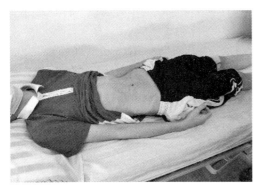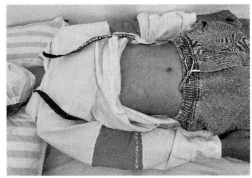

图6-23 返流性胃炎案

辨证：脾为后天之本，气血生化之源，脾虚不运，则食欲不振；气血不足，则头晕，精神不振，四肢无力；整天愁眉苦脸乃肝气不舒，肝木克脾土则泛酸、脘腹隐痛，面色苍白、舌淡、脉细弱，一派气血不足之征。

诊断：

西医：返流性胃炎。

中医：呃逆。

治疗：经脏腑点穴调气法治疗一次之后，隔天患者自诉，脘腹不痛，呕酸消失，脸带笑颜，家属觉得神奇。经半个多月连续治疗，上述症状大为好转，再也没有泛酸，胃也不疼，胃口大增，面色有华，精神明显改善，开始温习功课，准备复读。随访患者已经复课。

【小结】

升清降浊点穴法，也称升清降浊调气法或者脏腑经络点穴调气法，是医者根据中医脏腑经络学说，以指代针，循经取穴着眼于调整脏腑气机，恢复脏腑功能从而达到治病的一种方法。

经言："升降出入，无器不有。"人身脏腑功能万千，欲一言而概之，唯气机升降而已，升降常则脏腑各司其职，人斯无疾。反常则为病矣，诸如肺失宣肃，脾不升清，胃失通降，肝失调达，心肾不相交，无非升降失常之病，故有"百病皆生于气"之说。脾胃的升降在五脏六腑中起着主导作用，因其位居"中焦"，连同上下，是气机升降出入的枢纽。故治脾胃之法，莫贵于升降。

脏腑经络点穴调气法，是在熟知脏腑部位气血往来顺逆之道后，利用十二经络及奇经八脉各自交会起、落、升、降的交会点，用点穴的方法，根据病情，闭者为其开，聚者为其散，有余者损之，不足者益之，调理脏腑的气分，恢复脏腑功能为主的一套整体疗法。

该疗法适用于内妇儿科多种疾病，特别在治疗咳嗽、哮喘、胃病、消化不良、便秘、月经不调等疾病上立竿见影，疗效显著。它以指代针，无针刺的痛苦，也无药石的毒副作用，男女老幼都易于接受。

十二、慢性结肠炎

【病因】

本病是一种原因不明的慢性结肠炎。病变以溃疡为主，多累及直肠和乙状结肠，也可延伸至降结肠和整个结肠。

【临床表现】

一般起病缓渐，病情轻重不一，主要症状有腹泻，腹痛及粪便中含有脓血和黏液。

诊断时注意与阿米巴痢疾，慢性菌痢，结肠癌，溃疡性结肠结核等鉴别，以免耽误病情。

【治疗】

用升清降浊调气法治疗，若腹痛较严重，在治疗左梁门、右石关后，用带脉与三阴交齐放法的手法治疗。

【病案举例一】

李某，男，50岁，市某线总厂职工，患慢性结肠炎6年，曾经结肠镜检查发现降结肠黏膜水肿充血溃疡，被确诊为：慢性结肠炎急性发作。经中西药治疗，仍反复发作，多方医治未愈。腹痛即泻，每天3～4次，心情不畅时次数增多，大便有黏液丝。严重时脓血样变，伴食欲不振，四肢无力。身体消瘦，舌红苔白腻，脉弦细。经用升清降浊调气法治疗三次，大便次数明显减少，由每天的3～4次减少为1～2次，大便成形，食欲增进，经一月余调理而愈。嘱其平时多注意饮食，保持心情舒畅。一年后随访，身体壮实，面色红润，判若两人。

【病案举例二】

林某，女，38岁，患慢性结肠炎2年多，每天泄泻多则十余次，少则二三次，经中西医治疗仍反复不愈，2013年2月18日经人介绍找到我处治疗，经详细了解前医施治情况：有以胃肠湿热治之；有以消食导滞治之；有以健脾化湿治之，皆收效甚微，治病必求因，患者两年多前因丈夫嗜于赌博，夫妻经常发生口角、争吵，整天愁眉苦脸，纳呆、失眠，继而出现腹胀、腹痛即泻、泻下痛减，心情不好时上述症状加剧。凭多年临床经验，诊断为：肝木克脾土，属痛泻要方证，"痛泻要方陈皮芍，白术防风为末解，调理肝脾痛泻止，若作伤食医便错"。

处方：柴胡10克，白芍15克，防风10克，陈皮15克，佛手15克，白术15克，茯苓15克，薏苡仁30克，淮山药20克，黄连6克，木香10克，炙甘草10克。（取黄连6克，此药少量厚肠胃，多则泻火，切记）5剂，痛泻止。

【小结】

中医讲究"七情"（喜、怒、忧、思、悲、恐、惊）致病，经曰：百病皆生于气，怒则气上，肝气横逆犯胃。故做患者丈夫思想工作，使其不再去赌博，妻子心情愉悦，病源去，再以健脾和胃收功而愈。

十三、肠粘连

【病因】

肠粘连大多因腹部手术后引起，由于手术中腹膜肠浆膜暴露时间太久，操作不细致，或手套上滑石粉带入腹腔，均可造成肠粘连。

【临床表现】

轻度腹痛，腹胀。手术的刀口处牵拉痛，剧痛时患者常屈曲身体以减轻痛苦。并伴有食欲不振，食后即腹胀，有时恶心，呕吐，大便稀或秘结。

腹部检查：局部有压痛，并可触及包块。

【治疗】

用点抓腹壁咳嗽法治疗。

十四、便秘

【病因】

便秘是指大便秘结不通，排便时间延长，或虽有便意，但排便困难，是由多种原因引起，肠胃燥热，津液耗伤，情志影响，气机郁滞，劳倦内伤，年老体衰，气血不足等，皆可导致大肠传导功能失常，引起便秘。

【临床表现】

大便干燥，排便困难，经常三五天或七八天才大便一次；有部分患者，大便次数正常，但粪质干燥，坚硬难排；也有些年老体弱者，大便并不干燥，但排出艰难。便秘日久，可引起腹痛、胀痛、头晕头胀、食欲减退，甚至引起痔疮，肛裂。

【治疗】

1.用升清降浊调气法治疗，加点揉双天枢。

2.自我手法治疗：用手掌在脐下从右到左环形推摩 30 ～ 50 次，每天早、晚各一次。

【病案举例】

林某，女，36 岁，广东省潮州市人，自产育第二胎出血过多始，致经常出现便秘。中医按产后血虚便秘治疗，开始大便正常，但一停服中药就不解大便。后来甚至 5 ～ 6

天才解一次，并出现痔疮，发展成习惯性便秘。大便干硬，尾烂，每次大便需半小时以上，努责难下，面色苍白，大汗淋淋，甚则出现虚脱，靠口服果导片，外用开塞露以缓一时之急。经人介绍到我科治疗，经用升清降浊调气法治疗，每天上、下午各一次，治疗三天后即开始能自解大便。经半个月的治疗后，大便通畅，每天一次，且肤色转为红润。

十五、妇科病

（一）痛经

【病因】

痛经以月经来潮时出现小腹或整个腹部胀痛为主症。疼痛多见于月经来潮之前及来潮初期，以青年女子为多。子宫发育不好，子宫位置不正，以及体质弱，气血两亏，或过食生冷，或精神过度紧张等都可引起本病。

【临床表现】

小腹有痉挛性疼痛的发生，多在月经第一天就开始，有时和月经同时发生。疼痛的时间约数小时至一二天，有时伴有恶心、呕吐，腰背也酸痛。

【治疗】

一般应在月经前一周进行治疗，也可在小腹部开始疼痛时进行。

1.患者仰卧，两膝屈曲，医者站于其旁，用双手在其小腹部做拿提数次，对疼痛部位应多施手法，用点法点关元、血海、三阴交、劳宫穴。

2.患者俯卧，医者站于其旁，用手掌搓揉腰骶部30次，使局部发热为宜。同时点按腰骶部的压痛点，志室、涌泉穴。

自我手法治疗：

1.用手掌揉摩小腹部20～30次。

2.用手掌揉腰骶部、大腿20～30次。

3.点按：血海、三阴交、关元、劳宫穴各一分钟左右。

以上自我手法治疗，每日早、晚各一次。

【病案举例】

杨某，女，18岁，潮州市某高级中学学生，13岁月经初潮，每次月经前1～2天小腹疼痛，严重时伴头痛，四肢厥冷，出冷汗，至今已有六年。第一次接受点穴治疗后，小腹疼痛明显减轻，而后连续三次于月经前 1 ～ 2 天接受点穴治疗，小腹疼痛基本消失。遂教其每次月经前自我手法治疗，一年随访，诉说偶有几次小腹痛，但痛势不著可忍耐。

（二）多囊卵巢综合征

多囊卵巢综合征（PCOS）是生育年龄妇女常见的一种复杂的内分泌及代谢异常所致的疾病，以慢性无排卵（排卵功能紊乱或丧失）和高雄激素血症（妇女体内男性激素产生过剩）为特征，属于中医月经不调的范畴。

【病因】

多囊卵巢综合征（PCOS）的确切病因至今尚不清楚，现认为 PCOS 可能是遗传与环境因素共同作用的结果。

【临床表现】

本病表现为月经周期不规律、不孕、多毛和 / 或痤疮，是最常见的女性内分泌疾病。

【治疗】

1. 脏腑经络点穴调气法。

2. 针刺加艾灸。

【病案举例】

杨某，女，37 岁，2021 年 9 月 27 日就诊，该女士是深圳市某医院 ICU 医生，已育 2 个孩子，近二年多，月经失调，1 ～ 2 个月来一次或 3 ～ 5 个月来一次，无规律，每次经量稀少，色暗紫，用西药治疗未见好转，为进一步治疗故来诊。予脏腑经络点穴调气法，配合针刺、艾灸，调理一个月后，月经已连续三个月准时而至，经量也较前增多，色红，她感叹中医的神奇。

十六、慢性腰肌劳损

慢性腰肌劳损是指腰骶部肌肉、筋膜和韧带等软组织的慢性损伤。

【病因】

1. 急性腰扭伤，未及时治疗或治疗不彻底，或因反复损伤，局部产生纤维性变，形成疤痕粘连。

2. 长期在寒湿的环境中作业，使腰部肌肉发生疼痛，局部血行不良而引起。

3. 职业上长期弯腰工作或固定做某种不良的姿势劳动，使腰部软组织经常处于紧张状态而引起疲劳。

【临床表现】

1. 有腰痛病史，腰骶部酸痛不适时轻时重，反复发作，遇劳加剧，休息减轻，久站后腰板硬，有时自己用拳叩打腰部即感到舒服，与气候变化有关。

2. 腰部活动受限者，受限的程度与劳损的轻重和病程长短有关。

3. 腰部疼痛较广泛，但有明显的压痛点，可在一侧或两侧摸到硬结和条索状的肌束。硬结常发生在第三腰椎横突附近。这是诊断本病的重要依据。

4. 压痛限于腰肌而不是偏歪的棘突旁，又无下肢放射痛。通过了解病史，应与其他原因引起的腰痛相鉴别。

【治疗】

1. 先用㨰法放松腰椎两侧肌肉。

2. 用肘尖点按腰部两侧的痛点，硬结或条索状肌束。点按肾俞、腰眼、殷门、委中等穴，由轻到重，以患者能忍受为度。按压手背腰痛穴，同时嘱患者活动腰部。

3. 用手掌搓腰部，以局部产生温热感为度。

4. 患者舌质有瘀斑者可用梅花针叩打至见血珠，再拔火罐，疗效较好。

5. 腰部后伸障碍者，在点揉腰部痛点时，边作下肢引伸，腰部前屈障碍者，用不倒翁法施治。

6. 配合腰背肌锻炼，如：仰卧起坐，施转腰部。

【病案举例】

李某，男，28岁，汕头某工厂工人，腰痛已三年。每于劳累后加剧，严重时腰部僵硬，不能前屈或后仰，反复发作缠绵不愈。X线检查未见异常，检查时发现腰肌旁有硬结压痛点，用上述手法治疗二次症状基本消失，嘱其内服补肾壮腰中药以巩固疗效。

十七、更年期综合征（更年期潮热出汗病案）

女性更年期综合征是女性卵巢功能逐渐衰退至完全消失的过渡时期，多发生于

40 ～ 60 岁之间，由于生理和心理改变而出现的一系列临床症状。本病属于中医学"绝经前后诸证"的范畴。

《素问·上古天真论》中提到"七七任脉虚，太冲脉衰少，天癸竭，地道不通，故形坏而无子也"。本病的发生是因为妇女在绝经前后，肾气逐渐衰竭，冲任亏虚，精血不足，天癸渐绝，月经将断而至绝经时会出现一些生理变化，但有些女性由于体质或精神因素以及其他因素的影响，一时不能适应这些生理变化，使阴阳失去平衡，脏腑气血功能失调而出现一系列脏腑功能紊乱的证候。

【病因】

绝经症状的出现，在于卵巢功能衰竭导致女性体内神经内分泌产生系列改变，从而引发系列临床表现。

卵巢功能随年龄增长出现生理性衰竭。其本质就是使女性过早进入了一种不可逆的缺乏雌激素的状态。早发性卵巢功能不全的妇女潮热、盗汗等经典更年期症状并不突出，但有骨质疏松症和骨折风险，心血管疾病的发生可能。

影响卵巢功能衰竭的因素如下：

遗传因素，包括染色体异常和基因的缺陷。

疾病因素，如自身免疫性卵巢损伤、酶缺陷等。

医疗因素，包括手术、放疗及化疗。

环境因素，包括吸烟、环境中的有毒物质如镉、砷、汞等。

但实际上临床上大多数早发性卵巢功能不全患者都不能找到明确的病因。

【临床表现】

1. 月经紊乱：是女性向绝经期过渡过程中常见的症状，可表现为月经周期不规律、经期持续时间长，及经量的增多或减少。

2. 血管舒张相关症状：主要表现为潮热，可反复、短暂地在面部、颈部、胸部等部位出现，伴有出汗。

3. 自主神经失调症状：所谓自主神经，是不由人意志控制的神经，内脏功能受自主神经调节，围绝经期可表现为心悸、头痛、头晕、失眠、耳鸣等症状。

4. 月经改变：月经周期缩短，经量减少，最后绝经。月经周期不规则，周期和经期延长，经量增多，甚至大出血或出血淋漓不断，然后逐渐减少而停止。月经突然停止较少见。

5. 精神及神经症状：往往出现激动易怒、焦虑、多疑、情绪低落、自信心降低、情绪失控等症状，且难以自我控制。记忆力减退及注意力不集中、睡眠障碍也是常见表现。此外，还可出现泌尿生殖系统的萎缩性改变、骨量下降、性功能下降、肌肉酸痛等。

【治疗】

中药治疗。

【病案举例】

王某，女，49 岁。

2016 年 10 月 18 日初诊：

患者潮热、出汗交替发作，白天发作 5～6 次，夜间 3～4 次，上半身症状明显，月经两月未行。平素体倦，易发口腔溃疡，口干，胃纳欠佳，睡眠差，大便秘结，小便正常。舌淡红，边有齿痕，中有裂纹，苔薄白，脉沉细，左关略弦。既往有"鼻炎"病史，证属气阴两虚，予中药 7 剂，处方如下：

生地 20g	山萸肉 20g	山药 20g	浮小麦 30g
煅牡蛎 20g（先煎）	白芍 15g	川楝子 15g	郁金 15g
地骨皮 15g	女贞子 20g	墨旱莲 15g	金钗石斛 20g
知母 15g	枳壳 15g	太子参 20g	

水煎服，加 400mL 水，煎取 200mL，早晚温服。

2016 年 10 月 25 日复诊：

潮热、出汗症状明显缓解，睡眠、大便改善。舌淡红，边有齿痕，中有裂纹，苔薄白，脉沉细，左关略弦。原方加玄参、茯神。

2016 年 11 月 1 日三诊：

因出差停诊，自行续服初诊方，服用 7 日。

2016 年 11 月 22 日四诊：

潮热、出汗症状基本消失，胃纳可，大便恢复正常，小便调。夜间睡眠易醒。舌脉同前。

【小结】

患者自述：真没想到十几剂药就把自己几年找了许多大夫都治不好的大便秘结治好

了，潮热出汗的症状也基本消失。陈教授真的是医术高明，自己推荐很多亲朋好友都来找他，效果都很好。

更年期综合征最典型的症状是潮热、潮红。大多数妇女可出现轻重不等的症状，有人在绝经过渡期症状已开始出现，持续到绝经后 2～3 年，少数人可持续到绝经后5～10 年症状才有所减轻或消失。

潮热汗出是由植物神经系统功能紊乱造成血管舒缩功能障碍所致。多在烦恼、生气、紧张、兴奋、激动时发生。发作一般比较突然，患者自觉有一股热气自胸部向颈部、脸部上冲，继之出现局部发红、出汗现象，也有少数表现为怕冷、面色苍白。每次发作一般持续几秒钟到几分钟不等，有的几天发作一次，有的一天发作几次。严重者可影响患者工作、学习、睡眠和身心健康。据统计，发生在绝经前期者约占 20%，绝经后期者约占 80%。

此症由于肝肾阴虚，阴虚生内热，热迫津液外泄，故潮热汗出，严重时患者往往在一阵烘热后汗出如雨，甚至衣被俱湿，选生地、山萸肉、女贞子、墨旱莲、浮小麦、牡蛎、白芍以滋阴清热。由于肾水不足，水不制火，心火独亢，上扰心神，故见心烦失眠，手足心热，口干、舌红均为阴虚内热的表现，选知母、地骨皮、金钗石斛以滋肾阴，降心火。此外，患者还有脾虚的临床表现。脾为后天之本，气血生化之源，脾主运化，脾虚不运，故见胃纳不佳，大便秘结，选用太子参、山药、枳壳健脾理气。

十八、背肌劳损

【病因】

背肌劳损多因长期从事体力劳动，低头弯腰，固定体位的工作使背部肌肉处于牵拉状态，造成某一侧的肌肉过度疲劳而不能自行缓解的一种累积性损伤。特别是长期用手绘图，写字或挑担负重，一侧肩背部的肌肉用力过多，造成背部两侧肌肉受力不平衡而引起慢性背痛。其次，是因背部的软组织扭伤、拉伤，胸椎的后关节错位，从而刺激或压迫肋间神经及脊神经后支而引起的后背疼痛。再次，也可因长期受风、寒、湿的侵袭以及颈椎病而导致背肌疼痛。

【临床表现】

此病常表现为上背部肩胛内侧酸痛乏力，气候变化、过于劳累时症状加重，右侧多于左侧。患者常因背痛而不敢挺胸，只能维持含胸的姿势，时轻时重。触之背部肌肉紧张，弹性感差，并有压痛点，可触及条索状物，有的伴有胸闷，气短，胸椎侧弯、后突等畸形。

【治疗】

患者俯卧，医者站于其旁。

1. 用掌根拨揉背部肌肉 15 ～ 20 次。

2. 用拇指或肘部点按背部、脊柱两侧的痛点或条索状物 20 次。

3. 用拇指和食指、中指弹拨背肌 20 次。

4. 对于胸椎的后关节错位者，可用按压复位法处理。方法：医者双手掌重叠按压病椎，当听到"嘎叭"一声，说明已复位。

5. 背肌劳损常反复发作，很难根治，要注意肩背部保暖。可配合梅花针叩打后拔火罐，或红外线、超短波、微波等治疗。

【病案举例】

潘某，男，46 岁，沙溪镇人，22 岁开始当装卸工人，长期从事挑担工作。由于过度劳累，致右侧背部肩胛内侧酸痛，症状时轻时重。检查时可触及条索状物，遇阴雨天气疼痛加剧，严重时右上臂酸软。经点穴 20 次，条索状物及症状消失。

十九、梨状肌损伤

【病因】

梨状肌是臀部深层的一块呈梨状的小肌肉，起于骶骨前面，向外经坐骨大孔，止于股骨大转子。本病多因扛抬重物或臀部扭闪而引起，如在下肢内旋屈髋蹲位时突然外旋起立，可引起梨状肌剧烈疼痛发生收缩或突然牵拉，从而引起损伤。因梨状肌的损伤而招致急性或慢性坐骨神经痛者非常多见，在临床腰腿痛中占有一定比例。

此症属中医学"痹症"范畴，多因风寒、湿邪闭阻该处络脉，经气不通所致。

【临床表现】

1. 臀部疼痛，且有坐骨神经的压迫症状，可出现向大腿后面以及小腿后外侧至足部的放射性疼痛。咳嗽、弯腰或喷嚏时疼痛加重，患者自觉患肢变短，走路跛行。

2.检查时，在梨状肌体表投影区可触及较硬的条索状肌束，压痛明显，同时可出现沿坐骨神经走向的放射性疼痛。

3.直腿抬高试验，在 60° 以前疼痛明显，抬举受限，超过 60° 以后疼痛减轻。

4.梨状肌紧张度试验阳性：患者仰卧，两下肢伸直，检查者用力使患肢髋内旋。患者对抗外旋，若臀部出现疼痛，即为阳性。

【治疗】

急性期：由于梨状肌损伤严重，引起出血渗出、肿胀，应以手法治疗为主，并配合外敷消炎止痛药物。

1.患者俯卧于床上，医者用掌根按揉梨状肌 20 ～ 30 次，然后使患侧下肢反压于健侧下肢。以右侧为例，医者站于患者左侧，右手用力扳患者右小腿，到最大角度后，医者左肘尖用力按压 2 分钟。

2.弹拨梨状肌，体位不动，用拇指腹在梨状肌部位垂直深按，在指尖触及梨状肌肌腹后沿外下方至内上方来回拨动，并沿全部肌腹拨动一遍，然后在痛点部位弹拨一分钟；再点揉承扶、委中、承山、阳陵泉等穴。

3.梨状肌损伤超过两周时间者，宜配合穴位注射，如普鲁卡因、醋酸泼尼松龙穴位封闭，或用当归注射液局部注射。

【病案举例】

林某，男，32 岁，潮州市某公司职工，右侧腰腿痛三个月，因挑重担，不慎跌伤腿部致右臀部疼痛，向同侧下肢放射，以夜间为著，经服跌打损伤药，收效不显，后转点穴治疗，点穴 1 次后，疼痛明显减轻，经 15 次治疗后，上述症状消失。

二十、落枕

【病因】

本症多因颈部扭转，闪挫，睡眠姿势不良或受凉等引起颈椎关节错缝或肌肉痉挛而引起。

【临床表现】

颈项强直，疼痛，活动障碍，头部转动时疼痛加剧，尤以向患侧旋转更为明显。检查时可发现患侧颈部肌紧张痉挛，有明显痛点及痛线，严重者可波及肩背部。若是颈椎关节错缝则颈椎棘突旁有压痛。本病常在睡觉醒后发生。

【治疗】

先用推拿、揉捏颈项部肌肉以改善局部血液循环，减轻肌肉痉挛疼痛。同时，注意摸清痛点痛线。

沿痛线走向轻点2～3遍，由轻到重按拨痛点痛线3～5遍，注意取受限姿势治疗。

点按风池、肩井、风门、大杼等穴。

颈椎关节错缝者，以颈椎旋转扳法治疗。复位时，患者坐正，头部前倾，医者一手托住患者下颌，一手扶枕部，嘱患者放松颈部肌肉，闭嘴，然后医者一手向内拉，一手向外推，当头颈部转动到受限时突然用力（注意巧用力，不可太猛），听到"嘎巴"声响时，即病椎得到复位，如无声响，可再旋转向健侧。（见图6-24 颈椎旋转扳法）

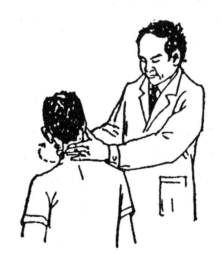

图6-24 颈椎旋转扳法

【病案举例】

文某，男，9岁，住潮州市城西办事处，5天前吃狗肉又吹风扇受凉，出现头颈偏向右侧，不能左顾右盼，不能前倾，服过中药4剂，没见好转，经点穴治疗1次痊愈。

【小结】

治疗落枕时，首先要检查颈椎旁是否有压痛点，以排除颈椎关节错缝，然后顺着痉挛的斜方肌，摸清痛点、痛线。治疗时，注意取受限姿势及痛点、痛线，多采用按拨手法。对颈椎关节错缝者，在采用颈椎旋转扳法复位时，注意扭转角度，要求稳、准、轻、巧，切忌粗暴和强力硬扳，以免引起意外；第四、五颈椎关节错缝者，头前倾 45°左右，第六颈椎关节错缝者，头前倾 60° 左右。

二十一、高血压

【病因】

高血压是以动脉血压增高（收缩压超过 18.5kPa，舒张压超过 12kPa 为主要表现）。该病多由长期精神紧张，情绪激动，虚损，饮食失节等因素引起体内阴阳失调而成。

【临床表现】

早期可能没有什么自觉症状，偶尔在体检时发现血压升高。较常见的症状为头痛、头晕、失眠、耳鸣、视物模糊、记忆力减退等。早期血压增高不稳定，波动大，可下降至正常。后期血压持续升高，较稳定，并可合并心、脑、肾的功能性病变，甚至出现功能障碍，剧烈头痛，头眩，或突然不省人事，半身不遂。

【治疗】

1. 揉搓手足指（趾）：医者一手握住患者腕关节，以另一只手的大拇指与食指夹住患者的大拇指，转动揉搓。然后，自指甲边缘朝指根方向慢慢地揉搓下去，揉搓时应以柔软的指腹，勿过度用力，吸气时放松，呼气时施压，左右的大拇指各搓揉 5 分钟左右。对双侧大脚趾亦依上法进行。尽可能于早晨、午间、就寝前各做一次，这样可使血管扩张，血压随之下降。

2. 推拿"桥弓"（桥弓——耳后翳风到缺盆一线），用拇指推桥弓（单程向下），推拿时只能单侧交替进行，不可两侧同时进行。

注："桥弓"穴的部位在颈动脉窦的部位，颈动脉窦是一个重要的体表 – 内脏反射点，起着调节血压的作用，当血压增高时（此时患者的"桥弓"穴处有胀硬的感觉）颈

动脉窦内压力也随之升高，血管壁的压力感受器因而感受由于管壁扩张所产生的牵张刺激，引起神经冲动的释放，传递至延髓内的孤束核。自此核又经直接或间接的联系至迷走神经背核，经迷走神经及其心支至心脏，形成反射弧——心率减慢。同时自孤束核至延髓网状结构内的血管运动中枢，抑制血管中枢的活动，并引起血管的扩张，以致血压下降。

3. 点揉足三里、曲池、涌泉穴、耳穴降压沟可促进降压。增加点揉三阴交、合谷、内关可提高治疗失眠和烦闷的效果。

4. 头痛明显者可参阅治疗头痛手法。

【病案举例】

胡某，男，60岁，潮州市人，因突然头晕头痛而住院，经西医检查诊断为：①动脉硬化。②高血压，刻下血压：25/15.5kPa，经一段时间西药治疗，血压仍波动在（23～24）/（12～14）kPa，患者要求点穴治疗。治疗前检查：血压24.5/13kPa，经点穴一次后复查，血压当即降至22.5/12.5kPa，继续治疗10次，血压较稳定。继教患者用揉搓手足指（趾）方法自我治疗，以巩固疗效。

二十二、精神分裂症

【病因】

精神分裂症是常见的一种精神病，精神分裂症的概念是建立在临床表现的基础上，迄今，本病发生的机理尚未厘清。患者的中枢神经系统一般均无明显的病理形态变化。从临床上看，发生本病的外部条件可有躯体和精神两大因素。本病可在感染、中毒、外伤、分娩以后或在各种因素作用下发生，然而这些精神或躯体因素通过什么途径，如何引起大脑功能失调，还需要深入地研究。

【临床表现】

此病在临床表现为多种形式的精神活动失调，但一般以思维、情感、行为及与环境相互之间的不协调（即所谓"分裂"现象）为主要特征。多数起病于青壮年，男女发病率无明显差异。

精神病患者在发病期有一个普遍的特点，就是对自己的病态缺乏认识，不承认自己有精神病，因而不会主动就医甚至拒绝就医，这样的情形称为缺乏认知力。

【治疗】

用醒脑开窍法治疗，每天两次。

在治疗过程中，要对患者进行耐心细致的思想教育，诱导患者用辩证唯物主义的思想方法正确地对待和处理各种问题，特别是与发病有关的直接或间接的各种精神因素。在治疗康复以后，还应当同家属、组织和社会的有关方面配合，对患者的工作、生活和继续接受治疗等问题做好适当的安排，以巩固疗效。

二十三、青少年近视眼

【病因】

近视可分为真性近视和假性近视，假性近视多见于青少年，主要是由于眼内睫状肌疲劳使调节功能降低而致。真性近视是眼轴变长，外界光线仅能投射在视网膜前面。因此患者只能看到近处的东西，而远处的物体模糊不清，其原因多为不适当地近距离工作，光线黯淡等情况下看书，姿势不正确等。此外，高度近视与遗传因素亦有一定关系。

【临床表现】

以视远物模糊不清，视近物时仍正常为其特征。当看书时间长时，自觉头晕、脑胀、眼皮沉重，闭目休息几分钟后就会感觉轻松。喜欢眯着眼睛看东西。做视力检查或眼底镜，验光检查可明确诊断。

【治疗】

1. 点穴

（1）用轻手法按压合谷、曲池、合间各2～3遍，轻点上肢第5、6条刺激线2～3遍。

（2）用按压法点按眼睛周围睛明、承泣、四白、上明、攒竹、丝竹空、太阳等穴位，在按压两上明穴时，以患者闭眼自觉眼前闪金光为佳。

（3）用双拇指自印堂向两侧做推法数次，再用双拇指自目内眦经下眼眶至外眼角做推法十多次。

（4）用叩压法叩压风池穴一分钟并点颈后两侧刺激线。

2. 配合其他治疗

（1）闭眼、挤眼、转眼：即眼球转动，一是睁眼望远转动，一是眼睑一闭一睁转动。

（2）扩胸、仰头：站立，双臂下垂，掌心向内，双臂抬起，掌心向下，至头上方后伸，头同时后仰，这样依次连续进行，每日两次，每次做 10～15 个动作。

（3）练明目功：站立，两手自然下垂，掌心向内，两脚分开与肩同宽，双眼闭合，口合拢，舌抵上颚，含胸拔背，呼吸均匀，全身放松。先意念丹田被清气渐渐充满，气满后，有一股清气徐徐上升至双目，双眼光芒四射，睁眼毕，整个练功过程需 15～20 分钟。

点穴治疗时间：每日 1～2 次，10 次为一疗程。

由于学龄期青少年患假性近视较多，因此除积极治疗外，还要纠正看书写字时的姿势，光线要充足，看书时间不要太长，最好能教会家长或本人学会自我治疗，既可治又可防。

【病案举例】

廖某，男，19 岁，潮州市某中学高三（5）班学生，患近视眼 3 年。2 年前视力检查：右 0.7，左 0.8，今年 1 月 7 日视力检查下降为：右 0.4，左 0.5。经点穴 2 次后视力提高到：右 0.6，左 0.7，点穴 15 次后视力为右 1.0，左 1.2。因准备毕业考试及高考，近两个月来夜以继日紧张学习，高考前体检时，远视力：右 1.0，左 1.2，能保持稳定。

二十四、小儿哮喘

哮喘是小儿呼吸道的常见病，临床上常以突然发作呼气性呼吸困难，及呼吸时喉间有哮鸣声为特征，与西医的支气管哮喘和喘息性支气管炎相同。

【病因】

1. 内因：患者平素脏腑功能虚弱，气血不足，痰湿内盛是哮喘发病的主要内因。

2. 外因：素有特异体质的小儿，若感受风寒或饮食不当，均可诱导本病的发作。

哮喘的发病是由于外因作用于内因的结果。素有特异体质的小儿感受风寒或饮食不当后，触动了伏痰，痰浊随气而上逆，痰气相搏阻塞气道，而使气管痉挛狭窄，肺气升降不利而生。

【临床表现】

临床上常是寒热转化，虚实互见。以突然发作，咳嗽气喘，呼吸困难，喉间有哮鸣声，甚者以抬肩欠肚、不能平卧为特征。一般分发作期和缓解期两大类。

发作期：

寒哮：哮喘发作，咳嗽气喘，呼吸困难，喘息时喉间有哮鸣声，甚者抬肩欠肚，不能平卧，吐稀白痰，口不渴，不发热，面色苍白或青紫，四肢不温，舌质淡，苔薄白，脉沉细。

热哮：哮喘发作，咳嗽气喘，呼吸困难，喘息时喉间有哮鸣音，甚者抬肩欠肚，不能平卧，吐黄痰，黏稠，发热而红，口渴喜饮、小便黄、舌质红、苔薄黄或黄厚、脉浮数。

缓解期：责之肺、脾、肾三脏虚损为主。

症见：咳嗽痰多，吐白痰，喉中痰声漉漉，气喘不剧，形体清瘦，倦怠无力，食少纳呆。或见畏寒自汗，四肢厥冷。

【治疗】

用升清降浊治疗法。若哮喘发作不能平卧时，可先用平喘法治疗，后再用升清降浊法治疗。

平喘法：患儿取坐位，医者站于患儿右侧，左手拇指和中指叩背部两膏肓穴，右手中指分别点阑门、建里、气海等穴，再先后用左手拇、食指点两肺俞穴，右手拇、中指点两或中穴，两手拇指点两肺俞穴。然后用手指叩前胸，待患儿气喘稍平后再平卧用升清降浊法继续治疗，最后点甲乙穴，甲穴在第二胸椎旁开 0.5 寸处，乙穴在膝关节外侧骨缝中。

二十五、小儿疳症

疳症也称疳积，主要由于脾胃虚损，运化功能失常，致使水谷精微化生成为气血津液的功能发生障碍所致，与现代医学所称的小儿营养不良症相类似。

对"疳"的含义有两种认识：一种认为小儿饮食不节，恣食甘肥生冷等食品，损伤了脾胃的运化功能，形成"积滞"，积久成疳；一种认为疳症主要是气液干涸，身体羸瘦，形成干疳。前者言其病因，后者着重言其病理、症状，综合二说，概括了疳症的含义。

【病因】

饮食不节或喂养不当，损伤脾胃的运化功能，而形成积滞，以形体消瘦，气血不荣，肚腹胀大或腹凹如舟，食欲低下为其特征。

【治疗】

1. 用升清降浊调气法治疗。

2. 针刺四缝穴：四缝穴位置在两手除拇指外的四指掌面上，第二指横纹中间，方法是用三棱针刺入约 1.5～3 毫米，挤出黄色黏液，重者全是黏液，轻者有黏液血，隔日刺一次，至愈为止。（一般约刺 3～4 次或 7～8 次）

3. 捏脊疗法：部位从长强穴直至大椎穴。患儿俯卧，术者以两手食指与拇指合作，将皮下脂肪捏起，交替向上推捏至大椎穴为一次，连续 6 次，在捏第五、六次时，于腰椎、胸椎部用稳力将皮肤捏起，每次提 7～8 下。捏完第六次后，以两手拇指从命门穴向肾俞穴左右推压。此法有调理脾胃，通经活络消积之功。（见图 6-25 捏脊法）

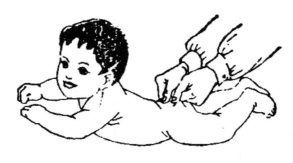

图6-25　捏脊法

4. 其他：①注意饮食卫生，预防各种肠道传染病和寄生虫病，进食要定时定量，防止偏食，挑食，纠正吃零食等不良习惯。②提倡母乳喂养，注意及时添加辅助食品，保证各种营养成分，保护肠胃功能。

【病案举例】

张某，男，3 岁，安徽省安庆市人，因患脑性瘫痪来我中心治疗。治疗前体瘦如柴，面色苍黄干结，舌淡，苔白腻，脉弦细，体重 11kg，在治疗脑瘫过程中配合上述治疗近一个月，面转红润，食欲增进，体重增加 1 千克，并已能走路。

二十六、神经系统疾病——抽动症

本病又称"多发性抽动症""进行性抽搐""冲动性肌痉挛"等，也是临床较为常见的儿童行为障碍综合征。其中约半数患儿伴有多动症。日久则影响记忆力，使学习落后，严重者因干扰课堂秩序而被迫停学。

【病因】

病因尚未明确，近年的研究提示其发病可能与遗传因素、神经生理、神经生化、心理因素和环境因素等诸多方面有关，为多种因素在发育过程中相互作用所致的结果。

【临床表现】

以面部、四肢、躯干部肌肉不自主抽动伴喉部异常发音及猥秽语言为特征。主要特征是患儿频繁挤眼、皱眉、皱鼻子、撅嘴等；继之耸肩、摇头、扭颈、喉中不自主发出异常声音，似清嗓子或干咳声。少数患儿有控制不住的骂人说脏话。症状轻重常有起伏波动的特点。感冒、精神紧张可诱发和加重。

【治疗】

中药治疗：滋肾平肝，养血祛风。

【病案举例】

李某，男，12 岁。

地点：广州中医药大学国医堂，来诊日期：2017 年 1 月 17 日。

主诉：面部及上肢不自主抽动 7 年余。

现病史：患者自述 7 年前无明显诱因下出现频繁挤眼、皱眉、皱鼻子、撅嘴等不能自制，严重时耸肩、摇头、扭颈牵动肩膀上肢，言语吞吐不清。曾先后在东莞市某医院、南方医科大学某医院按抽动 - 秽语综合征进行治疗，服用西药（氟哌啶醇，安坦）后症状减轻，停药后症状恢复。前几年经针灸及服用中药也未见明显好转。患者自幼体弱多病，大便干结，约三日一行。

现病症：频繁挤眼、皱眉、皱鼻子、撅嘴等；继之耸肩、摇头、扭颈，一分钟数十次。面色㿠白，头晕，纳差，大便干结三日未下，有口臭，舌淡红，苔白腻厚，脉缓。

辨证论治：频繁挤眼、皱眉、皱鼻子、撅嘴；继之耸肩、摇头、扭颈的症状是风胜则动的表现。风胜则动可由血虚生风、肝阳化风、热极生风等引起，该患者面色㿠白，头晕，四肢倦怠，是由于脾虚不能生血，血不养经脉引起。证属血虚生风。患者又有纳差，舌淡，苔白腻，脉缓等脾为湿困的表现，根据中医急则治标、缓则治本的治疗原则，先用芳香化湿、润肠通便以治其标。

诊断：

西医：抽动-秽语综合征。

中医：挛症（肝肾亏损）。

处方：2017 年 1 月 17 日，急则治标（芳香化湿，清热润肠通便）。

佩兰 15g	石菖蒲 10g	法半夏 10g	陈皮 10g
茯苓 10g	冬瓜子 30g	枳壳 15g	厚朴 10g
薏苡仁 20g	白术 10g	燀苦杏仁 10g	黄芩 10g

7 剂，水煎服，早晚分服。

服药 7 剂后，2017 年 1 月 24 日来诊：

患者自述，纳佳，大便通畅，苔薄白，标症已除，缓则治本，改用养血祛风。

生地 15g	白芍 15g	酒川芎 10g	当归 10g
天麻 10g	炒僵蚕 10g	钩藤 15g	甘草泡地龙 15g
黄连 5g	防风 10g	全蝎 5g	甘草 5g
醋龟甲 10g（先煎）	石决明 15g（先煎）		

14 剂，水煎服，早晚分服。

服药 14 剂后，2017 年 2 月 9 日来诊：

患者症状大为缓解，面部及上肢抽搐症状明显减少。

生地 15g	白芍 15g	酒川芎 10g	当归 10g
天麻 10g	炒僵蚕 10g	钩藤 15g	甘草泡地龙 15g
黄连 5g	防风 10g	全蝎 5g	炙甘草 5g
醋龟甲 10g（先煎）	太子参 15g	淮山 15g	陈皮 10g

再服 14 剂，以善其后。

【预后及注意事项】

1. 抽动-秽语综合征病程长，易于反复，所以治疗期间要克服急于求成的心理，积极配合医师，及时观察其变化，寻找合适的药物和剂量，不要因几次药物疗效不显著就更换医师。多次更换治疗医院或医生，对每一个医生来说都是第一次，摸不准病情，用不准药物和剂量，对患儿非常不利，甚则加重病情的发展或药物中毒症状。

2. 抽动－秽语综合征一般治疗期限轻则为 4～6 个月，重则 6 个月至一年以上，中途不要中断。

3. 对患儿不要大声斥责、体罚、厌恶、敌视，否则会加重其精神负担。家庭内部要安定团结，不要打架斗殴；不要看激烈的动画片、电视、电影、紧张惊险的小说等。学校不要歧视患儿，家长要向学校老师和同学讲清孩子的实际病情，家里要通风、舒适，减少各种噪音。加强体育锻炼，但不要参加剧烈的运动，如双杠、单杠、游泳等，要作息有规律，定时用餐，定时休息，定时锻炼等。睡眠时不要蒙头，不要趴着睡，要养成右侧位的睡眠姿势。

4. 要把孩子的病情告知家长，让患儿知道经过积极治疗即可康复，要有信心，绝不可产生自卑，看不起自己，要和同龄儿童建立友谊，多交往，不可孤僻，避免情绪波动。不打架斗殴，不玩游戏机，不看恐怖的影视等。

5. 不吃生冷、不干净的食物，煎炸品和肥甘厚味，辛辣刺激物，不接触化学气体、煤气等有毒物质。

第六节　难疾治验

一、下肢深静脉血栓

笔者曾运用中医药治疗多例深静脉血栓患者，收到较好的临床疗效。现举隅一例，以见一斑。

【病案举例】

患者 Hwahwa Carter，男，76 岁，泰国曼谷人，3 年前无明显诱因下出现右下肢肿胀、疼痛，2 个月后又出现左下肢肿痛，在泰国曼谷一国立综合大医院被诊断为"深静脉血栓"，治疗 3 个月后症状越发严重，双下肢肿胀、疼痛、溃烂、发黑，病变扩大至膝关节下缘，由于无法忍受病痛的折磨，于 2014 年 10 月行双侧腹股沟静脉再通术，术后疼痛有所减轻，但其他症状如故（见图 6-26 下肢深静脉血栓案用药前与服药 7 天后对比）。

今年3月23日，陈荣钟教授赴泰讲学期间，患者慕名前来求治，陈教授通过望闻问切，四诊合参，病属中医"水肿"范畴，证属"湿热下注，水瘀互结"，治宜"清热燥湿，利水逐瘀"，方选四妙散合四妙勇安汤加减，黄柏3钱，苍术4钱，薏苡仁1两，川牛膝4钱，金银花5钱，玄参4钱，当归3钱，生甘草3钱，土茯苓1两，赤芍4钱，水蛭2钱，地龙4钱，益母草4钱，丹参5钱，7剂。服中药7剂后，患者通过微信发来治疗后的图片，并告知症状大为改善，溃疡面已干结愈合，肿胀消退大半，效如桴鼓，上方加毛冬青1两，泽兰3钱，再进7剂。

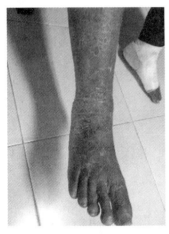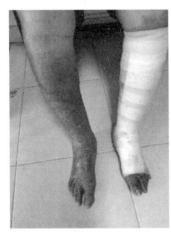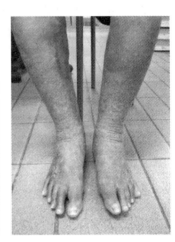

图6-26　下肢深静脉血栓案用药前与服药7天后对比

中医认为本病病因主要是创伤或产后长期卧床以致气血运行不畅，气滞血瘀，瘀血阻于脉络，脉络滞塞不通，营血回流受阻，水津外溢，聚而为湿发为本病。清代唐容川在《血证论》中指出："瘀血流注，亦发肿胀，乃血变成水之证。"清代吴谦《医宗金鉴》曰："产后闪挫，瘀血作肿者，瘀血久滞于经络，忽发则木硬不红微热。"书中明确地指出了本病的病因和发病特点，直接发病原因为跌仆损伤、手术伤害人体，使局部气滞血瘀，瘀血流注于下肢而发；或产后、久病长期卧床，肢体气机不利，气滞血瘀于经脉之中，营血回流不畅；或年老、肥胖、瘤岩等致患者气虚，气为血帅，气虚无力推动营血运行，下肢又为血脉之末，故易发生阻塞。下肢为阴，湿浊易于积聚，如体内有郁热，则发为湿热。中医辨证此病早期多为湿热下注，后期以气虚湿阻为主，而血脉瘀阻则贯穿始终。本病属中医"水肿"范畴，治疗当灵活辨证，以活血化瘀，通络利湿为要，或清热利湿，或益气健脾为法，随证加减。本病中医药治疗效果较好，笔者所治病例均达良效，注意饮食调理，低脂清淡，卧床患者尽早下床活动，或定时活动下肢，可防止血栓继续形成。

二、睑废（上胞下垂）治验

睑废，又名上胞下垂，乃中医病名，由于提上睑肌功能不全或丧失，或其他原因所致的上睑部分或全部不能提起，遮挡部分或全部瞳孔。主要的症状是上睑不能上提，患者常紧缩额肌，皱额，耸肩以助提睑，重者需仰头视物。《目经大成》卷二："此证……只上下左右两睑日夜长闭而不能开，攀开而不能眨……以手拈起眼皮，方能视。"此病有先天性及后天性两种。先天性多为发育不全的后果，发于双侧。后天性的多因脾弱气虚、脉络失和，风邪客于胞睑所致，常发生于单侧。

本病历史沿革：

1.《诸病源候论》称"睢目"。

2.《圣济总录》称"眼睑垂缓"，认为系气血虚，肤腠疏开而受风邪，客于睑肤之间所致。

3.《目经大成》称为"睑废"，认为是两胞丝脉为邪所中，血气不和所致。

与西医病名的关系：

相当于西医学之眼睑下垂。本病有先天性、后天性二种。对于先天性者，目前主张手术治疗；后天性者有动眼神经麻痹性、交感神经麻痹性、机械性、外伤性或手术后、重症肌无力性五种情况。

睑废（上胞下垂）治验：

【病案举例】

肖先生，男，81岁，天津人，毕业于清华大学，现已退休。

主诉：右侧眼睑下垂两月余。

现病史：患者两月前在无明显诱因下开始出现右侧眼睑下垂，症状逐渐加重至右眼全部遮住，需用手上提眼睑方能视物。经深圳某医院按肌无力治疗20余天，未见好转。后转广州某医院诊治，按照动眼神经麻痹治疗，仍未见好转。期间曾在深圳某医院行针灸治疗，均未见好转。（见图6-27治疗前右眼不能睁开）

在求医无门之际，忽然想起其家人六七年前患面瘫，在深圳市中医院针灸科陈荣钟教授处治疗，效果显著，即到陈教授门诊就诊。

诊断：

西医：眼睑下垂，动眼神经麻痹。

中医：睑废。

治疗经过：首先采用以指代针的点穴疗法治疗，两次治疗之后，患者症状改善，眼睑能张开一条缝。继续采用点穴加针灸治疗两周，右眼睑完全张开。（见图6-28治疗两周后双眼恢复正常）

患者感言："你这双手太神了，点穴疗法疗效太棒！特送重达40余斤原木浮雕'指针复明'大牌匾作永久纪念。建议将此典型病例向社会公开，使更多患者不走弯路，能及早找对医生，找到医术高明的陈教授，早日康复，这是我最大的心愿。"（见图6-29患者赠牌匾题诗）

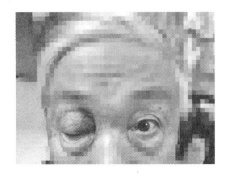

图6-27 治疗前右眼不能睁开

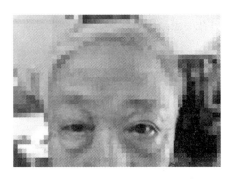

图6-28 治疗两周后双眼恢复正常

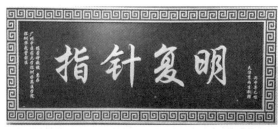

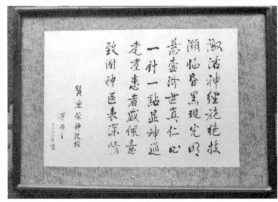

图6-29 患者赠牌匾题诗

注：图为患者赠给陈荣钟教授的重达40余斤的原木浮雕"指针复明"大牌匾，还挥毫赋诗一首以感谢陈荣钟教授。

【病因】

1. 先天禀赋不足，命门火衰，心脾阳虚，主肌无力。
2. 脾阳虚，中气不足，主肌无力。

【病机】

本病属先天性者，乃命门火衰，导致心脾阳虚。心神无力支使目之开合，脾阳虚无力主肌肉，故双眼上胞下垂，不能抬举。另有后天性者，多由脾阳虚中气不足，或风痰乘虚阻络，以致肌肉失养而抬举无力。

【诊查要点】

1. 诊断依据

（1）睁眼向前平视时，上胞遮盖黑睛上缘超过2毫米，甚至遮盖瞳神。

（2）单眼上胞下垂者，患眼睑裂宽度小于健眼。

（3）双眼上胞下垂者，具有额部皮肤皱褶、眉毛高耸的特殊面容和仰头视物的特殊姿态。

2. 病证鉴别

（1）先天性者，患者自幼双眼或单眼上胞下垂，终日不能提起，视物时须仰首举额张口，甚至须用手提起上胞方能视物。日久则额皮起皱褶，眉毛高耸。

（2）重症肌无力者，双上胞下垂，上午轻下午重，或休息后减轻，劳累后加重；重者可伴有复视，身疲乏力，吞咽困难等。注射新斯的明后，症状消失或缓解。

（3）动眼神经麻痹性者，发病突然，且伴随斜视，眼球运动障碍或瞳孔散大等。

（4）交感神经麻痹性者，其上睑下垂程度很快，眼睑运动不受影响，伴有瞳孔缩小、眼球轻度内陷、眼裂缩小等症状，称为霍纳综合征。

（5）外伤性者，有因眼外伤同时伴有眼睑挫伤、眼睑撕裂伤，有因眼部手术如眼球摘除术、眼眶手术、白内障手术，亦有因眶顶异物或骨折、血肿，均可损伤提上睑肌而引起上睑下垂。

（6）机械性者，可见于肿瘤压迫，睑皮松垂症、疤痕性。

此外，某些眼疾如眼球萎缩、扁平角膜、眼睑炎性水肿等，均属假性上睑下垂。一些上睑下垂伴有脑病或脑神经疾病。

【相关检查】

1. 眼部检查：两眼自然睁开向前平视时，上胞遮盖黑睛上缘超过 2mm，有不同程度的睑裂变窄，或上胞遮盖部分瞳神；可见扬眉张口，日久则形成额皮皱起；用拇指紧压眉弓部，让患眼向上注视，上胞抬举困难。

2. 实验室及特殊检查：用甲基硫酸新斯的明 0.5mg，皮下或肌肉注射，15 ～ 30 分钟后见上胞下垂减轻或消失者，多为重症肌无力眼睑型。

【辨证论治】

本病发病位于胞睑，辨证时须分虚实。虚证时上胞下垂若自幼而发，乃属先天禀赋不足，命门火衰；若上午轻，下午重，劳累后加重，伴周身乏力，乃属脾虚失运，中气不足。实证时上胞下垂若突然发生，伴眼球运动失灵，乃属风邪中络，筋脉拘挛；若为外伤性者，须有外伤病史，乃属气血凝滞。治疗总原则是虚证宜补肾，健脾，实证宜祛风活血通络。

【治疗原则】

虚证宜补肾，健脾，实证宜祛风活血通络。

【证治分类】

1. 命门火衰，脾阳不足
症状：自幼上睑下垂，无力抬举，视物时仰首举额张口，或以手提睑。
治法：温肾阳，益化源。
方药：右归饮加减。
常用药：熟地、山药、山萸肉、枸杞子、肉桂、附子、杜仲、炙甘草、人参、白术。

2. 脾虚失运，中气不足
症状：上胞下垂，晨起病轻，午后加重。症重者，眼珠转动不灵，视一为二，并有周身乏力，甚至吞咽困难等。
治法：升阳益气。
方药：补中益气汤加减。
常用药：黄芪、人参、白术、甘草、当归、陈皮、升麻、柴胡。

3. 风邪中络，筋脉拘挛

症状：起病突然，上胞下垂，睑肤麻木，眼珠转动失灵。舌苔白，脉浮。

治法：祛风通络。

方药：正容汤加减。

常用药：羌活、白附子、防风、秦艽、胆南星、半夏、白僵蚕、木瓜、甘草、生姜。

4. 气滞血瘀

症状：胞睑外伤或眼部手术后所致。

治法：活血祛瘀通络。

方药：血府逐瘀汤加减。

常用药：生地黄、赤芍、当归尾、川芎、桃仁、红花、防风、苏木、三七末、僵蚕。

【其他疗法】

1. 针灸治疗：攒竹透睛明，鱼腰透丝竹空，太阳透瞳子髎，并配用足三里、三阴交等穴。每日或隔日 1 次，10 次为 1 个疗程。患侧宜用补法，健侧宜用平补平泻。足三里、三阴交可加灸。眼周穴位宜沿皮斜刺。眩晕者加百会、太溪穴。

2. 梅花针疗法：沿患侧头部足太阳经、足少阳经及眼轮匝肌，自上而下，自内向外叩刺。每日或隔日 1 次。

3. 神经干电刺激疗法：取眶上神经与面神经刺激点（位于耳上迹与眼外角连线中点，即面神经的分布点），眶上神经接负极，面神经接正极。每次 20 分钟，隔日 1 次，10 次为 1 个疗程；间隔 5 日，再行第 2 个疗程。

以上针刺疗法，适用于后天性，尤其是神经麻痹性上睑下垂。

【转归预后】

本病两种类型皆病程漫长。先天性者，除造成视物困难及影响仪容外，其他危害不大。但后天重症肌无力引起者，病情逐渐发展，若全身症情得不到控制，严重时可危及生命。

【预防调护】

1. 忌食辛辣刺激食物，保持充足睡眠，慎避风寒，预防感冒，节房事，勿过劳。

2. 如出现呼吸困难及吞咽障碍，常为重症肌无力之表现，应积极抢救治疗。

【文献摘要】

1.《诸病源候论·目病诸候》："若血气虚则肤腠开而受风，风客于睑肤之间，所以其皮缓纵，垂覆于目，则不能开，世呼为睢目，亦名侵风。"

2.《目经大成·睑废》："众人皆醒我独醉，众人皆醒我独睡。讵知非睡亦非醒，目睫一交永函闭。急闻客自远方来，手攀上睑向明开。宁愿能开不能闭，定睛看杀可憎才。"

三、"膀胱炎"误治案

【病案举例】

蔡某，男，40岁，已婚，广东省揭西人，深圳市某公司管理员。2020年9月15日来诊。

患者因尿频、尿急、左侧腹股沟疼痛4年半，多方医治无效，从深圳都市频道《贾氏点穴疗法》报道中得知陈荣钟教授治病情况而前来求医。

患者自诉4年前开始因久坐导致左侧腹股沟疼痛，不久就出现尿频、尿急，严重时半小时就要拉尿，在当地以膀胱炎治疗，用抗生素、激素、中药清热利湿，未见疗效。

后又到惠州市某医院、某医馆，以前列腺炎治疗也不见好转，病情越来越严重，后到深圳市某医院、广东省某医院、某大学附属医院等知名三甲医院，做了MRI、造影、彩超、血、尿等多项检查，均未发现异常，只能根据临床表现按慢性膀胱炎、前列腺炎治疗，也不见效。因吃了太多中、西药，身体一天天垮下来，出现头晕、怕冷、精神不振，由于半个小时就要拉尿，整夜睡不了觉，失眠也越来越严重，又因久病心情不好，整天愁眉苦脸、不思饮食、疑神疑鬼，西医又给添了个新诊断"忧郁症"，又加服了抗抑郁药，4年多的折腾，患者感觉生不如死。

第一次就诊时脸色苍白、浮肿，愁眉苦脸，短气乏力，在候诊时，一个小时上了两次厕所，舌淡，脉沉弦。

40岁的男人，年富力强，变成一个病夫，真可怜！

据了解，患者读小学六年级12岁时因一次摔倒，造成髋关节脱位，久坐疼痛加剧，长短腿，走路一瘸一拐，经治疗后基本痊愈，但遗留下走路内八字。4年前这些症状又出现，还出现了尿频尿急的新症状，自此，他开始走上寻医之路。

专科检查：直腿抬高至 70° 角时左腹股沟疼痛，双"4"字试验（＋）、左膝关节离床距 32 cm、右 34 cm，左腿比右腿短 2.5 cm，骶髂关节处压痛，L4 ～ 5 椎旁压痛，骨盆分离试验（＋）。

【辅助检查】3 年前曾行腰椎 MRI 检查，确诊腰椎间盘突出（具体不详）。

【初步诊断】

西医：①骶髂关节错位。②腰突症。

中医：腰痛（肝肾亏损）。

【治疗】

第一次经点穴推拿正骨后，左膝关节离床距从 32 cm 回落至 22 cm。（见图 6-30 左下肢治疗一次前后对比）

第二次治疗后，右膝关节离床距从 34 cm 回落至 23 cm，腹股沟疼痛开始减轻。（图 6-31 右下肢治疗一次前后对比）

第三次治疗后，骶髂关节基本整复，腹股沟疼痛明显减轻，尿频缓解，失眠也改善。

先后经过 7 次治疗，上述症状基本消失，吩咐患者做盆底肌肉训练以巩固，折腾 4 年多的"膀胱炎"终于临床治愈，患者再三叩谢。

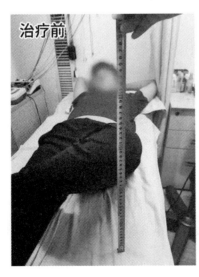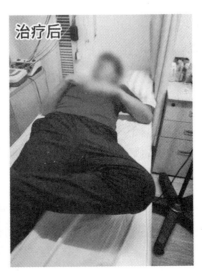

图6-30 左下肢治疗一次前后对比

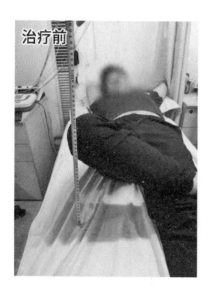
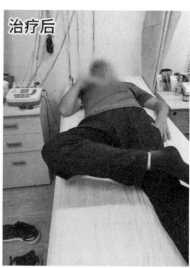

图6-31　右下肢治疗一次前后对比

【病案分析】

尿频尿急是临床上一种常见的症状，是由于感染性或非感染性的因素作用于排尿反射中枢，使排尿反射中枢兴奋性增高，产生异常的排尿冲动。

排尿反射是一种脊髓反射，但正常情况下受脑的高级中枢控制，可以由意识抑制或促进，因此排尿反射中枢涉及脊髓的初级中枢和大脑的高级中枢。当膀胱内尿量充盈到一定程度时（400～500mL），膀胱壁的牵张感受器受到刺激而兴奋，冲动沿盆神经传入，到达骶部脊髓的初级排尿中枢；冲动也可上传至脑干和大脑皮层的排尿反射中枢，并产生排尿欲。

膀胱是储尿的器官，位于骨盆内，骨盆由两侧的髋骨以及后方的骶骨通过耻骨联合和骶髂关节连接构成（见图6-32女性骨盆解剖图）。当骶髂关节、耻骨联合因外伤或其他不正确的姿势，如盘腿，翘脚而发生位置性改变时，骨盆内的筋膜张力随之发生变化，可导致膀胱壁的牵张感受器受到刺激而兴奋，冲动传入脊髓的初级中枢和大脑的高级中枢，产生异常频繁的排尿欲，此时膀胱中的实际尿量并未达到正常的充盈量，故虽然有排尿欲望，但实际排尿量却往往不多。

面对尿频尿急，高龄患者通常会被以为是"年老肾虚尿频"，而年轻人就易被判断为"尿路感染"。如果在一开始没有进行尿液检查，容易误服大量抗生素，部分患者还因服用抗生素而出现肠胃不适。

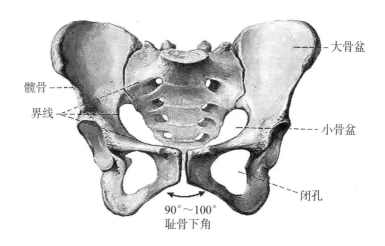

图6-32　女性骨盆解剖图

骶髂关节错位大多由于剧烈的体育活动，外伤跌仆或者久坐所导致，表现为一侧腰部或腹股沟疼痛，检查时骶髂关节处可有局限性的压痛。直腿提高患侧受限并有骶部的疼痛，骨盆分离实验、4 字试验、Gaslen 试验等均为阳性。

笔者把骨盆比喻为地基，万丈高楼从地起，骶髂关节错位可造成骨盆倾斜，继而造成腰椎倾斜而导致腰椎间盘突出，也可影响盆底肌肉张力平衡或牵拉到盆底肌肉上的膀胱而出现尿频、尿急。所以临床上遇到尿频尿急久治不愈的患者，不妨考虑一下是否存在骶髂关节错位。

四、月经病

痛经、月经紊乱是成年女性经常遇到的烦恼。中医认为妇女的月经病与脏腑失调、阴阳失衡有关，而通过点穴推拿治疗可以从一定程度上达到调理气血、疏通经络的目的，对缓解月经病症状具有一定疗效。

【病案举例】

许小姐，32 岁，是一位中层干部，工作比较繁忙。她最近遇上烦心事——往常如期而来的例假突然拖后了，连续两个月都是如此。每次经期延后许小姐都是心惊胆战，非常担心意外怀孕。

后来，许小姐听说中医点穴疗法对治疗月经病具有一定效果，抱着试一试的态度来治疗，经过 7 次点穴治疗后月经延后的情况缓解了，并且很快恢复了正常。

一般说来女人月经周期中有两个转化期，一是行经期，重阳转阴，是本次周期的结束，新周期的开始；二是经间排卵期，重阴转阳，是月经周期中的一次至关重要的转化。两个转化期的气血活动显著，如果这时受内外因的影响使得人体肝气郁结，郁而化火，就会造成脏腑失调，阴阳失衡。

而中医点穴治疗通过穴位刺激可以较好地调理气血，疏通经络，对于脏腑失调、阴阳失衡所诱发的月经紊乱症状具有较好疗效。

点穴疗法具体方法：月经干净后，进入经后阴长期，应以补阴为主；经间期排卵后，进入经前阳长期，常易出现阳长不足，常以补阳为主。

根据月经不同阶段的不同特点，分别在取穴和推拿点穴刺激强度上做适当的调整，以达到阴阳平衡的状态。如果患者的症状阴阳偏重不明显时，可以中度刺激，对手足三阴、三阳经进行平均用力，调理气血运行，气血行则脏腑健；脏腑健则病无由而生。

注意事项：

（1）忌情绪激动：中医认为，情绪异常是重要的致病因素之一，而精神情绪对月经的影响尤为明显。不要纵容自己乱发脾气，情绪激动。抑郁愤怒常使气滞进而导致月经后期、痛经、闭经等，也很伤肝脏。所以，经期一定要保持情绪稳定，心情舒畅，避免不良刺激，以防月经不调。

（2）忌吃酸辣食物：一些女性对酸辣食物有特别的嗜好，每餐饭都要食用辣椒，而且吃得很多，每天都会在饭里、菜里放上很多的辣椒。虽然吃辣椒能刺激胃口，但是过吃辛辣的东西对身体有伤害，尤其是月经期请管好自己的嘴，暂停吃这些食物为宜，进食过多辛辣助阳之品，可导致月经先期、月经过多等。

因此，月经期的饮食应以新鲜、清淡、营养丰富、易于消化为主。

（3）忌同房：月经期不要为了一时的欲望，也不要为了可怜你的老公而行房事，因为月经期行房事会严重影响月经的排量，导致排毒不顺畅，排毒不完全，最后身体内堆积的毒素越来越多，从而引起病变。

另外，月经期子宫内膜剥脱，子宫腔内有新鲜创面。如果有性生活，就可能把细菌带入，引起生殖器官炎症，而且还可能使经血量增多或经期延长，所以女性经期应禁止性生活。

五、汗证病案

黄某，男，6岁，2010年4月20日来诊，其母代诉，近一月多来，孩子晚上睡觉头部及脖子汗出淋漓，中西医诊疗均未见好转，西医认为是植物神经功能紊乱所致，按中医理论：日属阳，夜属阴，白天出汗谓之自汗，夜间出汗谓之盗汗，前医拘泥于古训，大多以盗汗治之，不效。患儿系独生子女，父母过于溺爱，造成孩子挑食，饥饱无常而致胃肠功能失调，脾失健运，湿热内生，湿遏热伏，湿热郁蒸成蒸笼之汗，所以四肢无汗，独头颈部出汗，如蒸笼水汽上冒之状，患儿睡觉磨牙，口臭，卧不安宁，舌苔色黄厚腻，脉濡数。

处方：广藿香6克，佩兰6克，石菖蒲9克，苍术6克，陈皮5克，川朴6克，冬瓜仁10克，山楂9克，薏苡仁10克，茯苓9克，连翘9克，槟榔9克。

燥湿清热，消食导滞，不止汗而汗自止，妙哉。

（陈耀龙　陈淑慧）

附录1：论文选编

点穴治瘫十法治疗脑梗死的临床评价

陈荣钟[1]，陈耀龙[2]，陈淑慧[3]

（1.广州中医药大学深圳附属医院点穴专科，深圳，518033；

2.广州中医药大学第一附属医院康复中心，广州，510405；

3.广东省中医院科研处，广州，510120）

摘要 **目的**：观察点穴治瘫十法治疗脑梗死的临床疗效。**方法**：将70例确诊的脑梗死患者随机分为治疗组35例和对照组35例。治疗组应用基础治疗＋针灸康复＋点穴治疗，对照组应用基础治疗＋针灸康复，治疗1个月后观察比较疗效。**结果**：治疗组的患者治疗后NIHSS积分明显少于对照组的患者，差异有统计学意义（$P < 0.05$）；而且治疗组的患者治疗后FMA积分、BI积分均明显高于对照组的患者，差异有统计学意义（$P < 0.05$）；自身前后对比，治疗组患者经治疗1个月后NIHSS积分较治疗前有明显降低，差异有统计学意义（$P < 0.05$），而且FMA积分、BI积分有明显增加，差异有统计学意义（$P < 0.05$）。**结论**：点穴治瘫十法配合常规针灸能较好地改善脑梗死患者运动功能，促进受损的神经功能恢复，提高患者生存质量，值得推广。该研究是深圳市2012年科研项目。

关键词 点穴；治瘫十法；脑梗死

中图分类号：R245.9；R255.2

文献标识码：Adoi：10.3969/j.issn.1673—7202.2015.07.027

注：附录1为论文选编，保留原论文格式。

Clinical Evaluation on Ten Acupoints Pressure Methods to Cure Paralysis of Cerebral Infarction

ChenRongzhong[1], ChenYaolong[2], ChenShuhui[3]

（1. Shenzhen Afiliated Hospital of Guangzhou University of TCM, Acupoint Pressure Department, Shenzhen518033, China;

2. First Afiliated Hospital of Guangzhou University of TCM, Rehabilitation Center, Guangzhou510405, China;

3. Guandong Provincial Hospital of Chinese Medicine, Research Department, Guangzhou510120, China)

Abstract: Objective: To observe the clinic effect of ten acupoints pressure methods on cerebral infarction. **Methods:** Seventy patients with diagnosis of cerebral infarction were randomly divided into treatment group (n=35) and control group (n=35). Treatment group treated patients with basic treatment, acupuncture rehabilitation and acupoint pressure while the control group treated patients with basic treatment and acupuncture. The effect was observed and compared one month later.**Results:** Subsequent to intervention the NIHSS score was significantly less in the treatment group than in the control group and the differences were statistically significant ($P<0.05$); FMA score and BI score were higher than that in control group, all with statistical differences ($P<0.05$). Self-comparison showed in treatment group after intervention the NIHSS score significantly decreased, FMA score and BI score increased, both with statistical differences ($P<0.05$). **Conclusion:** Ten acupoints pressure methods to cure paralysis with conventional acupuncture can improve motor function of patients with cerebral infarction, promote the recovery of damaged nerve function, and increase the quality of survival. And the method is worth being promoted.

KeyWords: Acupoint pressure; Ten acupoints pressure methods to cure paralysis; Cerebral Infarction

脑梗死是临床常见病、多发病,严重危害着人类的健康和生活,是目前难治病种之一[1]。中国每年新发脑卒中患者约 200 万人,其中 70% ~ 80% 的脑卒中患者因为残疾不能独立生活[2],美国每年超过 690000 的成年人罹患缺血性卒中[3]。由于其高度致残率、康复周期长,因此给近千万患者及家属带来长期、巨大的精神上、体力上与经济上的负担,如何提高脑梗死患者的生活质量,缩短其康复周期,一直是医学界研究的重点。循证医学证实,脑卒中康复治疗是降低致残率最有效的方法[4]。包括 Co-chrane[5] 在内的多项系统评价结果已显示针灸等中医外治法对脑卒中运动功能障碍[6]、吞咽功能障碍[7]、失语[8]、肩手综合征[9] 等具有一定效果。有研究显示推拿手法能改善中风偏瘫痉挛状态[10],缓解肩手综合征[11],且认为康复推拿在改善患者日常生活活动能力方面更加经济,具有简、便、廉的优势[12]。

笔者总结 30 多年来的临床经验,整理归纳出"点穴治瘫十法"[13],该手法有别于常规推拿手法,在传统指压点穴基础上,根据现代力学原理,采用弹击点穴法,力度大、速率快、气感强、透筋达骨,使气至病所,疗效更好,并有显著的即刻效应[14]。并且针对疾病不同阶段的病理特点归纳出不同的治疗方法,在前期观察性研究中已发现该法有较好的临床效果[15],现并采用前瞻性随机对照临床试验,以进一步观察"点穴治瘫十法"改善脑梗死患者生活质量的作用和该疗法的安全性,为制定脑梗死的最佳康复治疗方案提供理论和实践依据。

1 资料与方法

1.1 临床资料

2 组患者共 70 例,来自广州中医药大学附属深圳市中医院针灸科门诊和病房。将患者按就诊顺序采用简单随机分组的方法,分为治疗组(基础治疗 + 针灸康复 + 点穴)35 例,对照组(基础治疗 + 针灸康复)35 例。至本研究结束,由于患者失访等因素,最终完成研究的病例为治疗组 33 例,对照组 31 例。治疗组中男 19 例,女 14 例,平均年龄(55.19±10.44)岁,平均病程(26.17±17.54)d;对照组中男 15 例,女 16 例,平均年龄(53.02±14.68)岁,平均病程(24.80±23.39)d,2 组患者性别、年龄、病程、严重程度等情况基本相似,具有可比性(P > 0.05)。

1.2 治疗方法

1.2.1 治疗组 除西药降压、降糖、降脂等基础治疗以外,配合针灸康复(处方参照上海科学技术出版社的第五版《针灸学》制定)和点穴治瘫十法。

点穴治瘫十法根据患者的具体情况酌情应用:1)意识障碍:采用开天门、头部特定区叩击法；2）语言不利：压舌拉伸法；3）指趾拘挛：运用甲指（趾）背刺激法；4）足下垂、足内翻：压膝整足法；5）患肢关节痉挛：摇关节法；6）脊柱强直、行走失衡：不倒翁治疗法；7）患肢肌肉松弛、萎缩：循经点穴法、捶打法、金鸡独立训练法；8）口眼歪斜：唇睑刺激法；9）偏身感觉障碍：头部特定区域治疗法、华佗夹脊治疗法；10）半身不遂：终始穴位治疗法、循经点穴法。每天进行点穴治疗 1 次，并配合康复训练，2 次 /d，每次 60min，疗程 1 个月。

康复训练具体方法依病情轻重为：1）定时体位变动，每 2h 翻身 1 次；2）良肢位的摆放，避免异常模式的出现；3）关节活动度及肌力训练，由被动运动转变为辅助被动运动，再转变为主动运动；4）平衡训练及体位转变，坐位Ⅲ级平衡训练、坐位到站位体位转移及站立Ⅲ级平衡训练；5）步态训练；6）上、下楼梯训练；7）日常生活活动能力训练等。

1.2.2 对照组 基础治疗 + 针灸康复，操作及治疗次数同治疗组。

1.3 诊疗标准

1.3.1 诊断标准

1.3.1.1 西医诊断标准 参照 1995 年全国第四届脑血管病学术会议通过的《各类脑血管疾病诊断要点》[16]。

1.3.1.2 中医诊断标准 参照 1996 年国家中医药管理局脑病急症协作组《中风病诊断与疗效评定标准》[17]。

1.3.2 观察指标 采用神经功能缺损评分（NIH-SS）、Fugl-Meyer 运动评定（FMA）、日常生活活动能力评定（BI）作为观测指标。

1.3.3 观察时点 首次治疗前和治疗 1 个月后分别进行评定。

1.3.4 不良反应 记录针刺的不良反应包括金属过敏反应、皮下血肿、瘀青等；点穴的不良反应包括局部酸痛、皮下瘀青等。出现不良反应的病例应详细记录，并根据实际情况决定是否终止试验，而且这类病例应纳入统计。

1.4 统计方法 用 SPSS17.0 软件统计，计量资料组内治疗前后比较采用配对 t 检验、2 组间治疗前后的比较采用 t 检验，所有检验结果设 $P < 0.05$ 作为评定差异有统计学意义的标准。

2 结果

2.1

2 组患者治疗前及治疗 1 个月后 NIHSS 积分的比较 自身前后比较，经治疗后，治疗组患者NIHSS积分较治疗前均有显著降低（$P < 0.05$）；组间比较，与对照组相比，治疗组患者治疗后NIHSS积分显著降低（$P < 0.05$）。见表1。

表1　2组患者治疗前后NIHSS积分的比较（x±s）

组别	例数	治疗前	治疗后
治疗组	33	25.07±3.22	9.58±2.06 *△
对照组	31	24.81±3.05	19.93±1.58

注：与治疗前比较，*$P < 0.05$；与同时间点对照组比较，△ $P < 0.05$。

2.2

2组患者治疗前及治疗1个月后FMA积分的比较　自身前后比较，经治疗后，治疗组患者FMA积分较治疗前均有显著增加（$P < 0.05$）；组间比较，与对照组相比，治疗组患者治疗后FMA积分显著增加（$P < 0.05$）。见表2。

2.3

2组患者治疗前及治疗1个月后BI积分的比较自身前后比较，经治疗后，治疗组患者BI积分较治疗前均有显著增加（$P < 0.05$）；组间比较，与对照组相比，治疗组患者治疗后BI积分显著增加（$P < 0.05$）。见表3。

表2　2组患者治疗前后FMA积分的比较（x±s）

时间	例数	治疗前	治疗后
治疗组	33	44.71±9.53	82.86±7.55 *△
对照组	31	46.08±11.36	60.51±10.38

注：与治疗前比较，*$P < 0.05$；与同时间点对照组比较，△ $P < 0.05$。

表3　2组患者治疗前后BI积分的比较（x±s）

时间	例数	治疗前	治疗后
治疗组	33	24.29±5.86	68.04±7.27 *△
对照组	31	25.70±5.31	39.15±9.38

注：与治疗前比较，*$P < 0.05$；与同时间点对照组比较，△ $P < 0.05$。

2.4　安全性评价　治疗组2例由于采用重点手法（力度大）后24h内出现局部瘀斑，予以冷敷等处理后皆消退，未出现其他不良反应，患者依从性未受影响。对照组1例经针刺后出现下肢腓肠肌肌束不自主颤动，休息后缓解。

3 讨论

本研究中，笔者采用总结的"点穴治瘫十法"治疗了 33 例脑梗死患者，结果显示该法在改善患者运动功能、促进受损的神经功能恢复、提高患者生存质量等方面均优于常规针灸康复，且操作简便，患者易于接受，安全性良好。点穴治疗脑梗死之所以取得较好疗效，原因主要是：针对疾病不同阶段的病理特点，制定出不同的治疗措施。

脑梗死初期：以肌力差（特别是股四头肌）为主要矛盾，临床表现为肢体软弱无力，肌肉松弛。我们根据《内经·痿论》"治痿独取阳明"的理论，和足阳明胃经循行通过股四头肌的生理特点，采用重点手法直接点按阳明经在股四头肌的循行部位，特别是寻找敏感点，髀关下一寸许的提肢穴，从而提高了股四头肌的肌力（股四头肌主要功能是提肢），使偏瘫患者在较短时间内恢复了步行能力。

脑梗死恢复期：患者已具备一定的肌力，而以肢体逐渐趋于强直挛急及功能障碍为主，临床表现为：患肢强直疼挛，髋、膝、足、指、趾、肘、肩等关节僵硬，活动功能受限。我们在《内经·痿论》"宗筋主束骨而利机关"的指导下，提出"治瘫重治节"的观点，采用髋旋法、屈膝伸法、摇肩法、指趾关节拔伸法等松筋利关节的手法，恢复关节的功能活动，而收到显著的疗效。在提高肌力方面，除重点阳明经在股四头肌的循行部位外，我们还根据"用进废退"的原理，注重加强患肢的锻炼，如练独腿站立（开始可独腿靠墙站立，陪护人员按住其膝关节），并结合"捣震"治疗，既防止肌肉废用性萎缩，又提高了肌力。

根据脑梗死主要病变在脑部，在治疗过程中始终采用终始穴位治疗法，直接叩击患肢对侧头部足运动区和掐切患肢指（趾）甲根，起到活血开窍，疏通经络的功效。为使患者早日康复，在病情稳定情况下，尽早进行坐、站、走锻炼，上台阶锻炼，固定式功率自行车、踏步机、拉沙袋等的锻炼，遵循动静结合，循序渐进的原则进行。根据临床观察，偏瘫上肢的功能恢复比下肢慢，手指技巧动作比肢体大关节恢复慢，我们配合眼针疗法，效果更为理想。由于偏瘫肌肉松弛，容易出现肩关节半脱位，起床行走时，一定要用三角巾悬吊，防止变成习惯性脱肩。合并有风湿性关节炎、类风湿关节炎、强直性脊椎炎等是脑梗死功能恢复的重要障碍，临床疗效也较差，需积极治疗原发病。脑梗死病程长，容易留下后遗症，鼓励患者树立战胜疾病的信心十分重要。

本研究从整体上初步评价了该疗法的临床疗效，但由于样本量较小，未能根据中风的分期、分型进行亚组分析，进一步的研究中拟根据各法特点和主治病证，通过适当的研究设计和疗效指标，对各法的疗效尤其是即刻效应及持续效应进行分类评价，以期为该法的科学性、有效性提供更高级别的循证证据。

参考文献

［1］张通.中国脑卒中康复治疗指南（2011完全版）［S］.中国康复理论与实践，2012，18（4）：301-318.

［2］吴兆苏，姚崇华，赵冬.我国人群脑卒中发病率、死亡率的流行病学研究［J］.中华流行病学杂志，2003，24（3）：236-239.

［3］鲍欢，杨玉梅，郝俊杰，等.卒中及短暂性脑缺血发作二级预防指南（第一部分）［S］.中国卒中杂志，2014，（8）：679-685.

［4］Thorsén AM，Holmqvist LW，de Pedro-CuestaJ，etal. A randomized controlled trial of early supported discharge and continued rehabilitation at home after stroke：five-year follow-up of patient outcome［J］. Stroke, 2005, 36（2）:297-303. Epub［2004-12-23］.

［5］Chamila Geeganage，Jessica Beavan，Sharon Ellender，etal. Interventions for dysphagia and nutritional support in acute and subacute stroke［DB/OL］The Cochrane Library. 17OCT2012.

［6］杨珊莉，陈立典，陶静，等.功能训练结合针刺治疗脑卒中运动功能障碍的系统评价［J］.中国康复医学杂志，2008，23（7）：649-652.

［7］袁梦郎，杨拯，呙金海，等.针刺结合康复功能训练治疗脑卒中后吞咽障碍临床疗效的Meta分析［J］.中国康复医学杂志，2011，26（5）：467-470.

［8］魏文广.针刺治疗中风后失语的系统评价［D］.成都：成都中医药大学，2011.

［9］熊俊.针灸与康复疗法治疗肩手综合征疗效比较的系统评价与Meta分析［A］.中国中西医结合学会循证医学方法在中西医结合皮肤病临床研究中的应用研讨会论文集［C］，2012：82-92.

［10］彭进，郝凤丹，汤立新，等.推拿结合康复训练治疗中风偏瘫痉挛状态的疗效观察［J］.新疆医科大学学报，2014，37（1）：79-81.

［11］李志宇.针灸推拿联合治疗中风后肩-手综合征的临床观察［J］.中国伤残医学，2014（23）：162-163.

［12］张小丽，齐瑞，严隽陶.中风后偏瘫中西医结合优化康复方案的临床研究［J］.中国针灸，2013，33（12）：1113-1117.

［13］陈荣钟，陈耀龙，陈淑慧．点穴与临床［M］．深圳：深圳出版发行集团海天出版社，2012：184-186.

［14］ChenRongzhong. Brief Introduction to Digital Acupoint Pressure Therapy［J］. Journal of Traditional Chinese Medicine，2006，1：80.

［15］ChenRongzhong. Treatment of apoplectic hemiplegia by digital acupoint pressure areport of 42 cases［J］. Journal of Traditional Chinese Medicine，1997，3：198-202.

［16］中华神经科学会，中华神经外科学会．各类脑血管疾病诊断要点［J］．中华神经科杂志，1996，129（6）：379-380.

［17］国家中医药管理局脑病急症协作组．中风病诊断与疗效评定标准（试行）［S］．北京中医药大学学报，1996，19（1）：55-56.

世界中医药 2015 年 7 月第 10 卷第 7 期·1067

"网络透穴"针法治疗顽固性周围性面瘫的临床疗效评价研究

陈荣钟[1]　陈耀龙[2△]　陈淑慧[3]

1.广州中医药大学附属深圳市中医院针灸科，广东深圳 518033；

2.广州中医药大学第一附属医院康复中心，广州 510405；

3.广东省中医院科研处，广州 510180

摘要： **目的：** 评价"网络透穴"针法治疗顽固性周围性面瘫的临床疗效。**方法：** 将顽固性周围性面瘫患者按随机数字表法分为"网络透穴"针法组和常规针法组。分别采用"网络透穴"针法和常规针法，于入组当天、治疗 3 个疗程后采用 Portmann 评分进行疗效评价。**结果：** 治疗 3 个疗程后，"网络透穴"针法组 Portmann 评分明显高于同组治疗前和常规针法组（$P < 0.05$），且"网络透穴"针法组临床疗效优于常规针法组（$P < 0.05$）。**结论：**"网络透穴"针法是一种治疗顽固性周围性面瘫的有效方法。

关键词： 网络透穴；顽固性周围性面瘫；随机对照试验；Portmann 评分

中图分类号： R246.8　**文献标识码：** B

文章编号： 1006-3250（2014）07-0967-03

Clinical evaluation of network penetration acupuncture therapy in the trcatmcnt of intractable facial paralysis

CHENRong-zhong[1], CHENYao-long[2], CHENShu-hui[3]

(1Acupuncture and moxibustion Department of Shenzhen Chinese Traditional Medical Hospital affiliated to Guangzhou University of Chinese Medicine, Shenzhen518033, China;2. Rehabilitation center of the First Affiliated Hospital of Guangzhou University of Chinese Medicine, Guangzhou510405, China;

3. The research department of Guangdong Province Traditional Chinese Medical Hospital, Guangzhou510180, China)

Abstract: Objective: To evaluate the"clinical network point through point"acupuncture therapy in the treatment of intractable facial paralysis. **Methods:** A prospective randomized study, 60 cases of intractable facial paralysis were divided into"network point through point"acupuncture group of 30 cases and routine acupuncture group of 30 cases. The treatment group applied general treatment and"network point through point"acupuncture therapy, control group used general therapy plus conventional acupuncture group, after 3 courses of treatment were evaluated by Portmann score. Results: The"network of point through point"acupuncture group after 3 course of treatment Portmann score was significantly higher than that of the same group before treatment, the difference was statistically significant ($P<0.05$) ; and the therapy"network point through point"acupuncture group Portmann was higher than that of routine acupuncture group, the difference was statistically significant ($P<0.05$) ; 3 course of treatment after the"network through point, "acupuncture clinical curative effect is better than that of routine acupuncture group ($P<0.05$) ; routine acupuncture group before and after treatment Portmann score was not significantly different ($P>0.05$) . **Conclusion:** "network point through point"method is an effective method for treatment of intractable facial paralysis around.

Keywords: network penetration; intractable facial paralysis; randomized controlled trial; Portmann score

在周围性面瘫的临床治疗中，经常会发现有部分患者经久难愈，给患者心身健康造成很大危害，出现后遗症的概率高，因此将此部分患者的面瘫称之为顽固性周围性面瘫，亦有称之为难愈性周围性面瘫。目前，医学界对于顽固性周围性面瘫尚缺乏特效的治疗手段和预防措施，常规针灸治疗效果亦不理想。本研究是在2013年度广东省中医药局科研项目（20131044）的资助下，采用前瞻性随机对照试验来评价"网络透穴"针法治疗顽固性周围性面瘫的临床疗效和安全性，力求为临床治疗顽固性周围性面瘫提供有意义的研究成果，为提高针灸治疗顽固性周围性面瘫的疗效，减少或防止后遗症的出现提供可靠的临床依据。

1 临床资料

1.1 临床对象

本研究采用前瞻性、随机、对照试验，收集2013年3月至2013年12月在广州中医药大学深圳附属医院针灸科门诊就医的顽固性周围性面瘫患者60例，根据纳入和排除标准，按照随机数字表法分为"网络透穴"针法组和常规针法组进行治疗。

1.2 诊断、纳入及排除标准

诊断标准：参照1989年中医古籍出版社出版的《中医诊疗常规》[1]和杨万章等[2]编写的《周围性面神经麻痹的中西医结合评定及疗效标准（草案）》以及《现代临床医学诊断标准丛书·内科疾病诊断标准》第二版[3]，确立本病的诊断标准。

纳入标准：符合诊断标准；发病2个月以上、6个月以内者；年龄大于等于10岁。排除标准：化脓性、外伤、脑干病变、肿瘤等原因所致的面神经麻痹、耳源性面神经麻痹、Guillain-Barre＇综合征、亨特综合征；有出血倾向、严重心脏、肝肾疾病和认知功能障碍患者，晕针及不能耐受针灸治疗的患者；体内置有心脏起搏器或其他情况，禁用电针治疗的患者；非志愿参加本课题研究者。

2 治疗方法

2.1 一般治疗

2组患者用营养神经、改善微循环和对症支持疗法等措施相同。

2.2 "网络透穴"针法组

2.2.1 取穴 提额一穴（经验穴）、提额二穴（经验穴）、落睑穴（经验穴）、上唇穴、下唇穴（经验穴）、攒竹、丝竹空、地仓、迎香、颊车、牵正、太冲、合谷，其中提额一穴在攒竹直上2寸处，提额二穴在丝竹空直上2寸处，上下唇穴分别位于上下唇赤白肉际处。痰瘀阻络者加丰隆和患侧局部青筋刺络放血，气虚血瘀者加足三里和患侧局部青筋刺络放血。

2.2.2 针刺法 ①唇睑透刺法：局部常规消毒后，针刺落睑穴时一手按紧患侧上睑一手持 1 寸毫针从上睑内小心穿过，由外眦到内眦；以患侧地仓为进针点，分别透上唇穴及下唇穴；②其余穴位针刺法：患侧攒竹透鱼腰，提额一穴沿皮向外横刺，患侧丝竹空透鱼腰，提额二穴沿皮向内横刺，迎香与牵正互相透刺，颊车透地仓，均行平补平泻法；③电极接法：攒竹和提额一穴作为 1 组，丝竹空为一极，提额二穴为另一极，此两极作为 1 组；迎香和牵正作为 1 组；地仓透上唇穴、地仓透下唇穴为一极，颊车为另一极，此两极作为 1 组；④电针方法：接上电极后取疏密波，频率刻度调至"4"，调节电流输出至"0"位，接通电源，调节输出电流由小渐大，以患者舒适耐受，且面部肌肉出现节律性收缩为宜，每次治疗 30min。

2.3 常规针法组

2.3.1 取穴 按照新世纪全国高等中医药院校规划教材《针灸治疗学》[4]，穴取足三里、合谷、翳风、阳白、四白、颧髎、颊车、地仓，抬眉困难加攒竹，鼻唇沟变浅加迎香，人中沟歪斜加水沟，颏唇沟歪斜加承浆。以上穴位除足三里、合谷取双侧外，余穴均取患侧。

2.3.2 针刺法 上述诸穴均以 25～40mm 毫针针刺，除足三里穴行补法外，余穴均行平补平泻法。然后接上电极取疏密波，频率刻度调至"4"，调节电流输出至"0"位，接通电源，调节输出电流由小渐大，以患者舒适耐受为宜，每次治疗 30min。

2.4 疗程

每日 1 次，15d 为 1 个疗程，休息 3d 后再行第 2 个疗程，共 3 个疗程。

3 疗效观察

3.1 Portmann 评分[5]

①观察静止状态时面部的对称性，正常为 2 分，明显不对称为 0 分；②观察面部 6 组表情肌的自主运动、额肌（皱额）、眼轮匝肌（闭眼）、鼻翼提肌（提鼻翼）、口轮匝肌（吹口哨）、颧肌（用力微笑）和颊肌（呱嘴），无任何运动为 0 分，刚能看到微弱运动为 1 分，运动范围较大但比正常稍差为 2 分，运动正常为 3 分。将所有得分相加，全部正常为 20 分，分别在治疗前和治疗 3 个疗程后观察各患者 Portmann 评分（实际得分）。

3.2 疗效评定标准

治愈：闭眼好，额纹及两侧鼻唇沟对称，鼓腮、露齿无障碍；有效：额纹及鼻唇沟基本纠正，闭眼及露齿轻度障碍；无效：额纹及鼻唇沟明显不对称，闭眼及露齿严重障碍。

3.3 统计学方法

采用 SPSS13.0 软件进行统计分析，计量资料以均数 ± 标准差（x±s）表示，组内治疗前后比较采用配对 t 检验，组间比较采用独立样本 t 检验，计数资料采用卡方检验或非参数检验，$P < 0.05$ 为差异有统计学意义。

3.4 治疗结果

3.4.1　基线比较　表 1 显示，2 组患者的性别、年龄、病程基线比较差异无统计学意义（均 $P > 0.05$），具有可比性。

表 1　2 组患者一般资料比较（x±s）

组别	例数	性别		平均年龄（岁）	平均病程（d）
		男	女		
网络透穴针法组	30	18	12	42.6±13.1	105.3±28.6
常规针法组	30	16	14	39.0±14.5	99.7±26.9

3.4.2

2 组患者治疗前后 Portmann 评分比较

表 2 显示，治疗 3 个疗程后"网络透穴"针法组患者 Portmann 评分较治疗前有提高，差异有统计学意义（$P < 0.05$）；常规针法组患者 Portmann 评分较治疗前有提高，但差异无统计学意义（$P > 0.05$）；治疗 3 个疗程后"网络透穴"针法组患者 Portmann 评分明显高于常规针法组，差异有统计学意义（$P < 0.05$）。

3.4.3

2 组患者治疗 3 个疗程后疗效比较

表 3 显示，治疗 3 个疗程后"网络透穴"针法组总有效率高于常规针法组，差异有统计学差异（χ^2=5.410，$P < 0.05$）。

表 2　2 组患者 Portmann 评分前后比较（x±s）

组别	别	例数	治疗前	治疗后
网络透穴针法组	组	30	2.50±0.86	16.04±1.77[*☆]
常规针法组	组	30	2.69±0.75	5.35±1.21[**]

注：与治疗前比较：*$P < 0.05$；与治疗后的常规针法组比较：☆ $P < 0.05$；与治疗前比较：＊＊$P > 0.05$。

表3　2组患者的疗效比较

组别	例数	治愈	有效	无效	总有效率（%）
网络透穴针法组	30	8	15	7	76.67
常规针法组	30	1	12	17	43.33

4　讨论

顽固性周围性面瘫患者的特点不同于普通的面瘫患者，因长时间未愈，病情部位在面部，造成了很大的心理压力。常规的治疗方法如口服营养神经药物、常规针刺电针、理疗等效果缓慢而不显著。

"网络透穴"针法是笔者在长期的针灸临床中根据中医经络学说、面部神经肌肉解剖、神经生理学等理论为基础而总结发展起来的一种新型的针刺方法。本法在取穴、针刺法、电针接法等方面均有所创新。该针法特别适用于顽固性周围性面瘫，在既往的临床实践中收到了良好的疗效。从本研究的结果分析，该针法在改善面部肌肉运动功能，减轻颜面畸形方面优于常规针法，值得在临床推广使用。

参考文献

［1］中国中医研究院广安门医院.中医诊疗常规［M］.北京：中医古籍出版社，1989：256

［2］杨万章，吴芳，张敏.周围性面神经麻痹的中西医结合评定及疗效标准（草案）［J］.中西医结合心脑血管病杂志，2005，3（9）：786-787.

［3］贝政平，蔡映云.现代临床医学诊断标准丛书·内科疾病诊断标准［S］.2版.北京：科学出版社，2007：102.

［4］王启才.针灸治疗学［M］.2版.北京：中国中医药出版社，2004：301.

［5］谢财忠，唐军凯.药物结合物理疗法治疗周围性面瘫的疗效观察［J］.中华物理医学与康复杂志，2008，30（6）：428.

2014年7月第20卷第7期《中国中医基础医学》杂志

July 2014 Vol. 20.No. 7 Chinese Journal of Basic Medicine in Traditional Chinese Medicine 967

升清降浊点穴法治疗疲劳性亚健康临床观察

陈荣钟[1]，陈耀龙[2]，陈淑慧[3]

1. 广州中医药大学附属深圳市中医院针灸点穴科，广东深圳 518033

2. 广州中医药大学第一附属医院康复中心，广东广州 510405

3. 广东省中医院科研处，广东广州 510180

摘要 **目的**：观察升清降浊点穴法治疗疲劳性亚健康的临床疗效。**方法**：采用前瞻性队列研究的方法，治疗组为门诊就诊的疲劳性亚健康患者，对照组为同期来源于体检中心的体检人群。对治疗组在健康宣教的基础上施以升清降浊点穴法干预，对照组只进行健康宣教，于治疗前（入组当天）、治疗2月后及停止治疗1月后采用疲劳量表（FS-14）进行疗效评价。**结果**：治疗2月后和停止治疗1月后治疗组患者FS-14积分较治疗前降低，差异均有显著性意义（$P < 0.05$）；治疗2月后和停止治疗1月后治疗组患者FS-14积分低于对照组，差异均有显著性意义（$P < 0.05$）。治疗2月后及停止治疗1月后总有效率治疗组均高于同期对照组，差异均有显著性意义（$P < 0.05$）。**结论**：升清降浊点穴法是一种治疗疲劳性亚健康的有效方法。

关键词 疲劳性亚健康；点穴；升清降浊；疲劳量表（FS-14）

中图分类号：R211　　文献标识码：A

文章编号：0256-7415（2014）05-0183-04

DOI：10.13457/j.cnki.jncm.2014.05.70

亚健康是人体介于健康与疾病之间的边缘状态，既可转化为疾病状态，也可转化为健康状态。其中又以疲劳性亚健康最为常见，症状发生率高达80%左右。通过科学干预改善疲劳性亚健康人群症状和生活质量，符合医疗卫生工作"以预防为主，关口前移"的战略调整，具有现实重要意义。亚健康的概念与中医学"治未病"的思想不谋而合。因此，以"整体观念""辨证论治"及"因人、因时、因地制宜"等为特色的中医学在亚健康状态的调治方面具有很大优势。升清降浊点穴法在临床应用多年，已形成较完善的操作规范。作为一种非侵入性的中医干预手法，该手法切中疲劳性亚健康的中医病机，前期研究具有较好的疗效和依从性。为进一步明确其临床疗效，本研究采用前瞻性队列研究设计，并对疗效评价和统计分析人员设盲，以期为临床实践提供较高级别的循证医学证据。

1 临床资料

1.1 诊断标准 参照《亚健康中医临床指南》[1]，结合《中西医结合疲劳性亚健康判定标准的探讨》[2]拟定疲劳性亚健康判定标准如下：①以疲劳为主诉，且疲劳持续或反复发作 3 月以上；②排除可能引起疲劳的疾病（包括慢性疲劳综合征、抑郁症、焦虑症等），即运用西医学常规体检方法及指标体系检测无明显异常，其中体检指标至少包括血、尿、大便常规，血压，血液生化（包括肝肾功能、血脂、空腹血糖），腹部 B 超，心电图及胸片；③运用疲劳量表（FatigueScale-14，FS-14）[3]测评，疲劳总分值达到 3 分及以上者。

1.2 纳入标准 （1）符合上述疲劳性亚健康的判定标准；（2）年龄 18～60 岁；（3）小学及以上文化水平；（4）近 1 月内未采用针对疲劳的干预措施（包括服用相关抗疲劳保健品）；（5）无手法治疗禁忌；（6）1 年内曾进行全身体检，检查项目至少包括血、尿、大便常规，血压，血液生化（包括肝肾功能、血脂、空腹血糖），腹部 B 超，心电图及胸片。相关指标参考范围如下：①2 次非同日的血压，90mmHg ≤收缩压≤ 140mmHg，60mmHg ≤舒张压≤ 90mmHg；②血清总胆固醇≤ 5.72mmol/L，甘油三酯≤ 1.7mmol/L，低密度脂蛋白≤ 3.38mmol/L；③空腹血浆葡萄糖≤ 7.0mmol/L，餐后 2h 血浆葡萄糖≤ 11.1mmol/L；④失眠每周发生不多于 3 次并持续不到 1 月以上者；⑤体质量指数（BMI）：18.5 ≤ BMI ≤ 35；⑥窦性心率（HR）：55 次 /min ≤ HR ≤ 100 次 /min；⑦肝肾功能无明显异常；⑧尿、粪常规化验无明显异常，血常规白细胞＞ 3.5×10^9/L，其他各项无明显异常。

1.3 排除标准 （1）近 1 周内有外感、外伤等急性病史者；（2）妊娠或哺乳期妇女及半年内计划受孕者；（3）有精神疾病史或精神疾病家族史者；（4）正在参加其他药物临床试验者或 3 月内参加过其他临床试验者。

1.4 一般资料 本研究采用前瞻性队列设计，收集时间为 2012 年 6 月～ 2013 年 10 月，治疗组 35 例为广州中医药大学附属深圳市中医院针灸科就诊的疲劳性亚健康患者，对照组 35 例为同期在广州中医药大学附属深圳市中医院体检中心体检的人群。为控制选择性偏倚，2 组均为相同时间段内符合纳入和排除标准的就诊人群。

2 治疗方法

2.1 健康宣教 2组均给予健康宣教：提供课题组编制的《简易健康宣教手册》供其自学。该手册针对疲劳性亚健康的特点，由课题组成员结合临床初步修订，征询专家意见后正式应用于本研究。

2.2 治疗组 在健康宣教的基础上施以升清降浊点穴法干预。

取穴：（1）胸腹部穴位：巨阙、神阙、水分、建里、石关、梁门、气海、带脉、章门、天突、璇玑、华盖、上脘、中脘、彧中；（2）腰背部穴位：脾俞、肝俞；（3）四肢穴位：合谷、太冲、足三里。

操作步骤：

（1）患者仰卧位，医者坐在患者右侧，用左大拇指或中指点压巨阙，用右手无名指点在脐上（神阙），用中指治疗水分，再治疗建里。

（2）用左手拇指点住右石关，中指点在左梁门（拦截手法），用右手中指治疗气海，气通为止。

（3）用左手食指或中指点水分，左手拇指点右带脉，右手拇指点水分，右手食指或中指点左带脉，同时施治两带脉。

（4）用左手大拇指点压巨阙，右手拇指点水分，食指和中指治疗左章门。

（5）左手同上，右手拇指点右石关，中指点左梁门。

（6）左手无名指点天突，中指点璇玑，食指点华盖，右手中指治疗巨阙。

（7）用左手拇指点巨阙，右手食指、中指、无名指分别点按上脘、中脘、建里。

（8）左手不变，用右手中指分别再治疗水分、建里，用左手拇指点右石关，食指和中指点左梁门，右手再治气海1次，并用右手握拳先向右动1次，再向左动1次，再向任脉搋动1次（简称压三把）。

（9）用左手拇指和食指点两或中穴，然后用双手拇指顺肋间隙，一直顺到季肋下，连续3遍后用双手掌转肚。

（10）用右手手掌按摩气海部位，同时用左手手指叩胸部的肋骨。

（11）点双侧足三里、合谷和太冲。

（12）患者取俯卧位，医者用指尖叩击百会，点按大椎以及双侧肺俞、心俞、肝俞、脾俞、肾俞，手法完毕。上述手法，每3天治疗1次，疗程为2月。

2.3 对照组 只进行健康宣教，不予其他治疗。

3 观察指标与统计学方法

3.1 观察指标

（1）FS-14 的疲劳总分值。FS-14 包括 14 个条目，分别从不同角度反映疲劳的轻重，请受试者仔细阅读每一条目后，根据最适合本人的情况选出"是"或"否"。除第 10、13、14 个条目为反向记分，即回答"是"计 0 分，回答"否"计 1 分；其他 11 个条目都为正向记分，即回答"是"计 1 分，回答"否"计 0 分，受试者根据自己近 1～2 周的疲劳情况，在每个条目下进行分级的选择。疲劳总分为 14 个条目的分值之和，分值越高说明疲劳越明显。

（2）观察时点、观察时间窗及随访方式。①观察时点：治疗前（入组当天）及治疗 2 月后、停止治疗 1 月后。②观察时间窗：观察时点前后 7 天时间内。③随访方式：治疗期间，治疗组主要采用门诊随访方式；对照组和停止治疗后 2 组的随访根据实际情况灵活采用电话随访、电子邮件随访和信函随访的方式。

3.2 统计学方法 统计分析应用 SPSS17.0 软件完成，多时点重复测量数据采用重复测量方差分析；计量资料组内自身前后比较采用配对 t 检验，或 Wilcoxon 秩和检验；计数资料采用 χ^2 检验。

4 疗效标准与治疗结果

4.1 疗效标准 以 FS-14 为主要疗效指标数据来源，按照尼莫地平法，疗效指数（n）＝（治疗前疲劳量表评分－治疗后疲劳量表评分）/ 治疗前疲劳量表评分 ×100%。具体分为以下 4 级：完全缓解：n ≥ 85%。显效：60% ≤ n < 85%。有效：30% ≤ n < 60%。无效：n < 30%。

4.2

2 组患者 FS-14 积分前后比较 见表 1。治疗 2 月后和停止治疗 1 月后治疗组患者 FS-14 积分较治疗前降低，差异均有显著性意义（$P < 0.05$）；停止治疗 1 月后治疗组患者 FS-14 积分与治疗 2 月后比较，差异无显著性意义（$P > 0.05$）；对照组患者治疗 2 月后、停止治疗 1 月后 FS-14 积分分别与治疗前比较，差异均无显著性意义（$P > 0.05$）；治疗 2 月后和停止治疗 1 月后治疗组患者 FS-14 积分低于对照组，差异均有显著性意义（$P < 0.05$）。

表1　2组患者FS-14积分前后比较（x±s）分

组别	n	治疗前	治疗2月后	停止治疗1月后
治疗组	35	9.83±1.20	3.55±0.71[①②]	4.04±0.58[①②]
对照组	35	9.61±1.45	9.36±2.03	9.18±2.35

与同组治疗前比较，① $P < 0.05$；与对照组同期比较，② $P < 0.05$。

4.3 治疗2月后2组临床疗效比较 见表2。治疗2月后总有效率治疗组高于对照组，差异有非常显著性意义（ $P < 0.01$ ）。

表2　治疗2月后2组临床疗效比较例

组别	n	完全缓解	显效	有效	无效	总有效率（%）
治疗组	35	5	15	11	4	88.6[①]
对照组	35	0	9	10	16	54.3

与对照组比较，① $P < 0.01$。

4.4 停止治疗1月后2组临床疗效比较 见表3。停止治疗1月后总有效率治疗组仍高于对照组，差异有非常显著性意义（ $P < 0.01$ ）。

表3　停止治疗1月后2组临床疗效比较例

组别	n	完全缓解	显效	有效	无效	总有效率（%）
治疗组	35	3	13	13	6	82.6[①]
对照组	35	0	4	13	18	48.6

与对照组比较，① $P < 0.01$。

5　讨论

《亚健康中医临床指南》根据亚健康状态的临床表现，将其分为以下几类：①以疲劳，或睡眠紊乱，或疼痛等躯体症状表现为主；②以抑郁寡欢，或焦躁不安、急躁易怒，或恐惧胆怯，或短期记忆力下降、注意力不能集中等精神心理症状表现为主；③以人际交往频率减低，或人际关系紧张等社会适应能力下降表现为主。其中躯体亚健康又被分为多种亚型，包括疲劳性亚健康、睡眠失调性亚健康和疼痛性亚健康等[3]。其中，疲劳性亚健康作为一种广泛存在的状态，对人群躯体、心理、工作、社会交流、日常生活等方面都产生了负面影响。多项研究表明，疲劳性亚健康状态者的疲劳状况可导致其生活质量的明显下降[4][5]。

根据中医学理论，亚健康状态的发生是由于先天不足、劳逸失度、起居失常、饮食不当、情志不遂、居处不慎、年老体衰等因素，引起机体阴阳失衡、气血失调、脏腑功能失和所致。中医学认为脾主运化，主四肢肌肉。脾具有对营养物质的消化、吸收与运输的功能，是"后天之本"和"气血生化之源"。脾与胃相表里，脾胃的升降、运化有赖于肝气的疏泄。所以疲劳性亚健康的形成与脾胃、肝等脏腑的功能失和、气机升降失调密切相关。

以中医学理论为指导进行辨证调摄，根据处于亚健康状态者的体质状况及具体不适表现，予以相应的干预措施，如中药、针灸、推拿、药膳及气功导引等，有很好的应用前景。升清降浊点穴法，是在熟知脏腑部位气血往来顺逆之道的基础上，利用十二经络及奇经八脉各自起、落、升、降的交会点，以指代针，根据病情，闭者为其开，聚者为其散，有余者损之，不足者益之，调理脏腑的气分，恢复脏腑功能为主的一种整体疗法。与其他疗法不同的是，升清降浊点穴法主要是通过调节中焦脾胃的气机升降，继而恢复人体脏腑的功能。对于疲劳性亚健康而言，其主要病机是脾胃、肝等脏腑的功能失和、气机升降失调。升清降浊点穴法既注重整体调节，又有得天独厚的局部作用，具有较好的适用性。本研究结果表明，升清降浊点穴法在改善疲劳性亚健康患者生活质量方面优于常规的健康宣教，并具有良好的操作性，易于接受，值得推广使用。

参考文献

［1］中华中医药学会.亚健康中医临床指南［M］.北京：中国中医药出版社，2006.

［2］张雅静，王天芳，薛晓琳，等.中西医结合疲劳性亚健康判定标准的探讨［J］.北京中医药，2009，28（4）：269-270.

［3］Chalder T，Berelowitz G，Pawlikowska T，etal. Development of a fatigue scale［J］. Journal of Psychosomatic Research，1993，37（2）：147-153.

［4］张雅静，薛晓琳，王天芳，等.200例肝郁脾虚型疲劳性亚健康状态者的疲劳与生活质量状况的相关性［J］.天津中医药，2010，27（5）：369-371.

［5］杨志敏，黄鹂，杨小波，等.亚健康人群的中医体质特点分析［J］.广州中医药大学学报，2009，26（6）：589-592.

（责任编辑：刘淑婷）

《新中医》2014 年 5 月第 46 卷第 5 期

JOURNAL OF NEW CHINESE MEDICINE May 2014 Vol.46 No.5·183·

点穴治疗小儿脑瘫 60 例疗效分析

陈荣钟

（广东省潮州市点穴治疗中心，515600）

主题词 脑性瘫痪 / 穴位疗法，点穴

小儿脑性瘫痪是指患儿在胎儿期到新生儿期脑部受到损伤而引起的非进行性、非一过性、以运动功能障碍和姿势异常为主要表现、兼有多种并发症的脑部疾患。其治疗方法，国外多重视对脑瘫患儿尽早的功能训练，但疗效只限于轻症患儿。笔者运用祖国传统点穴疗法观察 60 例，疗效满意，现报告如下。

1 临床资料

本组 60 例中，男 41 例，女 19 例；年龄在 2～7 岁之间；其中单瘫 3 例，偏瘫 19 例，双瘫 20 例，三肢瘫 9 例，四肢瘫 9 例。另设药物对照组 20 例，其中男 13 例，女 7 例；年龄在 1.5～6.5 岁之间；其中单瘫 1 例，偏瘫 7 例，双瘫 7 例，三肢瘫 3 例，四肢瘫 2 例。全部病例均经专科确诊。

2 治疗方法

2.1 点穴组

2.1.1 取穴 四肢取患侧肩髃、臂外（肱骨外上髁与肩峰连线中 1/3 与下 1/3 交界处）、曲池、合谷、指甲根、指关节、环跳、风市、足三里、丘墟、悬钟、委中、承山、跟腱、殷门、承扶、大趾间、趾甲根、趾关节；腰背部取腰眼、华佗夹脊；头面部取百会、颈后、风池、乳突、哑门、大椎、迎香、承浆、廉泉、翳风、地仓。头皮穴取病灶侧足运感区及运动上、中段或加感觉区、平衡区。

2.1.2 方法 采用点、按、拍、叩、掐等手法及用力轻重和节律快慢的不同。做到刚中有柔、轻重结合，四肢除刺激上述穴位外，还沿经络走行刺激。每日或隔日 1 次，3 个月为一疗程。

2.2 药物组 穴位注射药物为乙酰谷酰胺注射液。取穴：风池、大椎、廉泉、哑门、肾俞、足三里、风市、肩、曲池、外关、殷门等。内服脑复康、维生素 B6、ATP、六味地黄汤加减，药量视年龄、病情而定。

两组均观察 6 个月。

3 治疗结果

3.1 疗效标准

基本痊愈：临床症状及体征基本消失，肌肉痉挛缓解，肢体功能基本恢复正常，畸形基本矫正，生活能够自理。

显效：临床症状及体征明显好转，肌肉痉挛基本缓解，畸形基本矫正，生活部分自理。

有效：临床症状及体征好转，肢体功能部分恢复，生活小部分自理。

无效：症状体征治疗前后无改变。

3.2 治疗结果

点穴组 60 例中，基本痊愈 9 例，占 15.0%；显效 22 例，占 36.6%；有效 15 例，占 25.0%；无效 14 例，占 23.4%；总有效率为 76.6%。

药物组 20 例中，痊愈 0 例；显效 4 例，占 20.0%；有效 7 例，占 35.0%；总有效率为 55.0%。经统计学处理，两组疗效有显著差异（$P < 0.05$）。

4 典型病例

蔡某，男，4 岁，1988 年 6 月 3 日诊。其母代诉，患儿因难产窒息，经抢救生存，至今已 4 岁仍不会讲话，颈项及腰均软，流口水，易受惊，头发稀少，形瘦面黄，不会坐，不会站立及走路，曾在某医院诊为"脑性瘫痪"。4 年来多方医治无效，经人介绍到我科点穴治疗。治疗前检查：四肢肌张力高，腱反射亢进，上肢前臂内旋，扶托站立时，足尖着地，两腿交叉呈剪刀状，足下垂。经点穴 20 次，患儿流口水基本止住，可发单音字，能坐及靠墙站立，经 2 个疗程的治疗，已能较流利说话，能自己吃饭，能独自走路。1 年后随访各方面发育正常。

5 讨论

点穴疗法来自民间，是由武功点穴原理演化而来。在中医辨证论治原则指导下，医者可依病情在患者体表选择穴位和沿特定经络走行运用点、按、掐、拍、震、叩等不同手法内劲透穴，使"气"和"力"的作用透入穴内并沿经络深透到体内脏腑，将凝滞之气血冲开使体内气血通畅，促使其发生障碍的功能活动恢复从而达到康复的目的。

小儿脑性瘫痪是胎儿期至新生儿期高危因素导致的脑损伤，以上位运动神经元损伤为主要临床表现，属中医"五迟""五软"范畴。

主要病机为肾精不足，治疗当以补肾健脑、活血通络为主。故直接点击患儿脑部及其主要刺激线，并辅以患肢局部的整复。

为解决患儿的肢体功能障碍，根据"治痿独取阳明"的原则，笔者在选穴上以阳明经穴位为主，如肩髃、曲池、手三里、合谷、髀关、足三里、解溪等。现代医学认为，阳经所分布之肌肉多为伸肌，故刺激阳经穴位有利于肢体舒展，恢复功能；根据辨证选用部分阴经腧穴：如尺泽、曲泽、大陵、急脉、血海、阴陵泉、三阴交、内关等，根据现代医学，阴经穴分布之肌肉，多主屈曲、内收，故刺激阴经穴可治疗肢体屈曲、挛缩。另外，针对患儿的怕惊现象，对其进行心理锻炼也很重要。

总之，点穴疗法是治疗小儿脑性瘫痪的有效方法，它以指代针，易为患儿接受；且经济简便，易于推广；无药物治疗产生的毒、副作用，可长期施治，是病程较长脑瘫患儿的较佳疗法。（收稿日期1994年8月15日）

《中国针灸》第15卷第2期1995年第2期

点穴治疗中风偏瘫42例报告

陈荣钟

摘要 本文概述了运用点穴治疗中风偏瘫42例，基本治愈10例（23.8%），显效17例（40.5%），有效11例（26.2%），总有效率达90.5%。本疗法具有简、便、廉、验等优点。

主题词 中风偏瘫/点穴疗法

近年来本人运用点穴疗法对42例中风偏瘫患者进行治疗，收到了较好疗效，报告如下。

1 临床资料

42例偏瘫患者中，男性25例，女性17例。年龄最大的72岁，最小的45岁，平均年龄60岁。病程2～3天的2例，2～3个月的10例，4～6个月的22例，6个月以上的8例。42例中确诊为脑血栓的25例，脑栓塞的5例，脑出血的12例。合并高血压的18例，高血脂9例，冠心病3例，糖尿病3例。治疗前肌力0～1级11例（26.2%），2～3级25例（59.5%），4级6例（14.3%）。

病程3个月以内12例，接受点穴治疗时继续服用原用药物，如复方丹参片、地巴唑、血栓通片、维生素B6等。病程3个月以上30例，接受点穴治疗前曾连续使用西药或中西药治疗，因疗效不显或连续用药时间长而不愿接受药物治疗来求诊。

2 治疗方法

2.1 施行手法： 要求医生精神内守，意、气、力同注指端，以肩、上臂带前臂，腕关节有弹性，指端有节奏地点击穴道，采用一指点、三指点和五指点，手法分轻、中、重，做到刚中有柔，刚柔结合。

一指点：以中指为主，微屈掌指关节与指间关节，食指按于中指背面，拇指腹抵中指关节，无名指、小指握紧，重点时常用此手法。

三指点：以拇、食、中三指为主，微屈掌指与指间关节，拇指抵食指、中指末节，无名指紧握，多用于中点手法。

五指点：五指微屈掌指与指间关节，拇、小指腹靠拢呈梅花状，多用于轻点手法。

2.2 治疗步骤：有以下几点。

持续掐切患指（趾）甲根、指（趾）关节，各3～5次。

轻点患肢刺激线：上肢以2、3、5、6刺激线为主；下肢以1、2、4、5、7刺激线为主。遇穴位时手法稍重，点时次数要多。

常用穴位：

上肢：合谷、外关、手三里、曲池、肩髃、内关等。下肢：丘墟、悬钟、足三里、风市、环跳、三阴交、阴陵泉等。

关节僵硬者，配合松筋利关节手法。失语者，指压舌根数次，再以纱布包住舌体向外牵拉。

每天或隔天点穴1次，30次为1疗程，可连续2～3个疗程。

3 疗效分析

3.1 疗效标准：着重观察患肢功能恢复情况，参照有关文献制定以下标准。

临床基本治愈：偏瘫症状基本消失，肌力提高2级以上，达到生活自理，能参加适当体力劳动；显效：偏瘫症状明显改善，肌力提高2级以上，生活可自理；有效：偏瘫症状好转，肌力提高1级以上者；无效：治疗前后偏瘫症状无变化，肌力提高不足1级者。

3.2 治疗结果：临床基本治愈10例（23.8%），显效17例（40.5%），有效11例（26.2%），无效4例（9.5%），总有效率90.5%。治疗最短者半个疗程，最长者3个疗程，平均2个疗程。

病程与疗效明显有关，病程6个月以内者疗效明显优于病程6个月以上者（见附表）。

附表 疗程与疗效的关系

病程	例数	临床基本治愈例（%）	显效例（%）	有效例（%）	无效例（%）
6个月以内	34	9（26.5）	15（44.I）	8（23.5）	2（5.9）
6个月以上	8	1（12.5）	2（25.0）	3（37.5）	2（25.0）

4 讨论

以指代针的点穴疗法是祖国医学遗产的一部分，是医者根据不同病种和病情，在患者体表适当的穴位或特定的刺激线上，用手进行点、按、掐、拍、叩等不同手法的刺激，通过经络的作用，促使体内的气血畅通，使发生障碍的功能活动得以恢复，从而达到治病的一种方法。

在治疗中，我们针对中风偏瘫不同阶段的病理特点，制定出不同的治疗措施。

中风初期（急性期）：肌力差（特别是股四头肌）是主要矛盾，临床表现为肢体软弱无力，肌肉松弛。在《黄帝内经·痿论》"治痿独取阳明"的理论指导下，根据足阳明胃经循行通过股四头肌的生理特点，采用重点手法直接点叩足阳明经在股四头肌循行部位，并注意寻找敏感点，从而提高了股四头肌的肌力（股四头肌主要功能是提肢），使偏瘫患者在较短时间内恢复步行。

中风恢复期（后遗症期）：患者已具备一定的肌力，而以患肢逐渐趋于强直挛急及功能障碍为主要矛盾。临床表现为患肢强直挛急，膝、足、趾、指、肘、肩等关节僵硬，活动功能受限。《黄帝内经·痿论》曰"宗筋主束骨而利机关"，结合临床实践，本人提出"治瘫重治节"的观点，并采用髋施法、屈膝伸法、摇肩法、指（趾）关节拔伸法等松筋利关节的手法，恢复关节的功能活动，而收到显著疗效。

从治疗情况可看到，病程在半年内的患者效果超过半年以上者，提示对中风偏瘫患者尽早进行治疗的重要性。

为使患者早日康复，在病情较稳定的情况下，尽早进行患肢的被动及主动运动，通过各种有效的训练方法，强化病侧肌力，使患肢及早恢复功能活动。

本疗法经济简便，易于推广，只要辨证准确，选穴得当，手法适宜，操作熟练，就能获效。本法施治安全，无副作用，可长期施治。

参考文献

1. 贾立惠等点穴疗法，山东科学技术出版社，1984.

2. 王志宏针刺治疗中风偏瘫 1620 例临床观察．中国针灸 1991，11（6）：11.

《中医杂志》第 36 卷第 6 期

1995 年第 36 卷第 6 期

点穴为主治疗中风失语症 132 例

陈荣钟[1] 陈耀龙[2] 陈淑慧[3]

1. 广州中医药大学附属深圳中医院，深圳市福华路 1 号（518033）

2. 广州中医药大学

我们以传统点穴疗法为主，配合针刺治疗 132 例中风失语症患者收到较满意效果，现将结果报告如下。

1 临床资料

1.1 一般资料：132 例失语患者中男 82 例，女 50 例；年龄 34～89 岁，平均 63.8 岁。病程 22 天～3 年半，平均 1.1 年。

2 治疗方法

2.1 点穴疗法

2.1.1 患者头部病灶区域点叩法：医者右手或左手五指微屈并拢，精神集中，调节气息，运用意念力，将一身之气血力达指端，有弹性、有节奏地点叩患者头部病灶区域。先轻后重，以患者能承受为主，时间约 1 分钟，后用五指梳头，尽量贴紧头皮反复梳理十数遍收功。

2.1.2 点按穴道：医者用双手中指点叩风池，单手中指点按哑门下脑户（风府上 1 寸）、廉泉、天突、通里、太渊等穴位，反复多次，手法刚柔适中。

2.1.3 拉压舌体：患者正坐位，医者站立于患者对面，用干净消毒纱布（或手绢）包住患者舌体，然后用双手食、拇指捏住舌体，反复揉捏，尽量使舌体柔软。紧接着把舌体向外牵拉，舌歪向左侧者，向右侧牵拉，舌歪向右侧者，向左侧牵拉，手法轻灵、缓慢，以患者能承受为准。若患者舌体不能伸出口外者，则改用中指伸入患者口中，行点压舌根。以上治疗方法，每日 1 次，20 次为 1 个疗程，每疗程后休息 1 周。

2.2 针刺疗法

2.2.1 主穴：廉泉、外金津、外玉液；配穴：神昏配百会、内关、水沟、三阴交；

痰浊壅盛配丰隆；肝阳上亢配太冲；气虚加足三里；肾虚加肾俞、太溪；血瘀加膈俞。

2.2.2　手法：3 个主穴均用 30 号 2.5 寸毫针分别向舌根部方向直刺，以舌体酸麻憋胀为宜，均采用平补平泻手法；留针 30 分钟，每 10 分钟行针 1 次，疗程同点穴。偏瘫者配合相应的肢体穴位。点穴配合针刺，最短治疗 10 次，最长 2 个疗程，平均治疗 28 次。

3　治疗结果

治疗结果：恢复 25 例，显效 34 例，有效 58 例，无效 15 例，总有效率 88.6%。

4　讨论

以指代针，系根据武功点穴原理演化而来。具有开窍醒脑作用的头部点穴术，操作时直接点叩大脑损伤部位在头部的投影区，能改善病灶区的血液循环，促进病变部位侧枝循环的建立和皮质缺血缺氧状态的改善，重建语言活动的神经通路，使患者言语功能得以恢复。

2005 年《中医杂志》第 46 卷第 3 期

谈谈点穴治疗疑难病的体会

广东省潮州市潮州医院点穴科陈荣钟

（**编者按：** 陈荣钟医师曾在广州中医学院深造，学业优良，现业医广东省潮州市人民医院点穴科，曾得点穴大师贾立惠、贾兆详传授，临床运用点血治疗疑难杂症效果显著，求医者络绎不绝，《汕头日报》《羊城晚报》等均报道了其点穴治疗事迹。编者去冬借助公差径至该科采访，目睹其施术点穴，诊室所挂病家赠送锦旗多幅赞陈医师"点穴神功""华佗再世"……以其独特疗效而深受病者的欢迎，现将笔者小结部分验案发表于后，以飨读者。）

点穴疗法是祖国医学遗产的一部分，是医者根据不同病种和病情，在患者体表适当的穴位或特定的刺激线上，用手进行点、按、掐、拍、叩等不同手法，使"气"和"力"通过对经络的作用，使体内的气血畅通，促使已经发生障碍的功能活动恢复正常，从而达到治疗疾病的一种方法。这种方法是我的导师贾立惠、贾兆祥根据武功点穴原理演化而来的。

点穴疗法具有适应证广，施治安全，病者易于接受，疗效较好等特点。现将笔者在临床中运用点穴治疗的部分疑难病案介绍如下，与同道共研讨。

一、脑炎后遗症

主要见于乙型脑炎、流脑、结核脑、病毒脑，以及麻疹、猩红热、中毒性痢疾等其他传染病合并脑炎所引起的后遗症。祖国医学认为，由于感染暑湿病邪所致。其表现比较复杂，一股可表现精神异常，表情呆痴，抑郁不乐，反应迟钝或兴奋不安，智力减退或丧失，吞咽困难，口中流涎，失语，失明，失听，或语言器官不利，视力、听力减退，肢体瘫痪，一般为痉挛性，双下肢呈剪刀样步态，如四肢瘫痪并颈部瘫痪时，可出现角弓反张体征，或共济失调，或全身性、局限性癫痫发作等。治宜健脑开窍，活血。

1. 点穴

（1）掐指（趾）甲根、指（趾）关节，以有节律的重手法掐5～10遍。

（2）轻点患肢刺激线，上肢以 2、3、5、6 条为主，下肢从 1、2、4、5、7 条为主。遇穴位手法稍重，主要穴位手法较重，点的次数要多。上肢常用穴位有合间、手三里、曲池、臂外、肩髃，下肢常用穴位有丘墟、足三里、阳陵泉、风市、环跳、委中、殷门、腰眼。

（3）在患肢选 3～5 个酸、麻反应敏感的穴位，施按压、按拨或按转手法 3～5 遍，一般有麻热感为好。

（4）对患肢不能缩动者可用掐法，由轻到重，持续掐患肢指（趾）甲根、指（趾）关节。

（5）叩打头部，沿大骨缝叩打，一侧瘫痪时重点叩对侧之头部，叩打时手法应稍重。

（6）对肌肉萎缩者用拍打法，拍打萎缩肌肉。

（7）对合并畸形者，针对不同畸型，以矫型法矫形。

（8）对失明者，按压翳上、内眦、扶明、睛明；耳聋者，按压翳风、听宫；颈软者，按拨胸椎两侧；面瘫者，按面神经麻痹的方法治疗。

2. 其他治疗：治疗期间应使患者坚持患者肢主、被动运动。偏瘫者，应特别注意上肢的锻炼。小儿患者，可用棉布将健侧手包住，促使用患肢抓拿持物。

【病案举例】

病毒性脑炎后遗症案：饶某，男，9 岁，本市西新一巷四楼，门诊号：004365。患孩出生 9 个月因发热，一侧肢体无力，经地区医院、中国人民解放军某医院诊为"病毒脑"。经中西医青草药、针灸治疗罔效。治疗前：语言不利、不会识字，流口水，左眼睑下垂，左侧肢体活动不遂，左上肢内旋，腕下垂屈曲，左足内翻成钩形，左下肢肌肉萎缩。髌骨下 10 厘米肌肉周径，左：23 厘米 / 右：27 厘米；髌骨上 5 厘米肌肉周径，左：24 厘米 / 右：27 厘米。膝反射、跟腱反射增强。点穴 8 次，流涎基本停止，语言较前流利，点穴 20 次，一侧肢体畸型基本纠正，现已能扶着走路，能识 200 余字。

二、脑性瘫痪

脑性瘫痪是颅内非进行性病变所引起的运动障碍，可因产时痉挛、强直及手足徐动型多见，按受累肢体分为单瘫、截瘫、偏瘫，祖国医学称为"五迟""五软""五硬"。其临床表现基本同炎后遗症。治疗基本同脑炎后遗症。

【病案举例】

脑性瘫痪案：李某，男，8 岁，汕头市红旗东路民航宿舍，门诊号：0008820。患儿出生时难产（下过产钳），3 岁还不能坐，不能站，不能说话，在当地诊为"脑性瘫痪"。经中西医草药、针灸治疗未效。治疗前：斜视、颈软、语言不利，流口水，双下肢肌张力强增、腱反射亢进、肌肉萎缩、双膝过伸、双下肢屈曲挛缩，坐不稳、不能站立及走路；经点穴十次后，流涎基本消失，双足畸型基本矫正。颈软及语言改善，能坐稳。经点穴一月，上下肢肌肉发达，能站立，可扶着走路。

三、多发性神经根炎（格林 - 巴利综合征）

本病是以渐进、对称、弛缓性麻痹，伴不同程度的感觉障碍为主要特征，麻痹多见于四肢；常发生在病毒感染之后，偶见于细菌性传染病之后，神经根及周围神经呈轴索和髓鞘磷脂变性，是其主要病理改变，炎症反应可有可无；预后决定于麻痹的部位及疾病进展速度；属祖国医学"痿症"范围，因湿热浸淫筋脉，经络阻滞，气滞血瘀所致。症见四肢远端对称性感觉障碍，伴弛缓性瘫痪及营养机能障碍为特征，始见手足胀、麻，或疼病及蚁行感觉，后此异常感觉渐向躯干发展。四肢远端的感觉、运动障碍和腱反射消失。治宜行气活血，疏通经络。

点穴：可按脑性瘫痪治疗。但颈部肌麻者，按压、按拨颈后、风池、池上穴及颈部刺激线并以拇、食指挤捏两侧胸锁乳突肌，肌肉萎缩者用拍打法，以治腕或足下垂。

四、偏瘫

临床上很多疾病可以并发偏瘫，而以脑血管病（如脑溢血、脑血栓形成、脑栓塞、脑血管痉挛）引起最为多见，祖国医学称为"中风""偏枯"，多因脏腑阴阳平衡失调，忧思恼怒，导致肝阳偏亢，或饮酒暴食，生痰化热而引动内风，或平素气血亏虚所致。症见患者一侧肢体运动或感觉障碍，同时伴有口眼歪斜、口中流涎，言语不清或失语等。患肢一般为痉挛性瘫痪，但在发病早期，可有一段时间表现为弛缓性瘫痪。治宜通经活络。偏瘫患者应用点穴疗法，一般都在经临床处理之后，部分患者须用矫形法矫形。

【病案举例】

林某，女，7 岁，汕头市郊歧山镇马西村，门诊号：0006427。今年 4 月 14 日因腹泻发热后出现双下肢逐渐瘫痪，末梢感觉障碍，两便失禁，在地区医院诊为"多发性神经炎"。经中西医、针灸治疗近 2 个月，出院时双下胶肌力 0 级～1 级，感觉障碍平面在腹平面以下，两便失禁，出院后又治疗两个余月，病情基本如旧。治疗前，肌肉萎缩，肌力 2 级，腱反射消失，腹壁反射消失，双足下垂，右足内翻，踝关节僵硬不能站立，右侧臀部褥疮半不能收口。查血红蛋白 90 克 / 升，红细胞 315 万 / 立方毫米。治疗后，经点穴一次，即能站立，点穴 8 次能扶着走路，点穴半个月后，褥疮愈合。查血红蛋白提高到 105 克 / 升，红细胞达 370 万 / 立方毫米。致病因素消除或病情稳定，患者神志已较清楚。开始点穴，可按脑瘫治法，面瘫者，可参照面神经麻痹治法，失语者、指压舌根数次，再以纱布包住舌体向外牵拉，发不出音者，按压天突、人迎穴。

其他治疗：患者应及早配合功能锻炼，以防患肢肌肉萎缩及关节变形，卧床时，健侧在下，患侧在上。能自行运动后，可进行扶物站、扶物走，独自逐渐行走的锻炼。血压偏高者，可配合中西医药物治疗。

【病案举例】

罗某，女，57 岁，潮州市彩瓷三厂，门诊号 006619。1988 年 9 月 18 日早晨突然头晕失语、嘴歪，右肢不能活动，在我院内科诊为"脑血栓形成"。经中西医、针灸治疗，遗下右侧肢体瘫痪。治疗前：足内翻，右上肢肌力 1 级＋右下肢肌力 3 级。肌肉萎缩：尺骨鹰嘴上 10 厘米肌肉周径：左 22 厘米 / 右 20 厘米，尺骨鹰嘴下 10 厘米肌肉周径：左 20 厘米 / 右 16 厘米；髌骨上 10 厘米肌肉周径：左 32 厘米 / 右 27.5 厘米，髌骨下 10 厘米肌肉周径：左 26.5 厘米 / 右 25.5 厘米。腱反射增强，不能独自站立，由亲属抱进诊室治疗，点穴一次，能独自站立，点穴 2 次能独自走六七步，点穴 7 次能独自走50 余米。

五、周围性面神经麻痹

面神经麻痹，多由于面神经管内非化脓性面神经炎引起的患侧面部表情肌瘫痪。本病属祖国医学"口眼歪斜""口僻""口㖞"等范畴，被认为是由风中经络，络脉失养所致。通常起病较急，由于患侧表情肌瘫痪，受健侧肌肉的牵拉，致使口角向健侧歪斜，患侧鼻唇沟变浅甚至消失，皱额、蹙眉、眨眼、露齿、鼓腮等动作发生障碍。部分患者尚有耳鸣、听力障碍及患侧舌前 2/3 味觉的减退或消失。病程长者，可有患侧面肌牵缩而嘴角歪向病侧，称为"倒错现象"，或有面肌跳动等。治宜通经活络。

点穴：

（1）掐指甲根、指关节 2 ～ 3 遍。

（2）轻点及按压内眦、迎香、四白、地仓、颊车、牵正、垂根、翳风、耳轮交感穴。

（3）点麻痹肌 3 ～ 5 遍。按压并向上推动麻痹肌。

（4）对上眼睑下垂者，用较重手法按压其内眦后，一手将其上眼睑捏起，另一手挤捏上眼睑的下缘。

【病案举例】

李某，女，18岁，本市庵阜食品香料厂，门诊号：004724，患嘴角向左侧歪斜半个月，在当地经中、西医及土方土法治疗无效，经人介绍到我科，治疗前检查：嘴角向左侧歪斜，右眼睑不能闭合，鼓气时右侧漏气，右额纹消失，右侧鼻唇沟变浅，点穴一次，右眼睑即可闭合，口角歪斜减轻，点穴20次痊愈。

六、肩关节周围炎

此病多发于中老年人，故有"五十肩"之称。病因与局部受风寒及反复损伤有一定关系。其病理改变为关节囊及关节周围软组织的慢性退行性病变。此病属祖国医学"痹症"范畴，一般称为"漏肩风"或"肩痹"，被认为多由风、寒、湿邪侵入肩部，致使经络阻滞，气血不畅，经筋作用失常而发病。症见肩部弥散性疼痛，尤以夜间为著，常影响睡眠，而早晨起床后，病变肩关节稍稍活动，则疼痛减轻，随着病情发展，肩关节周围组织产生粘连，功能障碍也随之加重，形成"冻结肩"，或称"肩凝"症，所以，早期以痛为主，晚期以功能障碍为主，影响日常生活，如梳头、洗脸、穿脱衣服等。治宜养血祛风，通络。

1. 点穴

（1）掐上肢指关节、指甲根，轻点上肢3、6刺激线。

（2）按压曲池、肘外、合谷；按压、按拨举臂、肩内、肩髃、肩井穴及痛点、痛线3～5遍。

（3）选取受限姿势按压，按拨痛点、痛线及紧张肌3～5遍。

2. 其他治疗：进行功能锻炼，如弯腰晃肩、爬墙活动（双手沿墙壁缓慢上爬）体后拉手，外旋及甩手等锻炼，并捶打患肩。

【病案举例】

李某，女，52岁，汕头市金陵路36号，门诊号：008844，1988年1月往泰国探亲，下飞机舷梯时不慎摔下致右腕骨撕裂性骨折，经伤科治疗二个月后又出现右肩关节活动障碍，在某医院经中、西医及理化治疗一月不效而来我科点穴。治疗前：经肩峰下、三角肌外缘处有明显压痛，肩胛肌萎缩，"三摸征"阳性，经点穴一次手即能举过头顶，梳头、洗脸、穿脱衣服日常生活如常，治疗四次痊愈。

【讨论与体会】

点穴疗法在临床上是根据中医的基本理论进行辨治，所用的穴位和刺激线均与经络有关，当医者在人体的一定穴位或刺激线上，恰当地运用点、按、掐、拍、叩等手法，使"气"和"力"的作用沿着经络—内脏的相关路线，深透到患者体内，以激发经气，使气至病所产生感应，即可调整阴阳脏腑的功能和营卫气血的盛衰。用现代医学的观点看，主要是调整神经系统的功能，改善病变部位的血液循环和新陈代谢，促进病变部位组织细胞的恢复或再生能力。临床几点体会如下：

1. 点穴操作需要一定的气力，因此要求医者应有扎实的基本功（持之以恒的气功训练），刚中有柔的指功，做到意到、气到、力到，使"气"和"力"深达筋骨或内脏，才能收到预期的疗效，俗语说："一份功夫，一份疗效。"

2. 取穴精当，手法轻重要适宜，因人而异。

3. 对畸形的矫正，切不可操之过急，以免矫形手法过重，而造成伤筋骨折。

4. 正确辅导患者的功能训练，对巩固疗效，恢复功能有十分重要的意义。

5. 瘫痪患者，病程较长，往往病者信心不足，因此调动其积极性是疾病治疗的关键。

（本文经导师贾立惠主任医师、贾兆祥院长及林君玉副主任医师审阅，在此一并致谢。）

一九八九年第六期

新中医第 21 卷第 6 期

Brief Introduction to Digital Acupoint Pressure Therapy

Chen Rongzhong 陈荣钟

Department of Acupuncture, Shenzhen Municipal Hospital of Traditional Chinese Medicine, Shenzhen 51800, China

The Concept of Digital Acupoint Pressure Therapy

The digital acupoint pressure therapy means that according to different diseases and the illness condition, the physician strikes, presses or taps the acupoints with hands on the patient's body surface to promote the circulation of qi and blood, thus making dysfunctions of certain organs or the affected areas return to normal.

The therapy, a Chinese medical heritage unique in method, reliable in therapeutic effects and easy to learn, is well accepted by the majority patients for disease prevention and hearth care.

The Mechanism of Digital Acupoint Pressure Therapy

The digital acupoint pressure therapy is evolved from the principle of Chinese martial arts. The acupoints used for the therapy are closely related to the internal organs, channels and collaterals, qi, blood, and the nervous system.

1. The relationship between the therapy and internal organs:

The twelve regular channels connect with the internal organs, limbs and bones. The therapy can maintain normal functions of the internal organs.

2. The relationship of the therapy with the channels and collaterals:

The channels and collaterals are the passages for the circulation of qi and blood, connecting all parts of the body. It is necessary to be familiar with the channels and collaterals and the related acupoints. Acupoints are the points of intersection for the channels and collaterals. For example, Dazhui (GV 14) is a point of intersection for the Six Yang Channels and the Du Channel, and Guanyuan (CV4) is a point of intersection for the Three Yin Channels of foot and the Ren Channel.

3. The relationship between acupoints and the nervous system:

When the physician presses an acupoint with the finger, the patient will feel a sensation like electric shock. For example, when Jiquan (HTI) point (located at the center of armpit) is pressed, feeling of electric shock can be transmitted to fingers. Anatomically, the nerves run acupoints. The digital acupoint pressure therapy can not only excite but also inhibit the nerves regulate the balance between yin and yang. clinically used for relieving pain, swelling, repairing the injured soft tissue, restoring the nervous transmitting effect, regulating qi, blood and the internal organs, and strengthening the resistance.

Indications and Contraindications

1. Indications:

1) Diseases of the nervous system: sequelae of brain damage, infantile cerebral postencephalitis, spinal cord injury complicated with traumatic palsy, sequelae of infantile polyneuritis, apoplectic palsy, facial incomplete paralysis of the brachial incomplete injury of the median, ulnar and radial nerves, and incomplete injury of the sciatic and common peroneal nerves. 2) Diseases of the spine: cervical syndrome, stiff neck, myogenic and posterior articular disorder of vertebrae. 3) Diseases of the limbs and scapulohumeral periarthritis, injury lumbosacral joint, contracture of the limbs, contracture of the knee joints, congenital torticollis, and congenital talipes varus. 4) Other diseases: headache, hiccup, toothache, common cold, rhinitis, infantile indigestion, urinary incontinence, enuresis, constipation, asthma, infantile torticollis, stomachache, diarrhea, intestinal dysmenorrhea, blepharoptosis, myopia, hypertension.

2. Contraindications:

1) Acute diseases, febrile diseases, diseases. 2) Severe heart disease, tuberculosis, epilepsy and malignant tumor. Hemorrhagicdiseases, thrombocytopenic purpura, and allergic purpura. 4) Severe skin diseases.

（Translated by Duan Shumin 段树民）中医杂志（英文版）2006

点穴与正骨治疗骶髂关节骨错缝

陈荣钟[1]　陈耀龙[2]　陈淑慧[3]

1.广州中医药大学附属深圳中医院针灸科；2.广州中医药大学05级博士生

关键词： 骶髂关节错缝，点穴，正骨手法

骶髂关节错缝是临床上常见而又容易被忽视的一类骨关节紊乱疾病，给患者生活带来诸多不便。笔者在临床医疗中不断摸索，总结前人经验并加以创新发挥，形成了一套行之有效的整骨手法，现不揣菲薄，论述如下：

骶髂关节是全身最大的滑膜关节，由骶骨和髂骨的耳状光洁面构成。其骨性成分相对稳定，活动范围小，关节面不平整，有许多不规则的凹陷和隆起相互交锁在一起，并有软骨遮盖，以增强关节的稳定性。骶髂关节外围有骨间韧带、骶髂前韧带、骶髂后韧带、骶结节韧带联结与固定，可产生5°左右的运动，是脊柱和下肢连接的枢纽，重力传递的通道。

1　骶髂关节错缝的定义

骨错缝是骨伤科常见的疾病。中医学统称"伤筋动骨"，文中所论述的骶髂关节错缝，属这一范畴。人体各个不同的关节都具备其适合机体功能的正常活动范围及活动度，因某种原因，一旦超出其正常活动度，就可造成正常解剖结构的宏观变化——脱位，及微观变化——错缝。骶髂关节属微动关节，活动范围小，关节稳定性较强，用"错缝"来形容比较切合临床。造成骶髂关节错动的原因，最多为摔倒时臀部或半身着地，身体向左或右扭转或抬持及搬动重物时，躯干侧转斜扭，致以骨盆为中心产生旋转，应力及剪应力作用于骶髂关节面的一侧，而张应力作用于该关节面的对侧，致使骶髂关节超出其正常活动范围或活动度，其关节周围韧带撕裂或损伤，使髂骨沿骶耳状关节面的冠状面向前或向后错动，而致本病的发生。

2 诊断要点

2.1 基本诊断：

（1）有急性腰臀部扭伤史，或无明显外伤史，而患者步行时有患足踏空史。

（2）伤后即感患侧疼痛无力，转动困难，活动时加重。

（3）患者不能久坐，立位、坐位、卧位时取健侧负重。

（4）叩击患侧髂后上棘，引起骶髂关节震疼或向下扩散痛。

2.2 骶髂关节前错缝：

患侧髂后上棘低于健侧，在髂后上棘与骶棘之间，可触及一纵行条索状分离物，并有扩散性压痛。双下肢不等长，患侧下肢比健侧下肢长 1～3cm 不等，久站疼痛加剧，坐位反而减轻。患侧髂关节屈曲受限，内旋、外旋受限。4 字试验、床边试验、骶髂关节旋转试验均阳性。

X 光正位片显示：

（1）患侧骶髂关节间隙大于 0.3cm。

（2）患侧髂后上棘低于健侧水平线 0.2～0.3cm。

（3）耻骨联合间隙变小，患侧耻骨下缘低于健侧 0.2cm 左右。

（4）患侧髂骨横径变窄。

2.3 骶髂关节后错缝：

患侧髂后上棘高于健侧，并有向下扩散性压痛。双下肢不等长，患侧下肢比健侧下肢短 1～3cm 不等，久坐疼痛加剧，站立反而减轻。患侧髂关节内旋、外旋受限。4 字试验、床边试验、骶髂关节旋转试验均阳性。

X 光正位片显示：

（1）患侧骶髂关节间隙小于 0.3cm，或重叠、毛糙。

（2）患侧髂后上棘高于健侧水平线 0.2～0.3cm。

（3）耻骨联合间隙增宽，或患侧耻骨下缘高于健侧 0.2cm 左右。

（4）患侧髂骨横径增宽。

3 治疗

3.1 患部热疗以解痉：用周林频谱仪或无影神灯照射 20～30 分钟。目的改善局部血液循环，缓解痉挛，为下步整骨复位做治疗前准备。

3.2 指压点穴以镇痛：点按患侧环跳、殷门、委中、大肠俞、关元俞等穴位。目的为缓解疼挛、疏松肌肉、减少疼痛。因点按的穴位多在血管神经走行方位，故按压动脉能使血流暂时隔绝，放松后血流骤然流去，以改善肢体的血液循环；按压神经可使神经暂时失去传导功能，有代替神经阻滞的作用，起麻醉止痛之效，也为手法整骨复位创造有利条件。

3.3　整骨复位治其本：

（1）骶髂关节前错：采用屈膝屈髋法，即患者仰卧，患侧臀部置于床外，骶髂关节部顶住床沿，使患肢屈膝后屈髋，并内外旋转至复位。术后测量双下肢长度，以检验其复位效果。

（2）骶髂关节后错：采用斜扳法，即患者侧卧位，术者一手肘部置于患侧髂骨上，另一手托在患者同侧腋下，一压一推，常可听到"喀吧"之声，告之复位，再以牵拉患肢摆抖按摩法收尾（摆抖法是利用滑动力，减少关节内的摩擦，使关节逐步滑动而复位）。

3.4　按摩放松复其元：在实施整骨复位手法后，病者常常有一个应激反应的过程，特别在重猛手法治疗后，可能余有"或筋骨间微有错误不合缝者，是伤虽平面而气血之流行未畅"，宜用点穴、推、按、滚、叩、拍等法，使紧张肢节放松，促进气血之运动，肝肾之元气得复。

3.5　典型病例：

例一：林某，男，32岁，两天前骑单车时摔倒，致左臀部疼痛，坐位右臀负重，由亲人搀扶就诊。检查发现：骶髂关节各试验阳性。患侧髂前上棘下移3cm，患侧足跟下移3cm，而髂前上棘至内踝长度双下肢等长。X线见骨盆倾斜，关节间隙增宽。诊断为：骶髂关节前错。采用屈膝屈髋手法治疗一次复位成功，疼痛锐减。嘱卧床休息1周，1周后行走如常。随访2年，无任何不适。

例二：吴某，女，40岁，3年前怀孕8个月时不慎跌倒，右侧臀部先着地，幸不致流产。开始仅觉右侧臀部坐久酸痛，产后右侧腰臀部疼痛，自以为产后休息不足引起，曾往医院就诊，检查未见异常，后症状逐年加重，来诊时自觉患足走路踏空感，站立时右下肢屈曲显短。检查：髂前上棘上移约2cm，4字试验阳性，床边试验阳性。X线片见骨盆倾斜，右骶髂关节间隙增宽。诊断为：右骶髂关节后错，经斜扳手法复位一次成功。随访1年，无何不适。

4　注意事项

4.1　该病需与股骨头坏死鉴别。股骨头坏死患者，也多有外伤史，双下肢不等长，

4 字试验阳性，髋关节旋转试验阳性，与本病相似。盲目整复容易引起股骨头折断。X光检查可鉴别。

4.2 整骨复位后要求患者卧床休息 1 周左右。其理由是：刚整骨复位后，骶髂关节还未完全复原坚固，各种活动容易引起骶髂关节再次错动。尤其要严禁爬楼梯、下蹲取物，临床上患者整骨复位后，爬楼梯、下蹲而引起骶髂关节再次错动者屡见不鲜。当然，卧床休息并不等于完全制动，相反，我们强调动静适度，关键是避免做上述危险动作。

4.3 复位后继续手法按摩理筋或敷药，对促进血液循环、肿胀吸收，防止组织粘连起到良好作用。

2007 中华中医药学会外治分会第五次学会年会学术文集

点穴治疗青少年近视眼50例观察

陈荣钟[1]　　陈耀龙[2]

1. 广州中医药大学附属深圳医院针灸科，深圳 518033
2. 广州中医药大学第一附属医院推拿科，广州 510405

近视眼在青少年中发病率较高，严重影响青少年的学习和健康。我科采用点穴治疗青少年近视眼，收到满意的疗效，现将有关资料记载的50例治疗结果报导如下：

1　临床资料

本组50例（双眼），其中男26例，女24例，年龄最小13岁，最大24岁，病程最短半年，最长7年，近视伴散光5例，用近视矫正仪矫正无效10例。

2　治疗方法与疗程

2.1　点穴

2.1.1　以点法点合间、曲池、肘内、臂外穴位2～3遍。轻点上肢手阳明大肠经循行走向。

2.1.2　按压法按压内眦、内眦上、上明、承泣穴位2～3遍。配四白、丝竹空、攒竹、瞳子髎、正光等穴位。

2.1.3　掐耳轮及耳垂、耳穴目1目2，按压翳上、风池、池上、颈后穴2～3遍，点颈、胸段脊椎旁2～3寸处及穴位风池、池上、肩井、乳突、颈后，自上而下，穴位处稍重。

2.2　其他治疗

患者在点穴的同时，还应结合以下方法配合治疗。

2.2.1　闭眼、挤眼。

2.2.2　转眼，即转动眼球，一是睁眼望远转动，一是眼睑一闭一睁转动。

2.2.3　扩胸、仰头。方法是站立，双臂下垂，掌心向内，双臂抬起，掌心向下，至头上方后伸，头同时后仰，这样依次连续进行，每日2次，每次做10～15个。

2.3 疗程

每天一次，15 次为一疗程，休息一周后可进行第二疗程。

3 治疗效果

3.1 疗效标准

治愈，视力达到 1.0 以上者；显效：视力增加 3 行以上，但未达到 1.0 者；有效：视力增加 1 ~ 2 行者；无效：治疗后毫无进展。

3.2 结果

治愈 6 例，显效 29 例，有效 12 例，无效 3 例。

4 验案举例

例一：吴某某，男，15 岁，本市金山中学初一级学生，双眼视力减退二年，一年前远视力检查左眼 0.4，右眼 0.6，去年 7 月 22 日远视力检查左眼 0.4，右眼 0.3，确诊为假性近视。点穴 2 次，远视力检查，左眼 0.6，右眼 0.5，点穴 15 次，视力检查，远视力左眼 1.0，右眼 1.2，双眼视物清楚。

例二：吴某某，男，23 岁，本院职工，双眼视力减退 2 年余伴轻度散光（–25°），一年前眼视力检查，远视力左眼 0.8，右眼 0.6，今年 1 月 13 日远视力检查，左眼 0.5，右眼 0.4，点穴一次，视力检查，左眼 0.7，右眼 0.6，点穴 6 次，视力检查，左眼 1.0，右眼 1.0，视物清晰。

例三：廖某某，男，19 岁，本市高级中学高三（5）班应届高中毕业生，患近视眼 3 年，2 年前视力检查，左眼 0.8，右眼 0.7，今年 1 月 7 日视力检查，远视力左眼 0.5，右眼 0.4，点穴 2 次，视力检查，远视力左眼 0.7，右眼 0.6，点穴 15 次，视力检查，左眼 1.2，右眼 1.0，因准备毕业考及高考，近几个月日以继夜紧张学习，考试后立即复查视力，远视力左眼 1.2，右眼 1.0，视力能保持稳定。

讨论

青少年近视眼大多属于假性近视，祖国医学称为"能近怯远症"。《审视瑶函》指出："非谓禀受成近虚之病不治者，盖言乎昔无病能远视，忽患能近视而不能远视者。"从症状的描述与假性近视相似，因青少年处于生长发育时期，眼调节力较强，加上正处于长知识的学习阶段，若不注意用眼卫生，长时间近距离地阅读，学习，睫状肌处于高度紧张状态，而使视力下降，点穴治疗主要是通过手法刺激眼周围的肌肉、神经，解除睫状肌痉挛，使经气流通，气血上荣于眼。正如《内经》所说："目受血而能视。"从本组疗效来看，患病时间越短，近视程度越轻，疗效就越好，治疗时间也越短，所以初时患者要及早治疗。对近视时间长，近视程度重者，只要坚持下去，也有效果。本疗法具有方法简便，施治安全，疗效较好，易于推广的特点。

第七届全国外治学术年会论文集

点穴治中风偏瘫的体会

广州中医药大学第一附属医院陈耀龙

广州中医药大学深圳附属医院陈荣钟

临床上很多疾病可以导致瘫痪，是中枢神经疾病的主要表现，如小儿脑瘫、脑炎后遗症、大脑损伤后遗症等，而以脑血管疾病（如脑溢血、脑血栓形成、脑栓塞）引起最为多见，本文主要介绍点穴治疗中风偏瘫的临床应用。

1　脑血栓形成

脑血栓形成是老年人最常见的一种脑血管疾病，占中风患者的一半以上。由于脑血管管壁受损，血管内腔表面粗糙，进而管腔狭窄，再加上血流缓慢，血液黏稠，血液的凝固性增高等情况，使脑动脉血液流通受阻，而形成血栓。本病发病较为缓慢，病情渐渐进展，发病以前可能有过肢体麻木等脑供血不足的病史。患者的症状因损害部位和损害的程度不同而不同，如昏迷，伴有一侧面瘫或舌头偏斜的一侧肢体瘫痪或单独的偏瘫，一侧肢体的感觉障碍，偏盲（视野的半侧缺损），失语等。多数患者并不伴有意识障碍的半身瘫痪，血压不高，脑脊液的压力不高而且没有血液成分。

2　脑出血

脑出血（脑溢血）发病率在脑血管意外中占第二位，是一种脑组织内的血管破裂，血液外溢而致的脑损伤。本病的主要致病因素是脑动脉硬化、高血压。其他如动脉瘤、血管畸形等血管病变和一些血液病等也可以造成脑出血，但为数较少。脑内动脉血管硬化，血管壁脆弱或损伤，再加上血压骤升是最常见的发病原因。这种病一般常见于50～60岁，体格健壮，素有高血压病史、吸烟、嗜酒者。而发病亦见于喜、怒、惊、恐等情绪波动及噩梦等情况下，或精神紧张、体力活动以及酗酒之后。

发病急骤，病情凶险、严重，多突然仆倒，昏迷，一侧偏瘫。昏迷持续时间和深浅因病情轻重而不同，昏迷可以是数小时，数天，甚至死亡。度过昏迷期以后的患者可有头痛、呕吐、偏瘫、偏盲、失语、口眼歪斜、半身感觉障碍等部分或全部症状。血压高或波动大，脑脊液压力高，呈血性。

3 脑栓塞

在中风中本病所占的比例只不过在1/10以下，为数不多。这是身体其他部位的静脉或心脏内脱落的栓子（如凝血块、细菌栓子、赘生物、气栓、脂肪栓子等，梗阻于脑内的血管中造成脑组织供血缺损。本病多发于年轻人，有风湿性心脏病、产褥感染等病史。起病骤然，昏迷较轻，持续时间较短。主要症状为偏瘫、失语等。患者不一定有血管疾病历史，血压也不高，脑脊液正常。

祖国医学称其为"中风""偏枯"，多因脏腑阴阳平衡失调，忧思恼怒，导致肝阳偏亢，或饮酒暴食后，生痰化热而引动内风，或平素气血亏虚所致。

上述三种脑血管疾病都有一个共同的特点，即患者一侧肢体运动或感觉障碍，同时伴有口眼歪斜、流涎水、语言不清或失语等。患肢一般为痉挛性瘫痪。（发病初期以软瘫为主要表现）

点穴治疗中风偏瘫，之所以取得较好疗效主要是：针对疾病不同阶段的病理特点，制定出不同的治疗措施。

中风初期：以肌力差（特别是股四头肌）为主要矛盾，临床表现为肢体软弱无力，肌肉松弛。我们根据《内经·痿论》"治痿独取阳明"的理论，及足阳明胃经循行通过股四头肌的生理特点，采用重点手法直接点按阳明经在股四头肌的循行部位，特别寻找敏感点，髀关下一寸许的提肢穴，从而提高了股四头肌的肌力（股四头肌主要功能是提肢），使偏瘫患者在较短时间内恢复了步行。

中风恢复期：患者已具备一定的肌力，而以肢体逐渐趋于强直挛急及功能障碍为主，临床表现为：患肢强直挛急，髋、膝、足、指、趾、肘、肩等关节僵硬，活动功能受限。我们在《内经·痿论》"宗筋主束骨而利机关"的指导下，提出"治瘫重治节"的观点，采用髋旋法、屈膝伸法、摇肩法、指趾关节拔伸法等松筋利关节的手法，恢复关节的功能活动，而收到显著的疗效。

在提高肌力方面，除重点阳明经在股四头肌循行部位外，我们还根据"用进废退"的原理，注重加强患肢的锻炼，如练独腿站立（开始可独腿靠墙站立，陪护人员按住其膝关节），并结合"槌震"治疗，既防止肌肉废用性萎缩，又提高了肌力。

根据中风主要病变在脑部，在治疗过程中始终采用终始穴位治疗法，直接叩击患肢对侧头部足运动区和掐切患肢指（趾）甲根，起到活血开窍，疏通经络的作用。

为使患者早日康复，在病情稳定情况下，尽早进行坐、站、走锻炼，上台阶锻炼，固定式功率自行车、踏步机、拉沙袋等的锻炼，遵循动静结合、循序渐进的原则进行。

根据临床观察，偏瘫上肢的功能恢复比下肢慢，手指技巧动作比整肢慢，我们配合眼针疗法，效果更为理想。由于偏瘫肌肉松弛，容易出现肩关节半脱位，起床行走时，一定要用三角巾悬吊，防止变成习惯性脱肩。患有风湿性关节炎、类风湿关节炎、强直性脊椎炎等是中风偏瘫功能恢复的重要障碍，临床疗效也较差，需积极治疗原发病。

中风病病程长，容易留下后遗症，鼓励患者树立战胜疾病的信心十分重要。

第九次全国中医外治学术年会暨"耳穴诊疗技术防治疾病应用"学习班论文汇编

中风心悟

1 识病因：风、火、痰、瘀

外风真中，多有六经形证，然属少见；内风类中，有中经络，中脏腑之别，多责之于肝，根源在肾，水不涵木。《内经》云："诸风掉眩，皆属于肝。"肝为风木之脏，然有肝阳化风之镇肝熄风汤证，有热极生风之羚角钩藤汤证，还有虚风内动之大定风珠证，故治有平肝息风，清肝息风，滋阴息风之别。火有虚火实火之分，不可不知。有肝郁化火，五志化火，湿郁化热化火之不同。肝郁化火，疏其肝令条达，则火自降，《内经》"火郁发之"之义也，如《医学衷中参西录》中镇肝熄风汤中之用川楝子、麦芽。五志化火，"心为五脏六腑之大主"，心火暴盛，苦寒以直折，胆草、芩、连之流；若虚火上炎，水足则火灭，生地黄、玄参之属。湿郁积滞化火化热，攻下导滞，滞下热自孤，《内经》云"泄可去闭"，刘完素之三化汤釜底抽薪，深合经旨。从现代医学研究，泻下法不但能排出积于肠内的代谢废物，且能降低颅内压，从而减少脑出血。痰有风痰、湿痰，病因有别，脾失健运，湿聚成痰，或素体痰湿壅盛，或热灼津液成痰，病机不同。朱丹溪云："湿土生痰，痰生热，热生风。"肝风夹痰火蒙蔽清窍，即卒仆昏倒，豁痰开窍乃当务之急，然需分温开与凉开，前者属阴闭，苏合香丸可施，后者属阳闭，"三宝"选择使用。瘀有气虚血瘀，阴虚血瘀，阳虚血瘀之不同，《内经》云："经脉流行不止，环周不休……""五脏之道，皆出于经隧以行气血，血气不和，百病乃变化而生"。禀赋不足，气血两亏者，气虚无以行血，血虚无以载气，必瘀血内结。施治有益气活血育阴化瘀、温阳行瘀之别。

风、火、痰、瘀，乃中风之主要原因，临床常兼夹致病。临床所见，大凡出血性中风，多责风、火、痰、热；缺血性中风，多责风、痰、瘀，识此即胸有成竹。

2 明病机：气血逆乱，上冲犯脑

《内经》云："气之与血，并行于上，则为大厥，厥则暴死，气复返则生，不返则死""阳气者，大怒则形气绝而血菀于上，使人薄厥"。张景岳云：气血并走于上，则阴虚于下，而神气无根，是阴阳相离之候，故厥脱而暴死，复返者轻，不返者死，此正时人所谓卒倒暴仆之中风，亦即痰火上壅之中风。先贤指出，风、火、痰、瘀气血逆乱，相辅相成，抓住此要点，动小而功大。

3 察禀赋：气血阴阳之盛衰

人体有壮、弱、肥、瘦之分，气血阴阳有盛衰之别。肥人多痰湿，瘦人多内热，壮者多实，弱者多虚，此不可不察也。阴阳互根，阴虚竭，阳外越，填真阴以恋阳，熟地黄、龟甲等，阳虚者，防脱厥，参附多备。气血者贵流通，气血虚者，血流不畅，补气活血以通络，桃仁、红花、丹参伍参芪。阴虚者多内热，虚火加实火，火势必燎原，热迫血妄行，羚羊角、龙胆草、玄参、生地黄之辈，热清血自宁。

广州中医药大学附属深圳市中医院（518033）陈荣钟

广州中医药大学陈淑慧，陈耀龙

JTCM.Nov.ZQOLVol.15，No.11

《中医杂志》2004

伤寒方治杂病举隅

陈荣钟

笔者在临床实践中，运用伤寒方治杂病，收到比较满意的效果，现不揣浅陋，略举数例，以冀同道指正。

四逆散治发热

王某，女，18岁。1978年8月24日诊。患者于去年盛夏之际，感受暑邪，发热恶寒，汗出身倦，胸闷不舒，经前医调治后，他证已除，唯发热时高时低，以低热为主，时或高热，易医数人不愈，绵延将近1年。诊见精神萎靡，面色淡白，唇红心烦，脘胁胀闷，恶心欲呕，食欲不振，四肢厥冷，时感恶寒，大暑天还需加衣盖被。舌质暗红、苔薄黄、脉弦细数。先后用清暑益气法、甘温除热法，皆如石投海，治疗月余，毫无进展。后察患者整天愁眉苦脸，心情忧郁，始悟其为肝木失于条达，气郁而化热，阳气不能达于四末，故四肢厥冷，胸胁胀闷、纳呆呕恶亦为肝胃不和之佐证。遂投四逆散加青蒿、黄芩、香附，透解郁热，疏理肝脾，3剂热退厥回，其病顿失。

本例治疗经过挫折，始获成功。可知精神因素不可不察，且须细审。患者除发热缠绵外，四肢厥逆亦始终不除，与《伤寒论》318条四逆散证病机相符，故投四逆散即取效于反掌之间。费伯雄在《医方论》上说："四逆散乃表里并治之剂，热结于内，阳气不能外达，故里热而外寒，又不可攻下以碍厥，故但用枳实以散郁热，仍用柴胡以达阳郁，阳邪外清，手足自温矣。"其论甚为透彻，平素受其启迪良多。

小承气汤治盗汗

林某，男，7岁。1985年12月2日诊。家属诉患儿睡时颈项头额汗出如珠，醒来即止，睡中烦躁不安，大便经常秘结，矢气频频，臭不可闻，时有呃逆，诊见面黄而垢，舌苔黄厚而燥，脉沉弦滑。证属阳明积热，径予小承气汤加莱菔子、山楂、谷麦芽，以清泄阳明而助运化。进药1剂，泻下臭粪甚多，汗出明显减少，烦躁亦轻，续进1剂，汗止睡酣，诸证悉除。

本例屡经治疗，有谓"小儿纯阳之体，阳常有余，阴常不足"，而投清热养阴之品者，亦有认为乃"小儿脏腑娇嫩，脾常不足"，而投以益气健脾之剂者，皆不中病。此病与《伤寒论》218 条所述："阳明病，其人多汗，以津液外出，胃中燥，大便必硬……小承气汤主之"证机相合，盖阳明积热，迫津外泄为盗汗，浊热上扰则烦躁不安、口臭呃逆，予小承气汤通其腑气，积热一撤，其疾自愈。

小柴胡汤治便秘

李某，男，32 岁。1985 年 2 月 3 日诊。大便结已经年余，每三四天，甚至四五天始得排便，此外尚有胸胁胀满、呕恶口苦等证。舌苔薄白微腻，脉来虚弦。曾从气秘、热秘处理，投以厚朴七物汤、麻子仁丸等，服药则大便得通，停药则便闭如故。细思便秘虽属阳明，然胸胁胀满、呕恶口苦、脉弦又属少阳，观其舌苔白而不黄，当属两阳合病，投小柴胡汤原方以消息之。连进 3 剂，大便爽然而下，此后每日一解，宿疾全蠲。

本例病情与《伤寒论》223 条"阳明病，胸胁硬满，不大便而呕，舌上白苔者，可与小柴胡汤。上焦得通，津液得下，胃气因和"吻合，故径投小柴胡汤原方取效。笔者常用的小柴胡汤剂量为：柴胡 10 克，法半夏 6 克，党参 15 克，炙甘草 6 克，生姜 3 片，大枣 4 枚。有畏柴胡"劫肝阴"而小其制者，效必不显。柴胡是否真劫肝阴姑且勿论，有是病则用是药，大可不必疑虑。

一九八八年《浙江中医》杂志

经络点穴调气法在临床中的应用

上海市气功自控研究会赵延利

广东潮州市点穴治疗中心（515600）陈荣钟

经络点穴调气法，是医者根据中医脏腑经络学说，用点穴的方法，循经取穴，着眼于调整脏腑气机，恢复脏腑功能从而达到治疗疾病的一种方法。

人体脏腑的功能活动虽各有不同，但都以气为原动力。人体内部的气机调顺，就能增强脏腑的运化功能，推动血液循行，输布养料，温煦脏腑、五官九窍、四肢百骸，皮肉筋骨。故气是一切神和形体活动的原动力。而脾胃气机的升降在五脏六腑中起主导作用，因其位居"中焦"连通上下，是升降出入的枢纽，脾胃的气机升降正常，出入有序，可将清阳上输于心肺（上焦），浊阴下归肝肾（下焦）以维持"清阳走上窍，浊阴出下窍，清阳实腠理，浊阴走五脏，清阳实四肢，浊阴归六腑"（《内经·阴阳应象大论》）。如脾胃之气机升降出入失常，犹如《内经》所述，"清气在下，则生飧泄，浊气在上，则生膜胀，此阴阳反作，病之逆从也"。故理脾胃之法，莫贵于升降。

经络点穴调气法，是在熟知脏腑部位气血往来顺逆之道后，利用十二经络及奇经八脉各自交会起、落、升、降的交会点，以指代针，用点穴的方法，根据病情，闭者为其开，聚者为其散，有余者损之，不足者益之，调理脏腑的气机、恢复脏腑功能为主的一整体疗法。笔者在治疗中，抓住调理中焦这一环节，因脾胃是沟通上焦（心肺）和下焦（肝肾）的关键。中焦起于中脘，中焦气通，上下焦之气必动，尔后开下焦之门。中下焦气通，即放带脉，使周身表里气通，（因带脉与周身脉络相通，为调动周身气血的主穴，能使气血通达四肢，通经达表）再开上焦之门，上焦气通，气即下至丹田，三焦气血才能和畅。若不明此理，先开下焦，中焦气结未开，上焦的浊气仍不能下降，气亦易脱。经曰："气为血帅，气行血行，气滞血阻。"气血运行不正常，五脏六腑不能受其灌溉滋养，百病乃生也。治疗时还须在其上部一定穴位设一拦截手法，以使浊气不得上逆。经络点穴调气法，以调气为主，调理三焦之气，恢复脏腑功能，调动体内潜能，达到平衡阴阳的目的。

病例一： 赵某，女，39岁，农民，普宁县泥沟人，患胸闷嗳气胃痛病十一年，面色萎黄，体形消瘦，四肢无力，在某医院确诊为：慢性胃窦炎、胃下垂、慢性结肠炎，多年来经中西药治疗效果不佳，接受点穴治疗半月后，胸闷嗳气胃痛消失，食纳正常，三个月后随访未见复发，体重增加 2.5kg（公斤），已能参加田间农业劳动。

病例二： 吉某，男，62 岁，江苏人，1990 年元月患半身不遂，经当地治疗基本治愈。同年 6 月 24 日与家人发生口角，后精神失常，大吵大闹，砸东西，无故伤重，闻声即惊，大小便失控，自感浑身发热，十指发绀，在上海按"精神分裂症"治疗无效，多争吵，致使脏腑气机错乱，恼怒伤肝，怒则气上，气有余便是火，故出现上述精神失常、浑身发热等现象。《素问·病能论》曰"有病怒狂者，生于阳也"。由于阴不胜其阳，"则脉流薄疾，病乃狂"，故狂病多属于阳，当夺其胃肠之实，清其火热之邪。用经络点穴调气法，调理脏腑气机，每天 2 ～ 3 次，三天后精神逐步恢复，一周后痊愈，半年后随访，未见复发。

病例三： 刘某，女，54 区教师，一向身弱多病，1980 年患结肠炎，1982 年因结肠多发性息肉在某医院手术治疗。手术后仍经常腹痛、腹胀、泄泻，每天少则 3 ～ 4 次，多则 6 ～ 7 次，工作紧张或饮食稍不注意则病情加剧，近两个月病情严重，体重减轻十三斤，住某医院诊断为：慢性肠炎急性发作，住院及全休四个月治疗仍未见明显好转。1990 年 2 月 20 日到我院治疗，经点穴一次，腹痛顿失，大便次数明显减少，吃得好，睡得香，先后经半个月点穴治疗，每天大便一次成形，病情基本痊愈，已恢复上班。

病例四： 梁某，女，38 岁，广州 62 中教师，患慢性支气管哮喘四年，每年秋季均发作，病程持续三四个月以上，曾先后在广州不少名牌医院治疗，中西并进，病情稍有缓解，仍未能息喘止咳。今年 2 月 9 日开始接受点穴治疗，15 次后，气促胸闷基本消失，咳嗽明显减轻，停服一切药物，治疗一月已基本治愈。

1991 年第 5 期《按摩与导引》杂志

肝郁脾虚型亚健康的非药物治疗
——谈"指针调气法"的运用

陈耀龙[1]，陈荣钟[2]，陈淑慧[3]

（1. 广州中医药大学第一附属医院康复中心，广州 510405；

2. 广州中医药大学附属深圳市中医院点穴专科，深圳 518033；

3. 广东省中医院科研处，广州 510180）

摘要　亚健康的发生率呈逐年增加趋势，其中肝郁脾虚证是极为普遍的证型，"指针调气法"通过调节中焦脾胃的气机升降，继而恢复人体脏腑的功能，是针对肝郁脾虚型亚健康的一种既高效又安全的非药物疗法。

关键词　肝郁脾虚；亚健康；指针调气法

世界卫生组织（WHO）报道[1]，全世界约有 75% 的人处于健康和患病之间的过渡状态，即亚健康状态，而且呈逐年增加趋势。亚健康状态成为 21 世纪威胁人类健康的重大问题、隐形杀手和医学界研究的热点课题。对于亚健康患者，现代医学的理化检查往往没有异常发现，因此现代医学目前对预防与调治亚健康状态亦无有效干预手段，而中医药在亚健康预防与调治上有独到的优势。多年来，中医学界从亚健康的成因，包括情志失调、饮食劳逸、体质因素、四时六气等方面进行了研究，其中情志失调尤其重要，随着人们工作、生活压力过大，情志不畅，导致肝主疏泄功能减退，肝气郁结，病进则肝侮脾土，引起脾胃运化功能失调，肝郁脾虚证成为亚健康中极为普遍的证型。

目前，肝郁脾虚证在亚健康人群当中发生率呈逐渐上升趋势。众多学者认为与亚健康的发生关系最密切的脏腑应首推肝与脾，因此，研究亚健康与肝脾失调的关系，有助于揭示亚健康的病因病机。肝脾同居中焦，肝主疏泄，脾主运化；肝主藏血，脾主生血和统血。肝脾两脏对气机的运行都具有不可替代的重要作用。肝之疏泄功能正常，则气机畅通，脾胃和，气血生化有源。若肝失疏泄，气机郁结，易导致脾失健运。肝郁脾虚证多因精神刺激，情志抑郁不畅，郁怒伤肝，木郁克土或思虑伤脾，劳倦过度，脾失健运，反侮肝木所致。

若肝失疏泄，脏腑之气不得条达，气血津液阻滞，则会出现倦怠乏力、气短懒言以及抑郁、焦虑等情绪障碍。即《素问·五运行大论》所谓："气有余，则制己所胜而侮所不胜……"。《内经》云："怒伤肝，久则郁，侮而轻之"，又谓："病多发于肝，三日而之脾"。肝失疏泄与情志异常往往互为因果。《丹溪心法·六郁》提出："气血冲和，万病不生，一有怫郁，诸病生焉。"张子和亦指出："夫愤郁不伸，则肝气乘脾。"由此可见情志不遂则伤肝，肝失条达，气机郁结，肝郁则横逆犯脾，脾失健运；若脾失健运，则气血生化乏源，或湿邪内生，或清阳不升，四肢肌肉失养。思虑过度则耗伤脾气，可导致记忆力下降，思维迟钝。因此，肝脾功能异常，可导致精神疲惫、工作效率低下、抑郁或烦躁等亚健康症状的发生。

现今社会人们因生活、工作压力日趋加重，容易出现各种不良情绪甚至心理异常问题。中医学认为，情志乃致病因素之一，可影响气机之升降出入，气机失衡则出现肝脾不和、脾胃虚损、肝木伐土等病理变化，表现为食欲不振、心烦易怒、疲劳乏力等症状。运用中医学基础理论，调理脾胃气机，保持脏腑气机平衡，可达到舒缓人们各种压力的效果，从而防治亚健康的发生。

现阶段在中医临床上，除了以"逍遥丸"为代表的系列方药广泛应用以外，"指针调气法"作为一种操作简便、易于接受、安全性高、疗效肯定的非药物疗法正逐渐受到重视和运用。其具体的手法处方如下：

（1）患者取仰卧位，医者坐在患者右侧，用左大拇指或中指点压巨阙穴，用右手中指点在阑门穴，旋转推按，待指下感到气通为止；如患者有腹胀、泄泻、五更泻、水肿等症，在用中指点按阑门穴的同时，可用右手无名指点按水分穴；接着用中指治疗建里穴。

（2）用左手拇指点住右石关穴，中指点在左梁门穴（拦截手法），用右手中指治疗气海穴，气通为止。

（3）用左手食指或中指点水分穴，左手拇指点右带脉，右手拇指点水分穴，右手食指或中指点左带脉，同时施治两带脉。

（4）用左手大拇指点压巨阙，右手拇指点阑门穴，食指和中指治疗左章门穴。

（5）左手同上，右手拇指点右石关，中指点左梁门。

（6）左手无名指点天突穴，中指点璇玑，食指点华盖，右手中指治疗巨阙穴。

（7）用左手拇指点巨阙穴，右手食指、中指、无名指分别点按上脘、中脘、建里。

（8）左手不变，用右手中指分别再治疗阑门穴、建里穴，用左手拇指点右石关，食指和中指点左梁门，右手再治气海一次，并用右手握拳先向右滚动一次，再向左滚动一

次，再向任脉滚动一次。（简称压三把）

（9）用左手拇指和食指点两或中穴，然后用双手拇指顺肋间隙，一直顺到季肋下，连续三遍后用双手掌转肚。

（10）用右手手掌按摩气海部位，用左手手指叩胸部的肋骨。

（11）点双侧足三里、合谷和太冲。

（12）患者取俯卧位，点按双侧脾俞、肝俞，手法完毕。

该处方中，阑门穴（位于脐上 1.5 寸处）在大小肠交会处，为食物自胃中转入小肠暂停之所，无论虚实各症，必须首先放通此穴。若不首先放通此穴，中焦阻塞，胃与小肠中的浊气，为其所阻，不能下降，清气亦不能上升。如此处气分错乱，凝结不通，则胃肠之气混乱，各脏腑之气亦因之错乱。故此穴是开中气的关键，治中焦疾病的要穴。建里穴，其部位属脾脏，可活动脾经，开通胃气，浊气方能下降。气海穴，为生气之海，清气由此上升，为丹田呼吸之中枢。带脉为活动周身气血的主穴，能使气血通达四肢，为开结、通经、达表之要穴，无论虚实各症均治之。左章门是小肠部位，小肠折叠迂回于左边，施治时，只用左章门，小肠气分错乱，亦能影响心脏之气，因心与小肠相表里，如失眠及心脏有病，必须注重此穴。左梁门，在胃下口与小肠交会之处，右石关，系在胃囊，此两穴必须同时并用，才能调理胃气，使胃中浊气下降于小肠。巨阙穴，在胃上口稍上，食道穿过膈肌稍下处，食物由此入胃，如食道气机错乱上逆，饮食即难以下咽，故此穴为开胃纳的主穴。治巨阙时，浊气易于上冲胸与喉咙，故用左手食指、中指和无名指按华盖、璇玑、天突三穴以迎之。上脘穴，在胃上口处，中脘穴，在胃的中部，此二穴并用，可调和脾胃之气。以上各穴治毕，将胃肠各部分之气放通后，必须再治阑门一次，因肠胃之气，虽已通畅，但恐中焦复结，故须再治阑门一次，以调中焦之气；再治气海一次，使胃肠中的浊气，易于下降；并压三把，以活动大肠之气。叩两或中，可使胸部开爽，有调和胃肠气机的作用。以上诸穴依序施治，共奏调理中气，开门放水，调气活血，引气归元之功。中焦是沟通上下焦的关键，施治时必先开中焦之门，中焦气通，上下焦之气必动，再开下焦之门，下焦气通，中下两焦气通，即放带脉，使周身表里气通，再开上焦之门，上焦气通，气分即能下达于丹田，三焦气血才能和畅，故以先开中焦为第一要义。

综观"指针调气法"取效之理，主要是通过调节中焦脾胃的气机升降，继而恢复人体脏腑的功能。对于肝郁脾虚型亚健康而言，"指针调气法"调补兼行，使气血经气畅通，上下内外通达，肝郁得疏，脾弱得复，肝脾同调，亚健康自愈可期也。

参考文献

［1］世界中医药学会联合会亚健康专业委员会，首届世界亚健康学术大会资料汇编 C，地点：北京 . 时间：2006.

（陈耀龙　陈淑慧）

附录2：典型病例

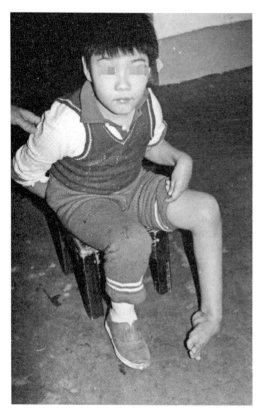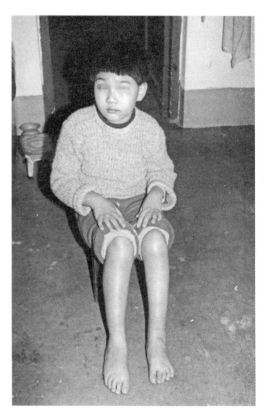

附图1　病毒脑后遗症治疗前后对比

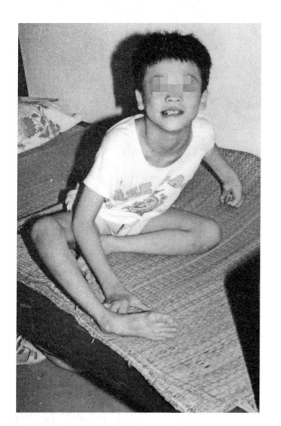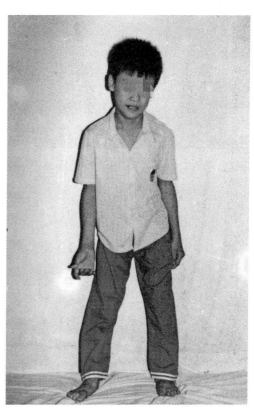

附图2 小儿脑瘫治疗前后对比

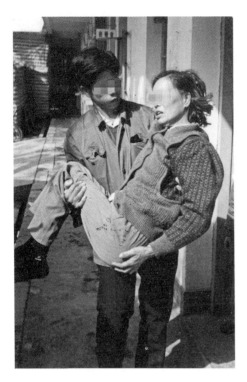
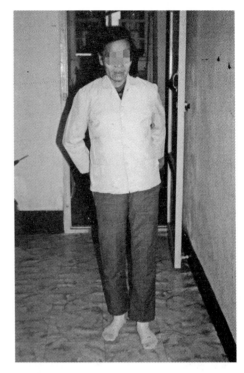

附图3　腰突症治疗前后对比

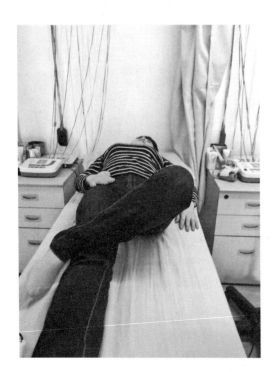
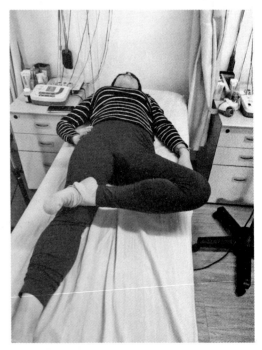

附图4　骶髂关节错动引起腰突症

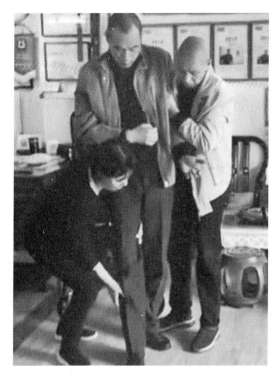
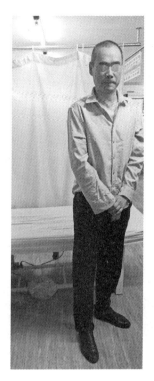

附图5　中风偏瘫治疗前后对比

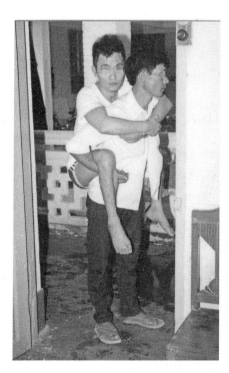
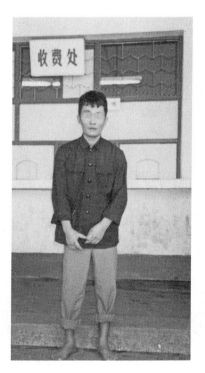

附图6　脑外伤后遗症治疗前后对比

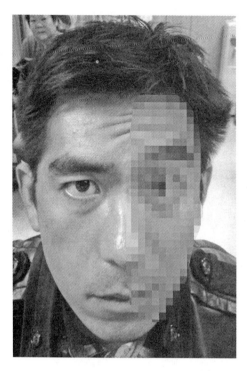
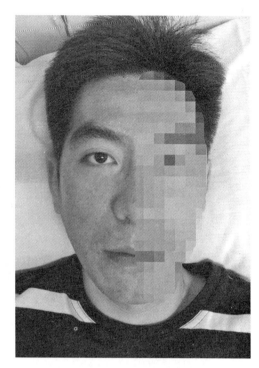

附图7　面瘫治疗前后对比

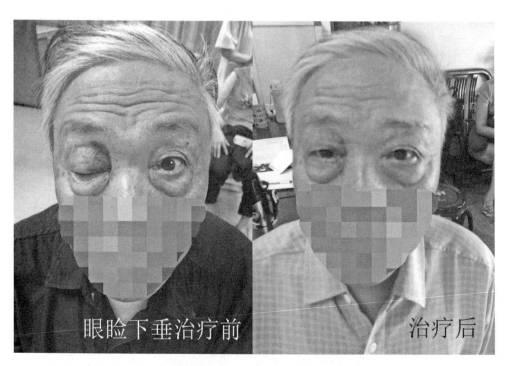

附图8　眼睑下垂治疗前后对比

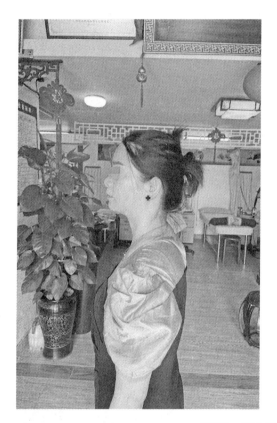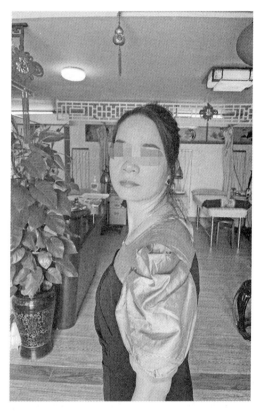

附图9　颈椎病治疗前后对比

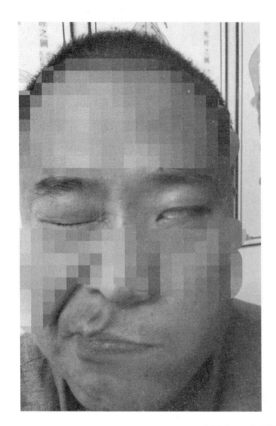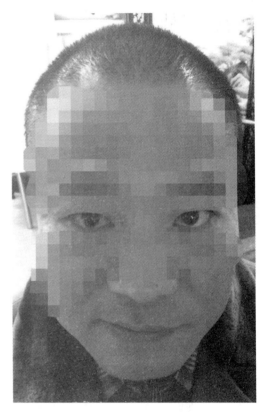

附图10　面瘫治疗前后对比

黄杰文

参考文献

[1] 贾立惠，贾兆祥.点穴疗法.山东科学技术出版社，1984.

[2] 五禽戏.人民体育出版社，2003.